J. V. Cerney

Akupunktur ohne Nadeln

J. V. CERNEY
A.B., D.M., D.P.M.

Akupunktur ohne Nadeln

Übersetzt
von
Rolf Hellmut Foerster

VERLAG HERMANN BAUER KG · FREIBURG I. BR.

Titel der amerikanischen Originalausgabe
„Acupuncture without Needles“
by J. V. Cerney
Prentice-Hall, Inc., Englewood Cliffs, New Jersey, USA

Aus dem Amerikanischen übertragen
von
Rolf Hellmut Foerster

ISBN 3 — 7626 — 0186 — 0

Poppen & Ortmann, Freiburg i. Br.

EIN WORT DES VERFASSERS

In unseren Händen liegt heute der Schlüssel zu Geheimnissen des Ostens, die lange verborgen gewesen waren. Fünftausend Jahre altes chinesisches Wissen ist uns zugänglich geworden und damit das Wunder eines Lebens ohne Schmerz. Mit Ihren Fingerspitzen ist es Ihnen möglich, jünger zu bleiben, länger zu leben und schmerzfrei zu sein.

Wie? Durch die Akupunktur ohne Nadeln — eine Heilmethode, die auf den Erkenntnissen der fünftausendjährigen chinesischen Heilkunde beruht, auf unsere westlichen Verhältnisse zugeschnitten ist und die ich Akupressur nenne.

Leiden Sie an hartnäckigen, vorübergehenden oder örtlich begrenzten Schmerzen, für welche die „westliche Medizin“ keine vernünftige Erklärung hat und die sie nicht lindern kann? Auch mit chirurgischen Eingriffen wurde nichts gebessert? Waren Sie bei zahllosen Ärzten, in Kliniken und Krankenhäusern in der vergeblichen Hoffnung, von Schmerzen befreit zu werden? Haben Sie sich altern sehen und Ihre Jahre gespürt, weil Ihre Gesundheit nicht mehr so war wie früher? Wollten Sie resignieren?

Geben Sie nicht auf! Es gibt noch einen anderen Weg!

Es gibt eine für den westlichen Menschen neue und fast unglaubliche Methode der Selbsthilfe — die Akupunktur. Diese wunderbare chinesische Heilmethode ist fünftausend Jahre alt.

In diesem Buch werden Sie die Geheimnisse der chinesischen Medizin finden, in einer Sprache, die Sie verstehen können. Dies ist eine Möglichkeit, wie Sie sich selbst helfen können — ohne Nadeln, ohne Schmerz, nur mit Hilfe Ihrer Fingerspitzen, und die Natur wird auf ihre wunderbare Weise alles übrige tun.

J. V. Cerney

WAS DIESES BUCH FÜR SIE BEDEUTEN KANN

„Ich hielt es für unmöglich", sagte John Le S. „Zwanzig Jahre lang habe ich Krankenhäuser, Kliniken und alle möglichen Ärzte aufgesucht. Ich machte neurologische Operationen durch, Rückgratfusionen, noch mehr Operationen und nahm so viele Arzneien, daß ich darin ertrinken konnte, und trotzdem ging es mir schlecht. Sogar meine Persönlichkeit veränderte sich, und ich verlor meine Arbeit. Dann kam Ihre Behandlung, und mein Martyrium war zu Ende. Ich schlief zum ersten Mal. Das Zittern in meinen Händen verschwand. Zum ersten Mal konnte ich wieder lächeln. Jetzt wende ich Ihre Akupressur an und fühle mich gesund."

Befolgen Sie einfach die Behandlungsanleitungen dieses Buches

Zur Vereinfachung wurden die chinesischen Akupunkturpunkte in diesem Buch mit den Buchstaben unseres Alphabets bezeichnet. Mit diesem Buch in der einen Hand und einem Finger auf dem „Auslösepunkt" brauchen Sie sich nicht um das zu kümmern, was als nächstes kommt. Auf diese Weise brauchen Sie nichts anderes zu tun, als den Anweisungen zu folgen. Halten Sie sich strikt daran. Improvisieren Sie nicht. Tun Sie nicht zuviel! Wenn nicht sofort Wunder eintreten, dann schieben Sie dies nicht der östlichen Heilmethode zu. Geben Sie auch nicht dem Buch die Schuld. Sehr viel wahrscheinlicher ist es, daß Sie selbst einen Fehler machen.

So wirkt die Methode

Um es Ihnen so einfach wie möglich zu machen, die richtige Behandlung für Ihre Beschwerden zu finden, zeigen Ihnen das Register und die Illustrationen den richtigen Weg. Drücken Sie die „magischen Knöpfe", die in den Behandlungsanleitungen dieses Buches angegeben sind. Benützen Sie die kreisende Bewegung mit dem Daumen, wie sie in Abbildung 2 gezeigt wird. Dann üben Sie einen stetigen Druck auf die betreffende Körperstelle aus. Der Text wird in Verbindung mit den Illustrationen genau erklären, was Sie tun müssen.

WIE DIESES BUCH ZU BENÜTZEN IST

An welchen Beschwerden leiden Sie? An Kopfschmerzen? Schlagen Sie im Register unter den Stichwörtern „Kopf“ oder „Kopfschmerzen“ nach. Der Text, auf den Sie hingewiesen werden, ist illustriert. Betrachten Sie die Abbildung. Wo befinden sich Ihre Kopfschmerzen? Im Hinterkopf? In der Stirn? Unter der Schädeldecke? Sehen Sie sich die Abbildung an. Wo müssen Sie laut dieser Abbildung den Daumen ansetzen? Hinter dem Ohr? Am Hals? Am Fuß? An einer anderen Körperstelle? Müssen Sie an mehr als einer Stelle Druck ausüben? Wenn ja, dann machen Sie die kreisenden Bewegungen in der alphabetischen Reihenfolge, wie es in der Behandlungsanleitung angegeben ist.

Was kann die Ursache Ihrer Schmerzen sein? Lesen Sie den Text. Unter dem Stichwort „Kopfschmerzen“ sind zum Beispiel viele mögliche Ursachen aufgeführt. Dies ist nicht dazu gedacht, aus Ihnen einen Arzt zu machen. Es soll Ihnen nur zusätzliches Wissen über sich selbst vermitteln und Ihnen klar machen, warum Schmerzen in bestimmten Körperteilen auftreten können und warum Schmerzen einen auch in die Irre führen können, weil ihre Ursache vielleicht in einem ganz anderen Körperteil zu suchen ist.

Was tun, wenn kein Erfolg eintritt?

Denken Sie daran, daß Sie vielleicht unter einem falschen Stichwort im Register nachgeschlagen haben könnten. Sie haben Ihre Beschwerden vielleicht falsch benannt oder sogar die falschen Körperteile behandelt. Außerdem können Reflexschmerzen, deren Ursprung ganz woanders liegt, in jedem beliebigen Körperteil auftreten.

Wichtige Bemerkung: Wenn die Akupunktur ohne Nadeln nach einem gründlichen Versuch nicht wirkt, suchen Sie Ihren Arzt auf. Sie werden sich nicht geschadet haben. Es ist gerade der Versuch der Selbsthilfe, der Ihnen psychisch sehr viel genützt haben wird.

Wie Sie die magischen Akupunkturpunkte benutzen

Befolgen Sie einfach die angegebenen Schritte. Drücken Sie die „Knöpfe“, wie es in den „Behandlungsanleitungen“ angegeben ist. Jeder Akupunkturpunkt ist für bestimmte Organe oder Körperteile zuständig. Ebenso wie Penicillin für eine bestimmte Infektion oder bestimmte Bakterien zuständig ist, so sind auch diese Punkte auf ganz bestimmte Körpervorgänge bezogen. Wenn Sie es zum Beispiel mit dem Herzen zu tun haben, werden Sie den betreffenden Knopf drücken. Jeder Schritt macht verborgene Kräfte frei,

Anatomie eines Akupressur-Punktes

Drei Hauptschmerzpunkte im weichen Gewebe

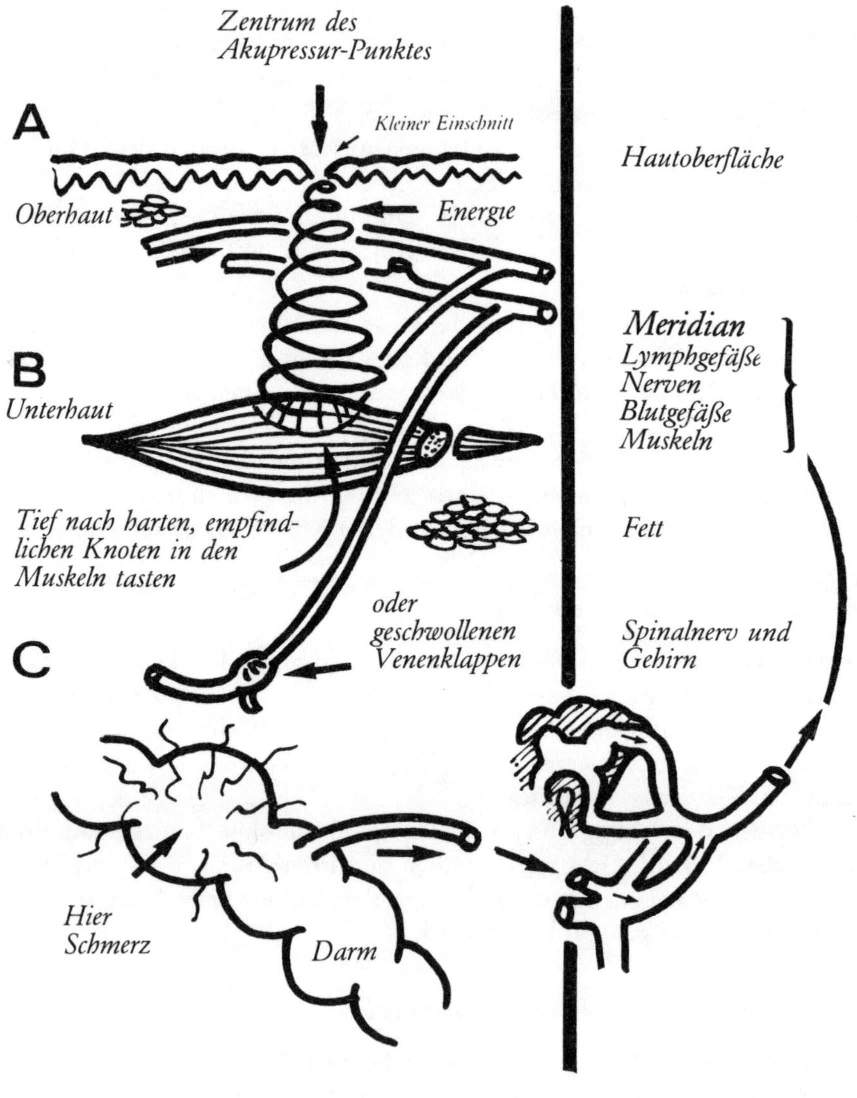

Schmerzen, die im Darm auftreten, werden durch das Rückenmark, das Gehirn und das vegetative Nervensystem weitergeleitet: Das sympathische Nervensystem und die Meridiane übermitteln die Botschaft vom Organ zur Haut und umgekehrt.

Abb. 1

befreit Sie von giftigen Abfällen, wirkt wiederbelebend und heilend. Akupunkturpunkte sind häufig schmerzempfindlich. Man muß jedoch wissen, daß die chinesischen Akupunkturpunkte zwar bei allen Menschen die gleichen sind, aber nicht immer in der gleichen alphabetischen Reihenfolge auf die Behandlung reagieren, wie es in diesem Buch angegeben ist.

Andererseits werden Sie mit wachsender Übung feststellen, daß schmerzhafte Akupunkturpunkte unter der Behandlung durch Ihre Fingerspitzen schmerzfrei werden. Wenn das Organ gesundet, wird auch die Empfindlichkeit der Akupunkturpunkte verschwinden. Nehmen Sie dies als ein Anzeichen der Genesung. Wenn Sie feststellen wollen, wo die Ursache Ihrer Beschwerden liegen könnte — warum Sie sich krank oder unwohl fühlen —, versäumen Sie nicht, die ebenso wichtigen chinesischen „Alarmpunkte" zu beachten (siehe Abbildung 32). Sie sind von der Natur dazu gedacht, Sie auf drohende Gesundheitsstörungen aufmerksam zu machen. In Ihren Händen liegen jetzt die östlichen Geheimnisse der Vergangenheit ebenso wie der Gegenwart.

DIES IST DIE TECHNIK, DIE SIE ANWENDEN MÜSSEN

Zwei einfache Schritte

Schritt 1:

Suchen Sie alle Druckpunkte, die auf den Abbildungen in diesem Buch für einen bestimmten Krankheitszustand angegeben sind.

Tasten Sie sorgfältig die betreffende Körperstelle mit den Fingerspitzen ab, markieren Sie die Haut mit einem Fettstift oder einem Kugelschreiber. Stellen Sie die genaue Lage jedes Punktes fest. Behandeln Sie ihn nicht! Jetzt kommt das große östliche Geheimnis: Wenn Sie diese Schmerzstellen zum ersten Mal berühren, dann achten Sie darauf, ob der Schmerz auf leichten oder starken Druck hin ausgelöst wird. Ferner achten Sie darauf, ob der Druck auf einen Punkt bewirkt, daß noch an einer anderen Körperstelle Schmerz auftritt.

Dies ist sehr wichtig. Denn wenn der Schmerz an einer Stelle auftritt, die von dem eben berührten Punkt entfernt ist, dann ist dieser neue Punkt bedeutsam. *Dies* ist der eigentliche Kontrollpunkt. Dies ist Ihr „magischer Knopf" bei der Akupressur.

Wenden Sie die wunderbare östliche Methode an, um diese Auskunft mit Hilfe eines Reflexes zu erlangen. Es ist ein Schlüssel der Gesundheit. Was ich Ihnen hier vor Augen führe, hilft Ihnen die Tür öffnen. Es liegt nur an Ihnen, dieses Buch zu benützen, damit Sie gesund werden.

Schritt 2:

Sobald Sie die Schmerzstellen gefunden haben, drücken Sie darauf. Dieser Druck sollte weder stark noch grob sein. Es darf keine blauen Flecken geben. Der Druck sollte ungefähr die Stärke haben, mit der man den Augapfel drücken kann, ohne daß es unangenehm wird. Machen Sie eine kreisende Bewegung mit dem Daumen oder mit dem Mittelfinger. Tun Sie dies so lange, bis der Schmerz nachläßt oder verschwindet. Oft muß man nur zwei oder drei der wichtigsten chinesischen Akupunkturpunkte behandeln. Halten Sie sich an die Anleitung. Gehen Sie der Reihe nach vor. Wenn Sie die Druckzonen nicht richtig deuten, werden Sie keine Ergebnisse erzielen. So einfach ist das. Suchen Sie von neuem die Schmerzstellen, um Ihren Fehler zu berichtigen.

Wenn der Schmerz bei Punkt A deutlich ist, dann behandeln Sie am ersten Tag nur diesen Punkt. Am zweiten Tag behandeln Sie B und den dritten Auslösepunkt am dritten Tag. Wenn Sie am vierten Tag beginnen, können Sie alle Stellen behandeln. Mit anderen Worten — tun Sie am

Anfang nicht zu viel! Behandeln Sie sich eine Woche lang täglich, bis Sie symptomfrei sind. Lassen Sie der Natur ihren Lauf.

Jetzt blättern Sie die Seiten um, und Sie betreten eine neue Welt lange verborgen gewesener östlicher Geheimnisse. Benützen Sie diese erstaunliche Methode, die von der Zeit erprobt ist. Bedienen Sie sich einer fünftausendjährigen chinesischen Weisheit und freuen Sie sich über das Wunder eines Lebens ohne Schmerz, über das Wunder, jünger zu bleiben und länger zu leben, durch Akupunktur ohne Nadeln.

J. V. Cerney

Methode 1

Benützen Sie die »Kuppe« des Daumens

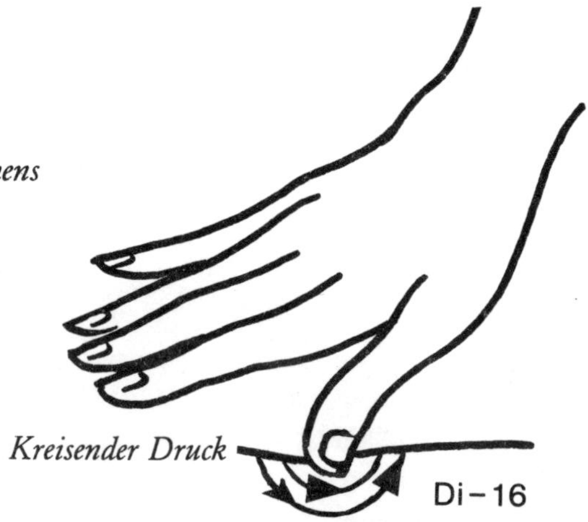

Methode 2

Benützen Sie die »Fläche« des Daumens mit Druck oder Stoß

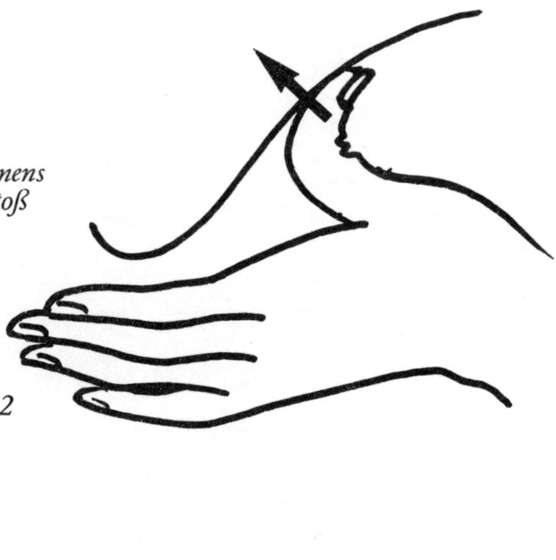

Abb. 2

INHALT

I.

WIE MAN DEN TAG GESÜNDER BEGINNT

Meine auf unsere westlichen Verhältnisse zugeschnittene Version der chinesischen Akupunktur verbindet eine Anzahl östlicher Methoden miteinander, die hier erwähnt werden müssen. Nach der Tradition gibt es acht verschiedene Techniken. Jede hat ihre besonderen Aufgaben, jede wird auf die Akupunkturpunkte angewandt. Um Ihnen einen Begriff von den östlichen Grundlagen zu geben, führe ich auch die chinesischen Bezeichnungen an.

„Wenn wir die Akupunktur richtig verstehen wollen“, sagt der britische Akupunkturist Dr. Felix Mann, „müssen wir versuchen, dies auf die gleiche Weise zu tun, wie es die alten Chinesen taten — in ihrer eigenen Terminologie, und wir sollten versuchen, so zu denken, wie sie dachten. Im Westen ausgebildete Ärzte neigen dazu, alles in ihrer eigenen Terminologie zu begreifen — der sogenannten wissenschaftlichen Sprache —, haben aber eine geistige Blockade, wenn bestimmte Dinge auf eine völlig andere Art erklärt werden.“*

CHINESISCHE FINGERSPITZEN-DRUCKTECHNIKEN

1. Daumendruck (T'ui) — „T'ui“ führt man mit dem Daumenballen aus, vorzugsweise an Brust, Bauch, unterem Rücken und Gliedmaßen. Die Bewegung geht pendelförmig auf das Ziel zu (P'ing-t'ui). Bei der horizontalen Ausführung an Kopf und Hals wird sie Ts'e-T'ui genannt. Pao-t'ui ist eine Hin- und Herbewegung des Daumens an den Beinen oder der Brust. Ch'an-T'ui ist eine rotierende Bewegung mit Daumenkante und Nagel und wird entlang den Rippen ausgeführt. Diese gleiche Technik kann auch am Bauch angewandt werden. Tien-an ist der Stoß der Daumenspitze in einen Akupunkturpunkt und wird nicht empfohlen. Aber Sie brauchen sich die chinesischen Namen nicht zu merken! Erlernen Sie einfach die Methode.

* Felix Mann: The Treatment of Disease by Acupuncture; William Heinemann: Medical Books, Ltd. London, England 1972, S. IX.

2. *Druck mit der Handfläche (An)* — Am Bauch wird der Druck vorzugsweise mit der Handfläche (Ch'ang-an) ausgeübt, während der Druck mit den Fingern (Chih-an) an Hals, Kopf, Beinen und unterem Rücken angewandt wird.

3. *Schütteln (Na)* — Die Haut über einem Akupunkturpunkt wird vorsichtig zwischen Daumen und Zeigefinger ergriffen und geschüttelt. Das darunterliegende weiche Gewebe kann mit einbezogen werden oder auch nicht. Einzelne Muskeln, zum Beispiel am Hals, kann man packen und heftig schütteln (Yao-fa). Beim Tou-fa wird die Haut an den Beinen zwischen den Fingerspitzen wie eine Zitrone gequetscht und dabei etwas hin und her bewegt. Chin-so-na besteht darin, daß man die Haut an Schulter und Hals zusammendrückt. Die gröbste Technik heißt Chan-Chuan-fa, wobei die Muskeln gepackt und in einer kreisförmigen Bewegung gerollt werden.

4. *Leichtes Schlagen (P'o-fa)* — Bei diesem Verfahren wird ein Akupunkturpunkt mit der Faust, einem Knöchel, einer Handfläche und einem Finger geschlagen. Dies darf nicht bei Kindern angewandt werden.

5. *Reiben (Mo-fa)* — Hierbei handelt es sich um eine sanfte, reibende Bewegung mit dem Daumen, einem Finger oder der Handfläche.

6. *Reiben mit den Handflächen beider Hände (Ch'a-fa)* — Die gleiche Behandlung am unteren Rücken und den Beinen.

7. *Rütteln mit der Faust (Kun-fa)* — Die geballte Faust wird sanft auf der betreffenden Körperstelle hin und her bewegt.

8. *Zwicken (Nieh-fa)* — Das Fleisch wird zwischen Daumen und Zeigefinger mit einem raschen Kniff ergriffen. Die Kniffe folgen dem Verlauf eines Muskels oder eines Körperteils.

Im Laufe der Jahrhunderte wurden viele Methoden für den Gebrauch der Hände in der Heilpraxis entwickelt. Wenn Sie die obigen acht Verfahrensweisen studieren, werden Sie bemerken, daß es sich dabei nicht nur um meine Version der Akupunktur ohne Nadeln handelt, sondern daß auch die schwedische Massage, das japanische Shiatsu und Am-ma und viele andere Techniken damit zu tun haben, die sich in vielen Ländern bewährt haben. Alle arbeiten mit den menschlichen Reflexen! Alle beeinflussen das autonome Nervensystem! Alle lösen Spannungen und bringen Menschen Hilfe, die gesund sein wollen.

Ich habe das chinesische T'ui, Tien-an, Chih-an und An-mo abgewandelt, um eine übermäßige Behandlung zu vermeiden, die eine Übererregung verursachen könnte. Ich habe die kreisende Bewegung des japanischen Shiatsu zur Beruhigung oder vorsichtigen Anregung hinzugefügt. Die Anwendung ist folgende:

Druck mit den Daumen (Daumen nach unten)

Bei der Akupressur werden die chinesischen Akupunkturpunkte mit dem Daumenballen behandelt. Es wird ein stetiger Druck nach unten auf die Haut ausgeübt. Kreisende Bewegungen können ausgeführt werden, nachdem der anfängliche (T'ui, Tien-an oder Chih-an) Daumendruck oder Stoß benutzt worden war. Die Abbildungen 2, 3 und 4 zeigen, wie es gemacht wird.

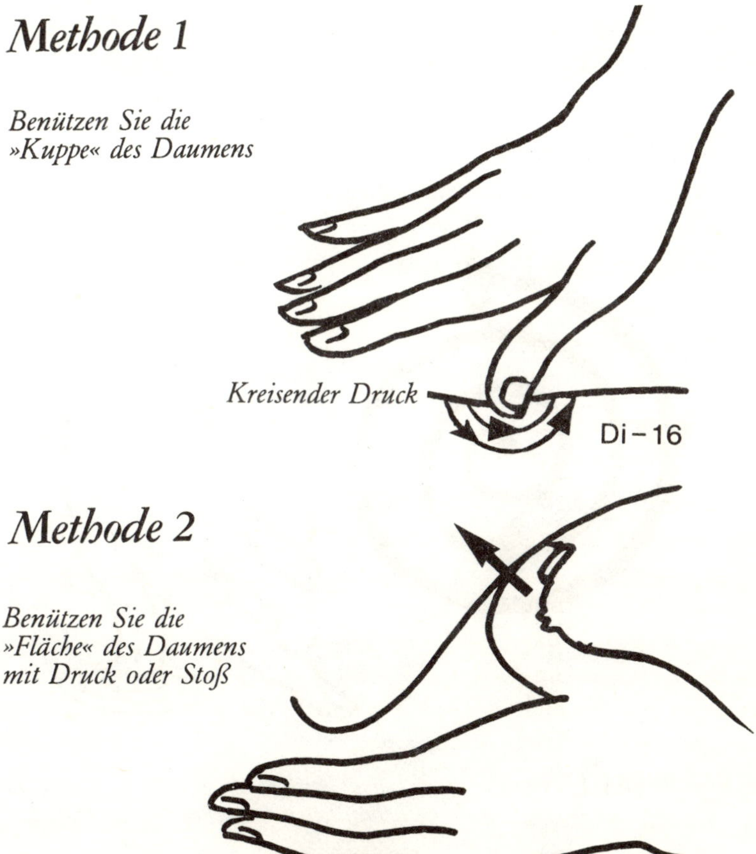

Abb. 2

Druck mit dem Mittelfinger

Da manche Menschen schwache Daumen haben, ist es ratsam, den Mittelfinger zu benutzen, wobei Daumen und Zeigefinger so gehalten werden, wie es in Abbildung 5 gezeigt wird.

Mit sechs Fingerspitzen

Zeige-, Mittel- und Ringfinger können gemeinsam am Bauch oder im Gesicht benutzt werden. Halten Sie die Finger beider Hände in einer Linie (Abbildung 6).

Mit der Handfläche

Legen Sie einfach die Handfläche flach auf den betreffenden Körperteil. Lassen Sie die Hand leicht vibrieren. Der Druck über dem Auge muß sehr sanft sein, über dem Bauch dagegen fest und tief (Abbildung 7).

Zur Anregung

Spiralförmige Kreisbewegung von außen nach innen

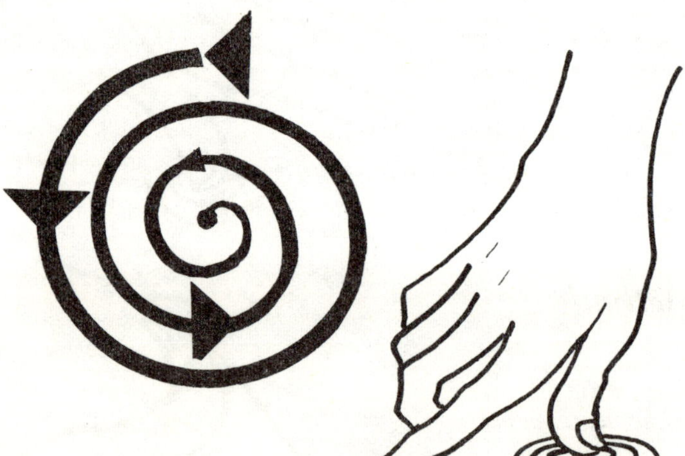

Stärke des Druckes:	*Leicht, weich, oberflächlich, um in allen behandelten Geweben Spannkraft zu erzeugen.*
Anwendung:	*Etwa 1 1/4 Zentimeter vom Akupunktur-Punkt entfernt beginnen. In kleiner werdenden Kreisen nach innen bewegen.*

Abb. 3

Schlagen oder Reiben zur Anregung

Obwohl die Faust oft am Kopf oder an den großen Muskeln benützt wird, ist es ratsamer, die sanfte Anregung mit der flachen Hand anzuwenden und die Haut zu klopfen, um die zarten Meridiane dicht unter der Oberfläche anzuregen (Abbildung 8 a).

Wieviel Druck ist notwendig?

Der richtige Druck schwankt von einer leichten Berührung bis zum tiefen und festen Drücken. Der übliche Druck zur Beruhigung der Hauptpunkte entspricht ungefähr dem, den Sie auf Ihrem Augapfel ausüben können, ohne Unbehagen zu empfinden. Niemals sollte der Druck Gewebe verletzen und Schmerzen hervorrufen. Für eine kräftigere Anregung benutzt der Akupunkturarzt eine Nadel. Er kann sogar einen elektrischen Stromstoß anwenden. Er kann die Nadel auf und ab bewegen, so wie ein Huhn Körner pickt. Die Japaner nennen dies „Jakataku“. Bei der Akupressur hält man sich strikt an die Anweisungen.

Zur Beruhigung

Konzentrische Kreisbewegungen vom Akupunktur-Punkt nach außen

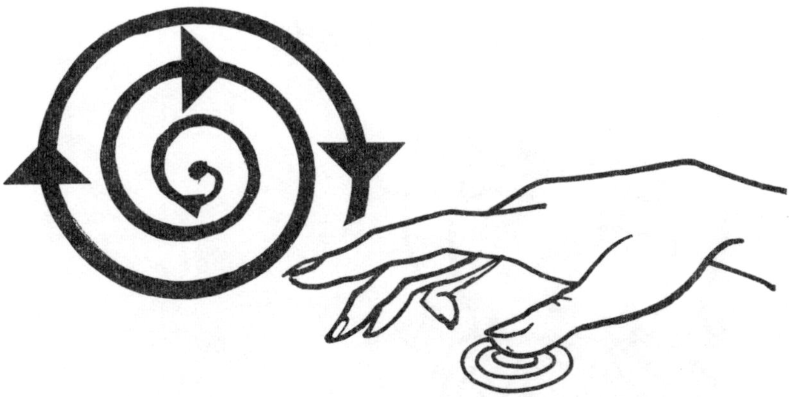

Stärke des Druckes:	*Gründlich, langsam, kann zuweilen sehr schmerzhaft sein, wenn der Fluß des Ch'i oder der Lebenskraft wiederhergestellt wird.*
Anwendung:	*Um lokale Spannungen zu lösen, Abfallstoffe zu beseitigen und die Nerven zu beruhigen, beginnen Sie an der schmerzhaften Stelle und vergrößern die Kreise.*

Abb. 4

Die Mittelfinger-Methode

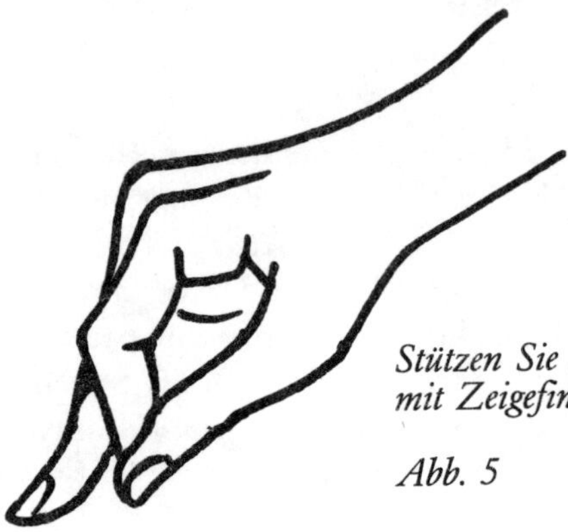

Stützen Sie den Mittelfinger mit Zeigefinger und Daumen ab.

Abb. 5

Die Mehr-Finger-Methode

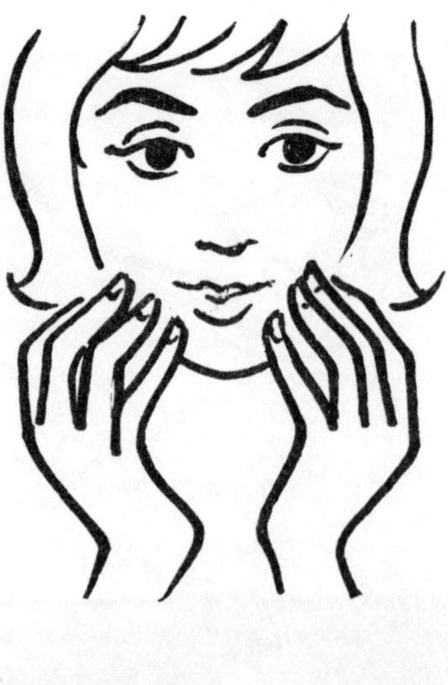

Diese Methode wird angewandt, wenn mehrere Punkte gleichzeitig behandelt werden sollten.

Abb. 6

Handflächen-Methode

Durch Handauflegen wird Wärme und Wohlgefühl erzeugt. Kräftig hin und her bewegen.

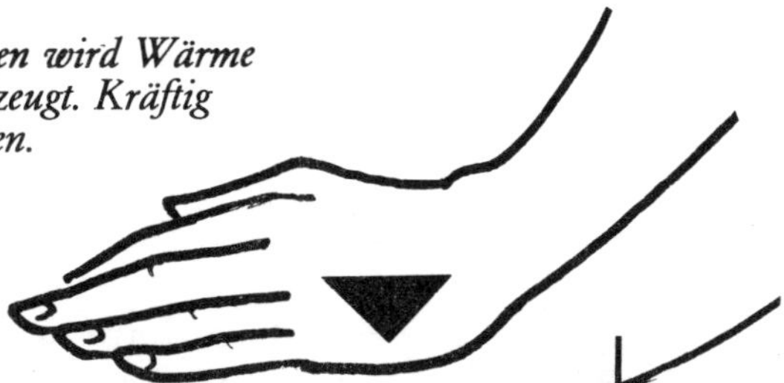

Handseiten-Methode

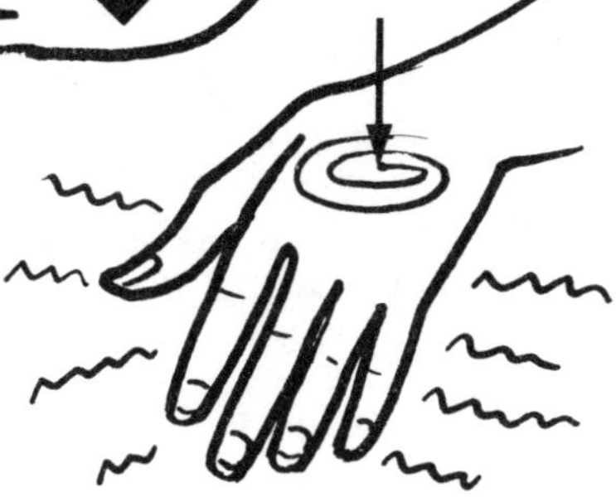

Mit der Handfläche größere Gewebeteile vibrieren lassen

Abb. 7

Schlagen der Gesichtshaut

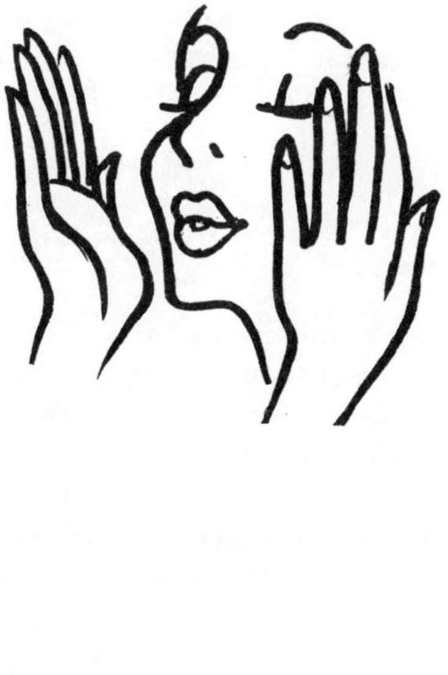

Regen Sie die Nervenenden, die Akupunktur-Punkte im Gesicht täglich an!

Abb. 8 a

Wie lange soll jeder einzelne Punkt behandelt werden?

Die Behandlung jedes einzelnen Punktes darf niemals sieben Sekunden überschreiten. Sie soll gerade lange genug sein, daß das autonome Nervensystem angeregt und die Reaktion ausgelöst wird. Ihre Morgen-Diagnose aller Akupunkturpunkte, die Ihrer Aufmerksamkeit empfohlen werden, soll weniger als fünf Minuten dauern. Sie dient Ihrer täglichen Gesundheitskontrolle.

Die hervorragende chinesische Akupunkturforscherin Chu Lien bemerkt, daß ein Organ, das nicht normal arbeitet, schwache, kurze Anregungen erhalten soll, weil kurze, schwache Reize durch die Akupunkturpunkte die Tätigkeit des Organs steigern, und zwar durch den Einfluß der Anregung auf die Hirnrinde. Starke Reize wirken dagegen dämpfend. Wenn also Schmerzen vorhanden sind oder ein Organ überaktiv ist, müssen Sie dem betreffenden Akupunkturpunkt eine starke Anregung geben! Das heißt stark im Druck, aber trotzdem nicht länger als sieben Sekunden!

Welche Haltung müssen Sie während der Behandlung einnehmen?

Für die Akupressur ist keine besondere Körperstellung notwendig. Wo Sie sich gerade befinden — im Flugzeug, im Zug oder auf einem Schiff — legen Sie einfach die Fingerspitzen auf die Schlüsselzonen. Ob Sie im Flugzeug über Triest sind oder in einer russischen Untergrundbahn, suchen Sie einfach den Akupunkturpunkt und drücken Sie darauf.

Beim Akupunkturarzt mit seiner Nadel ist es natürlich etwas anderes. Der Arzt muß den Patienten in die geeignete Stellung bringen, der Einstichwinkel der Nadel muß stimmen, und sie muß für eine genau festgelegte Zeit an Ort und Stelle bleiben.

Ob nun mit oder ohne Nadel — der Einfluß einer solchen Anregung auf die Meridiane ist bemerkenswert. Dies ist ein medizinisches Wunder, das Ihnen nun zum erstenmal zugänglich ist.

MORGEN-DIAGNOSE

Auch wenn Sie mit Ihrem Gesicht nicht zufrieden sind, ein anderes werden Sie nie bekommen, und es ist ein Vermögen wert — denn Sie brauchen nichts anderes zu tun, als die richtigen magischen Knöpfe auf Ihrem Gesicht zu drücken, um Ihren augenblicklichen Gesundheitszustand zu erkennen. Aber denken Sie daran, jeder hat nur ein Gesicht. Also finden Sie sich mit dem ab, das Sie haben. Benützen Sie die gesprächigen Punkte in Ihrem Antlitz, die auf ihre Weise sagen: „Kopf hoch!“ (Abbildung 8 b).

Akupressur-Punkte im Gesicht

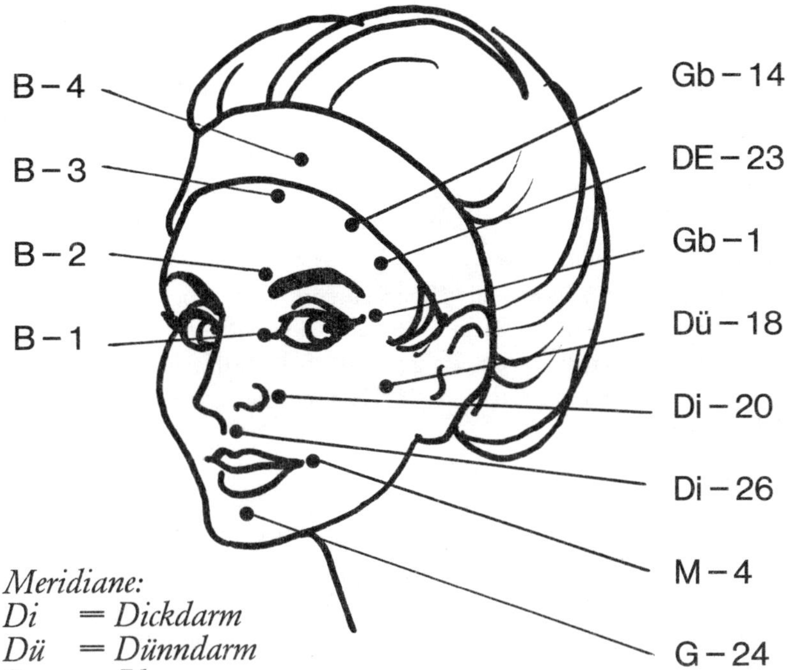

Meridiane:
Di = Dickdarm
Dü = Dünndarm
B = Blase
DE = Dreifacher Erwärmer
G = »Gouverneur«
M = Magen
Gb = Gallenblase
D = »Direktor«

Anmerkung:
Die Zahlen in den Kreisen sind traditionelle chinesische Akupunkturpunkte.

Abb. 8 b

Drei chinesische Meridiane beginnen im Gesicht. Tatsächlich befinden sich acht Schlüsselmeridiane auf jeder Seite des Gesichts und des Kopfes, die als sofort zugängliche Diagnosepunkte dienen. Abbildung 8 b zeigt die numerierten Punkte. Jeder ist ein wichtiger Punkt für die Selbstdiagnose ebenso wie für die Behandlung. Es ist ein Akupunkturpunkt.

Die Bedeutung der „Meridiane"

„Heute achtet man mehr auf die Zusammenhänge zwischen dem autonomen Nervensystem und dem Akupunkturpunkt", sagt der buddhistische Mönch Stephan Palos*: „Zur Kenntnis der verschiedenen Krankheiten sind

* Stephan Palos: The Chinese Art of Healing, Herder and Herder, New York 1972. Used with permission of Mc-Graw Hill Book Company.

die Akupunkturpunkte wichtiger als die Meridiane.“ Bei der Akupressur brauchen Sie sich nicht eingehend mit den Meridianen zu beschäftigen. Sie sollen zwar auch die Meridiane kennenlernen, wenn Sie dies wünschen, aber da wir mit dem Körper arbeiten — Ihrem Körper, Ihrem Kopf, Ihren Gliedmaßen —, kommt es auf den Akupressurpunkt an, wenn Sie den Tag froh beginnen wollen. Er ist der Knopf, den Sie drücken und der Ihnen auf natürliche Weise und ohne Medikamente zu einer besseren Gesundheit verhilft. Um Ihnen zu zeigen, wie man den Tag froh beginnt, werde ich nun die Gesichtsmeridiane erklären und dann beschreiben, wie man jeden einzelnen Akupunkturpunkt behandelt.

Es ist nicht meine Absicht, aus Ihnen einen Quacksalber zu machen, sondern Ihnen ein Wissen zu vermitteln, das die Menschen des Ostens schon seit Tausenden von Jahren besitzen. Es geht um Selbsthilfe und Selbstbehandlung! Wissen ist unser wertvollstes Gut. Wenden Sie es weise an, wenden Sie es jeden Tag an.

CHINESISCHE DIAGNOSEPUNKTE IM GESICHT

Wichtige Meridiane, die sofort behandelt werden können

Magen-Meridian: Er beginnt unmittelbar unter dem Auge. Sie finden ihn, wenn Sie sanft mit der Fingerspitze über den Knochen unter dem Auge tasten. An einer Stelle finden Sie eine winzige Einbuchtung und eine empfindliche Stelle. Wenn hier auf Druck hin Schmerz auftritt, dann vermutet der chinesische Arzt, daß mit dem Magen etwas nicht in Ordnung ist. Bei Ihrer Morgen-Diagnose ist dies ein Zeichen dafür, daß Sie wenig oder gar nichts frühstücken sollten. Wenn diese Stelle schmerzt, dann nehmen Sie dies als Warnung, keine Anregungsmittel zu trinken (Kaffee, Tee, Alkohol, Cola-Getränke usw.). Vermeiden sie auch alle fertigen Zitrusgetränke.

Dünndarm-Meridian: Er verläuft in einer Schleife an der Seite des Gesichts und führt am oberen Wangenknochen entlang zum Ohr. Der Akupunkturpunkt 18, den Sie auf der Zeichnung finden, erlaubt es, die Verfassung des Dünndarms zu prüfen. Wenn dieser Punkt empfindlich ist, unterlassen Sie das Frühstück.

Dickdarm-Meridian: Sein Endpunkt liegt unmittelbar neben dem Nasenflügel. Dies ist ein wichtiger Punkt, der Ihre Aufmerksamkeit erfordert. Auf einen leichten Druck hin wird er Sie genau wissen lassen, wo er liegt.

Gallen-Meridian: Er beginnt dicht neben dem äußeren Augenwinkel. Punkt 14 befindet sich unmittelbar über dem Auge. Wenn Ihre Gallenblase rebelliert, werden diese beiden Punkte empfindlich sein. Zur Kontrolle prüfen sie den Gallen-Alarmpunkt zwischen den Rippen. Tasten Sie tief. Eine Schmerzstelle am Akupunkturpunkt 14 wird die Frage klären.

Dreifacher Erwärmer-Meridian: Er endet am äußeren Ende der Augenbrauen.

Blasen-Meridian: Er beginnt am inneren Augenwinkel. Am inneren Ende der Augenbrauen liegt ein weiterer Kontaktpunkt. Dieses Gebiet informiert Sie über den Zustand Ihrer Harnblase.

Gehirnnerv-Meridian („Gouverneur“): Er endet unter der Nase in der Nähe der Lippen. Auf ihm liegt ein weiterer Punkt unmittelbar darüber und ein anderer nahe dem Nasenbein. Schmerz an einem dieser Punkte sagt Ihnen, wie es um Ihr Gehirn an diesem Tag steht.

Der „Direktor“: Er endet halbwegs zwischen der Unterlippe und der Kinnspitze. Dieser Meridian geht genau durch die Körpermitte.

WIE MAN DIE AKUPUNKTUR-PUNKTE IM GESICHT BEHANDELT

Man kann die Akupunkturpunkte im Gesicht durch Druck behandeln. Man reibt zunächst kräftig die Hände, bevor man das Gesicht berührt. Dadurch werden die Hände sensitiv zum Fühlen und Tasten.

Mit beiden Händen stark reiben

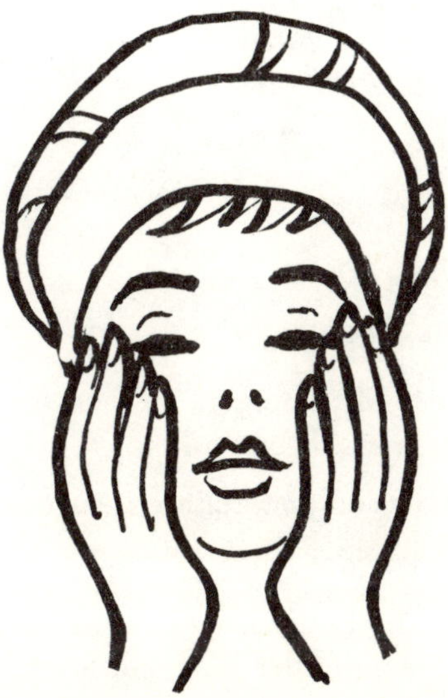

Abb. 9 *Beide Gesichtshälften gleichzeitig*

Anleitung zu Abbildung 9

Reiben Sie die Handflächen rasch an den Gesichtsseiten auf und nieder. Dies ist eine Schrotflintentechnik, um auf alle Gesichtsmeridiane Druck auszuüben. Dabei reizen Sie die Akupunkturpunkte für Dünndarm, Magen, Dickdarm und Gallenblase.

Rotierende Bewegungen

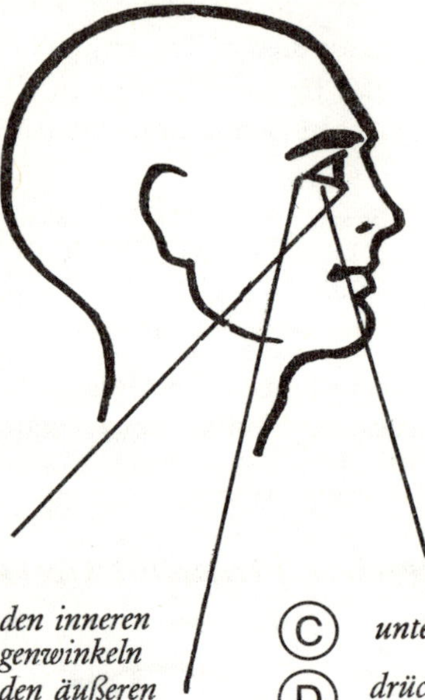

Ⓐ *an den inneren Augenwinkeln*
Ⓑ *an den äußeren Augenwinkeln*
Ⓒ *unter den Augen*
Ⓓ *drücken Sie das Nasenbein*

Abb. 10

Anleitung zu Abbildung 10

Jetzt eine speziellere Methode:

1. Mit der Kuppe des Mittelfingers machen Sie kleinere, rotierende Bewegungen an den inneren Augenwinkeln.
2. Wiederholen Sie dies an den äußeren Augenwinkeln.
3. Dann gehen Sie unter das Auge.
4. Nun bewegen Sie die Fingerspitze zum Nasenbein. Drücken Sie! Ziehen Sie! Nun fahren Sie unter der Nase zur Seite.
5. Machen Sie kräftige, kreisende Bewegungen.

Legen Sie alle Fingerspitzen

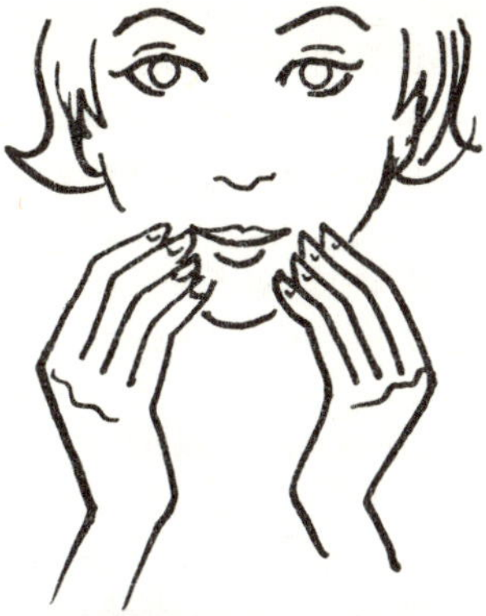

Abb. 11 *in einer Linie auf Kinn oder Unterkiefer*

Anleitung zu Abbildung 11

Nun legen Sie die Fingerspitzen in einer geraden Linie auf Kinn und Unterkiefer. Massieren Sie dieses Gebiet gleichmäßig. Hier liegt der Auslösepunkt des Magenmeridians. Von da aus gehen Sie seitlich zu beiden Kiefern und wiederholen hier die Bewegung.

Leichtes Klopfen auf den Kopf

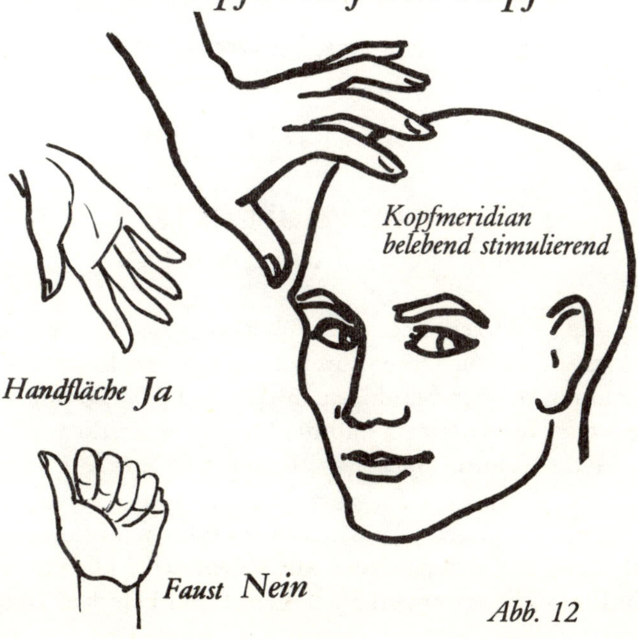

Abb. 12

Anleitung zu Abbildung 12

Um den Dreifachen Erwärmer, die Blasen- und Gallen-Meridiane anzuregen, trommeln Sie kräftig mit flach ausgestreckten Fingern auf die Schädeldecke. Machen Sie keine Faust. Wenn Sie am Morgen schwer aufwachen, benützen Sie diese Methode. Dann drehen Sie rasch den Kopf von einer Seite zur anderen.

Öffnen Sie dabei den Mund. Richten Sie während der Kopfbewegung den Blick auf einen festen Punkt. Nachdem Sie die Meridiane im Gesicht und auf dem Kopf behandelt haben, ergreifen Sie ein Büschel Haare dicht an der Kopfhaut. Bewegen Sie es hin und her, so daß die Kopfhaut gelockert wird. Diese kräftigende Prozedur wird die Meridiane anregen, und Sie werden am ganzen Körper ein wohltuendes Prickeln empfinden. *Achtung!* Wenn Sie mit dieser Behandlung der Meridiane fortfahren, werden Sie spüren, wie ein Wärmegefühl über Sie kommt. Das ist keine Hitzewelle! Sie erleben das Wunder, wie der Körper angeregt wird. Mit den Fingerspitzen schalten Sie über diese Punkte die Maschinerie Ihres Körpers ein.

Machen Sie nun noch folgendes:

1. Zahnfleischmassage mit den Fingerspitzen (Ober- und Unterkiefer).
2. Kneifen Sie das Augenlid mit Zeigefinger und Daumen (indem Sie die oberen Wimpern packen und das Lid vom Augapfel wegziehen).
3. Ohrvibration: Greifen Sie beide Ohren mit Daumen und Zeigefinger und ziehen Sie nach oben, als wollten Sie sich vom Boden heben. Nun ergreifen Sie die Ohrläppchen und ziehen nach unten. Jetzt biegen Sie jedes Ohr mit dem Mittelfinger nach vorn und klopfen mit dem Zeigefinger auf die Knorpel. Dies regt den Dreifachen Erwärmer sowie die Magen- und Gallen-Meridiane an. Sie bereiten sich dadurch mühelos auf einen guten Tag vor.

AKUPUNKTURPUNKTE DER OBEREN GLIEDMASSEN

In Ihren Fingerspitzen liegt die Fähigkeit, das Körpersystem anzukurbeln oder zu dämpfen. Unter Ihren Fingerspitzen liegen die magischen Knöpfe, die anregen oder beruhigen, merkwürdig wirksame Punkte, die Energie durch das Nervensystem und die Meridiane schicken; eine Methode, mit der Sie Herz, Gehirn, Geschlechtsorgane und innere Organe stärken; eine Methode, die verborgene Energien freisetzt und sie in alle Körperteile schickt, die Energie benötigen. Niemand kann erklären, wie dies funktioniert. Aber es wirkt, und dadurch gesunden alle Körperteile. Die Gesundheit liegt tatsächlich in Ihren Fingerspitzen! Sie liegt in Ihren Händen! Die Methoden, die Sie anwenden, sind vereinfachte Techniken, die dazu gedacht sind, Gesundheit zu erlangen. Reiben Sie sich immer die Hände warm, bevor Sie mit der Akupressur beginnen.

Wie Sie Ihre Arme bei der Morgen-Diagnose prüfen

An der Außenseite der Hand und des Armes liegen drei wichtige Meridiane. Darunter, auf der Innenseite, liegen ebenfalls drei. An der Außenseite befindet sich der Dreifache Erwärmer-Meridian zusammen mit dem Dickdarm-Meridian und dem Dünndarm-Meridian. Der Dünndarm- und der Dickdarm-Meridian beginnen beide buchstäblich an Ihren Fingerspitzen, ebenso der Dreifache Erwärmer (Abbildung 13). Auch an der Unterseite liegen drei wichtige Meridiane, und zwar der Lungen-Meridian, der Kreislauf-Sexual-Meridian, der Herz-Meridian (Abbildung 14).

Drei wichtige chinesische Meridiane

an der Außenseite von Hand und Arm

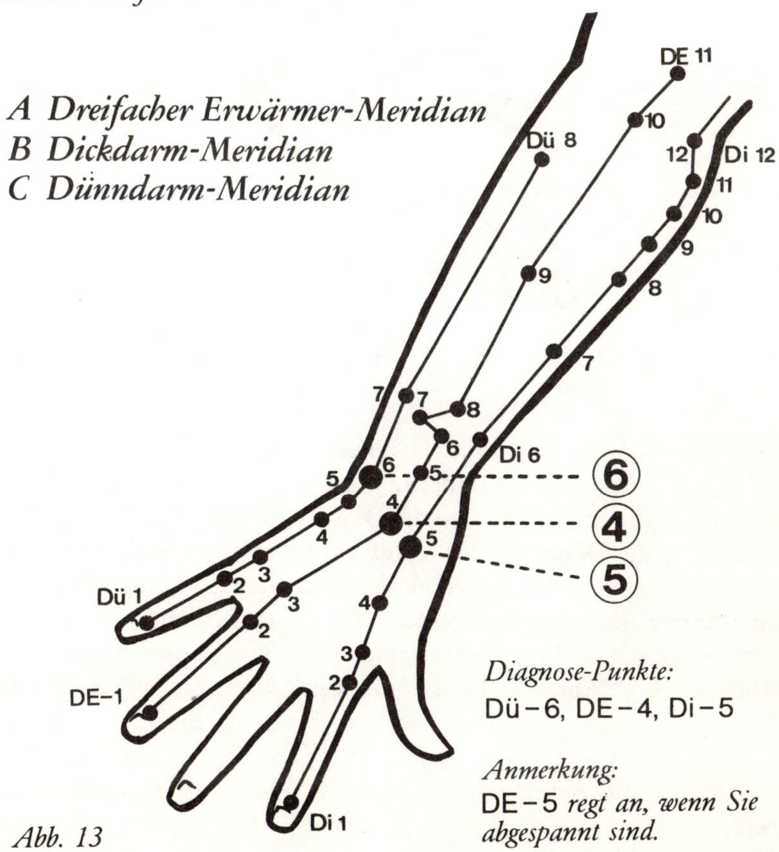

Abb. 13

Drei wichtige chinesische Meridiane

auf der Innenseite von Hand und Unterarm

A Lungen-Meridian (L)

B Herzbeutel-Meridian (Hb)

C Herz-Meridian (H)

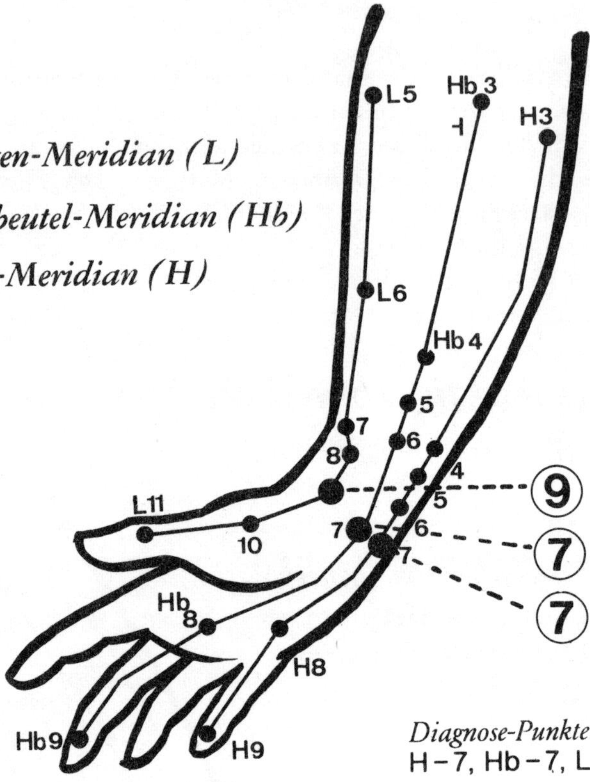

Abb. 14

Diagnose-Punkte:
H-7, Hb-7, L-9

Jeder Meridian spielt bei der Diagnose eine wichtige Rolle. (Betrachten Sie auf den Abbildungen 13 und 14, wie diese Meridiane genau verlaufen. Prägen Sie sich die Stellen ein, wo die Diagnosepunkte liegen.)

Drücken Sie die Diagnosepunkte auf der Oberseite des Handgelenks und die drei an der Innenseite. Ist einer von ihnen empfindlich? Schmerzen bestimmte Punkte schon bei einer leichten Berührung? Schmerzen sie, wenn Sie kräftiger drücken? Sind sie gänzlich unempfindlich? Achten Sie auf die empfindlichen Punkte. Schreiben Sie sie auf, denn wenn Sie später noch einmal an ähnlichen Beschwerden leiden sollten, brauchen Sie nur Ihre früheren Aufzeichnungen wieder vorzunehmen. Notieren Sie das Datum, Ihren Allgemeinzustand, die Art Ihrer Beschwerden und was Sie taten, um sie zu beheben.

DIAGNOSEPUNKTE AN DEN OBEREN EXTREMITÄTEN ZUR PRÜFUNG DER INNEREN ORGANE

Wichtige Diagnosepunkte an der Außenseite von Arm und Hand

(Abbildung 13)

1. Dickdarm-Meridian (Di-5)
2. Dreifacher Erwärmer (DE-4)
3. Dünndarm-Meridian (Dü-6)

Wichtige Diagnosepunkte an der Innenseite von Arm und Hand

(Abbildung 14)

1. Lungen-Meridian (L-9)
2. Kreislauf-Sexualität-Meridian (Hb-7)
3. Herz-Meridian (H-7)

Druck auf jeden einzelnen dieser Akupressurpunkte, oberflächlich und tief, zeigt den Zustand des Meridians und/oder des Organs oder Körperteils an, der mit diesem Meridian in Verbindung steht. Machen wir nun einige zusätzliche Kontrollen. Die folgenden Anleitungen sind eine ausgezeichnete Möglichkeit, den Allgemeinzustand des Körpers und der Gliedmaßen zu prüfen.

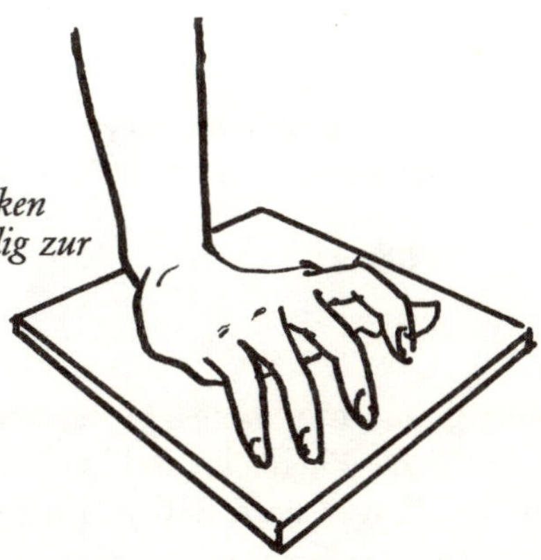

Mit der Handfläche drücken
Der Arm steht rechtwinklig zur Hand.

Abb. 15

Diagnosepunkt 1: Fingertest

Anleitung A zu Abbildung 15: Legen Sie die flache Hand gegen die Wand oder auf die Tischplatte. Halten Sie dabei den Unterarm so, daß die Hand einen rechten Winkel dazu bildet. Wenn dies keine Schmerzen verursacht, dann zeigt dies, daß sowohl die Handgelenke als auch die Akupressurpunkte in dieser Gegend in einer guten Verfassung sind.

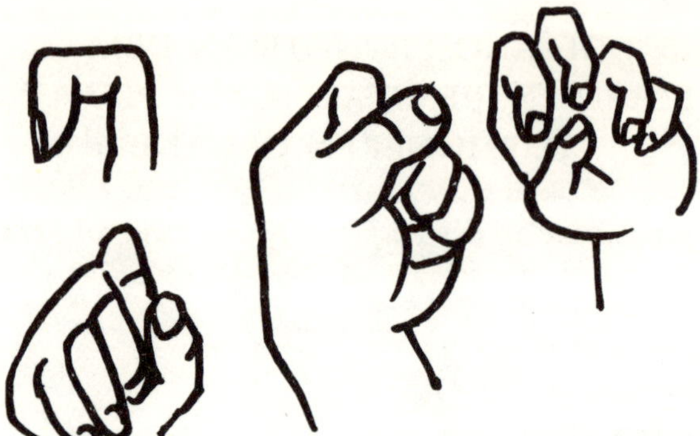

Abb. 16 *Zweifaches Biegen der Finger, festhalten und loslassen.*

Anleitung B zu Abbildung 16: Beugen Sie den Finger zur Handfläche hin am ersten Gelenk, bis er parallel zum dritten Handknochen steht. Dabei kann ein knackendes Geräusch zu hören sein. Zweck der Übung: Die lebenswichtigen Ch'i-Energien sollen sich durch den zeitweiligen Stillstand des Energieflusses sammeln (so wie man den Fluß des Wassers stoppt, indem man auf den Schlauch drückt). Beim Loslassen strömen die Energien kräftiger als zuvor.

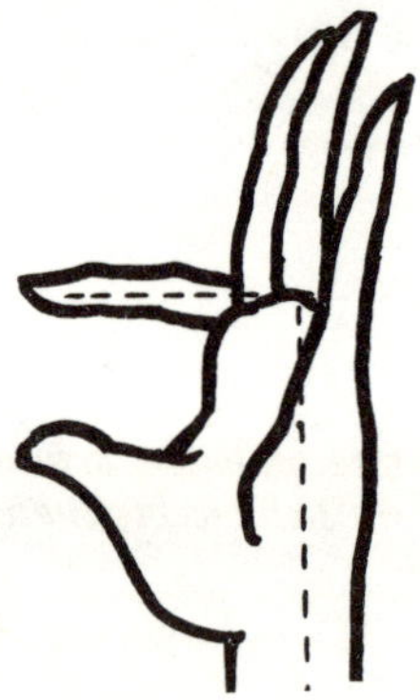

Beugen Sie jeden Finger rechtwinklig zur Hand.

Abb. 17

Anleitung C zu Abbildung 17: Beugen Sie den Finger rasch zur Handfläche, bis der ganze Finger im rechten Winkel zur Handfläche steht. Dann beugen Sie den Finger nach außen. Biegen Sie ihn zum Handrücken. Die Gelenke werden jetzt Spannung zeigen, aber im Laufe der Zeit werden sie sich lockern.

ACHTUNG: Bei dieser Übung schmerzen die Gelenke am meisten. Achten Sie darauf, ob Sie irgendwelche kleinen Knoten oder „Höcker" an den Gelenken feststellen. Dies würde darauf hindeuten, daß der Meridian irgendwo gefährdet ist. Notieren Sie alle solche Feststellungen. Vermerken Sie auch das Datum.

Diagnosepunkt 2: Herz

ACHTUNG: Mit den beiden folgenden Schritten prüfen Sie die Verfassung des Herzens. Beide Punkte sind wichtig.

Kneifen Sie den kleinen Finger, um das Herz zu stimulieren.

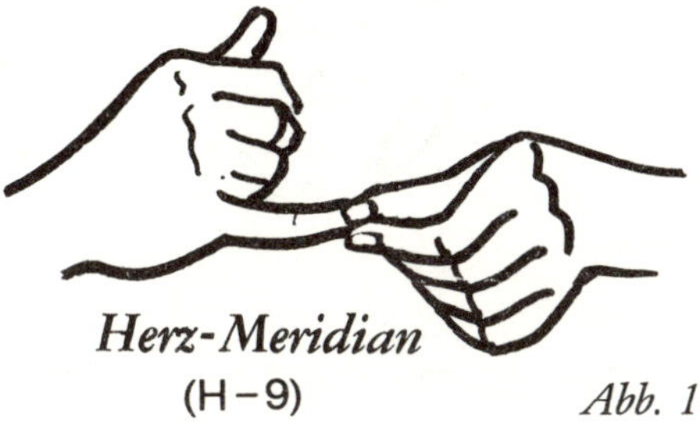

Abb. 18

Anleitung A zu Abbildung 18: Kneifen Sie den kleinen Finger zu beiden Seiten des Fingernagels. Wenn dieser chinesische Akupunkturpunkt empfindlich sein sollte, deutet dies auf eine mögliche Überanstrengung oder Gefährdung des Herzens hin. In einem Notfall können diese Druckpunkte benützt werden, um eine Herzattacke zu lindern. Packen Sie beide kleinen Finger an dieser Stelle, pressen und schütteln Sie heftig. Es könnte sein, daß Sie damit ein Leben retten!

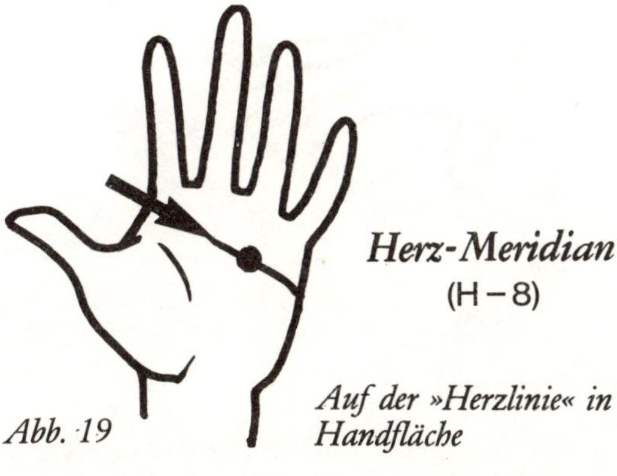

Abb. 19

Auf der »Herzlinie« in der Handfläche

Anleitung B zu Abbildung 19: Betrachten Sie die Herzlinie auf Ihrer Handfläche. Auf ihr, an einem Punkt zwischen Ringfinger und kleinem Finger, üben Sie Druck aus. Wenn Herzbeschwerden vorhanden sind, wird es diese Stelle sofort sagen. Um dieses Problem beheben zu helfen, legen Sie die Fingerspitze genau auf die in Abbildung 19 bezeichnete Stelle.

Lungen-Meridian

Diagnose-Punkte
L- 9
L-10

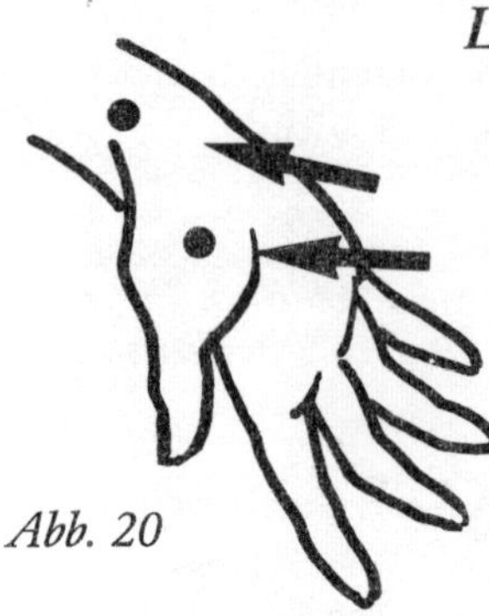

Abb. 20

Diagnosepunkt 3: Lungen

Anleitung zu Abbildung 20: Druck auf den Handballen kann zeigen, ob die Lungen gesund sind. Kreisende Bewegungen mit den Fingerspitzen auf den Akupressurpunkten L 9 und L 10 helfen der Lunge, Sauerstoff zu binden, wenn sie über den Lungenmeridian angeregt wird.

Dickdarm-Meridian

Diagnose-Punkte
Di-4

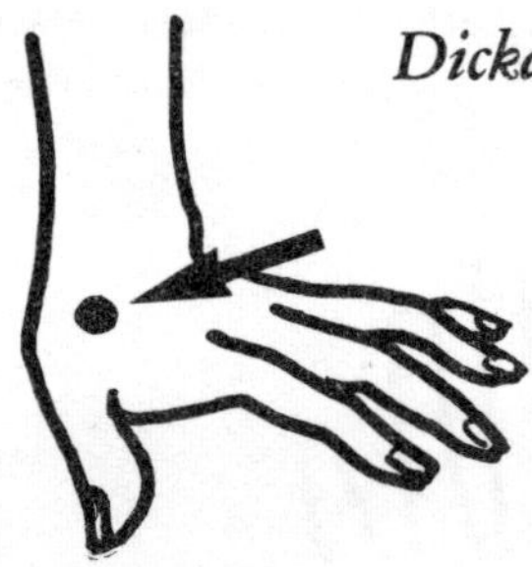

Abb. 21

Diagnosepunkt 4: Dickdarm

Anleitung zu Abbildung 21: Packen Sie das Gewebe an der Außenseite der Hand zwischen Zeigefinger und Daumen, und zwar nahe am Gelenk. Falls Sie eine empfindliche Stelle feststellen, drücken Sie! Wenn diese Stelle hochempfindlich ist, dann wissen Sie, daß Ihr Dickdarm nicht in der besten Verfassung ist. Essen Sie daher nur leichte Kost. Üben Sie auf diese Akupunkturstelle Druck aus, bis die Verhärtung sich unter Ihren Fingerspitzen auflöst.

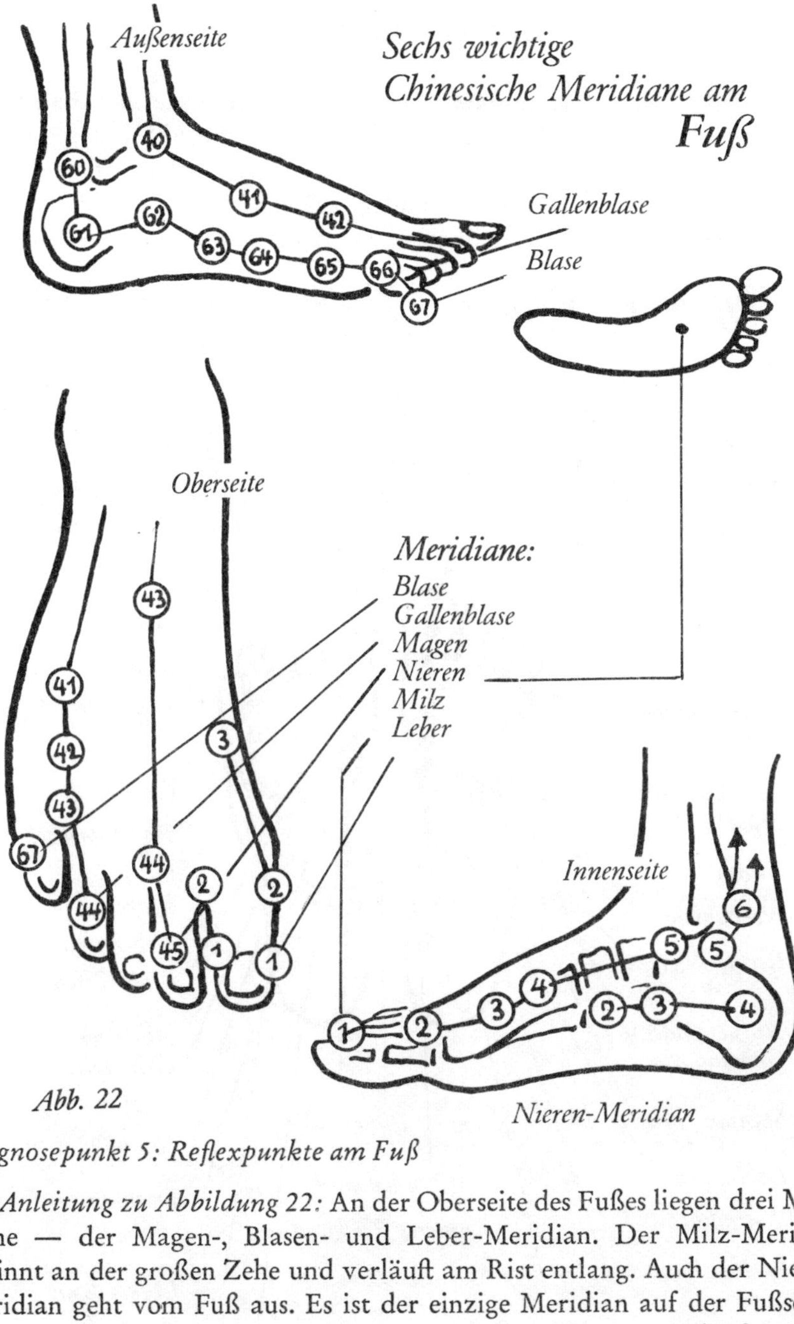

Abb. 22

Diagnosepunkt 5: Reflexpunkte am Fuß

Anleitung zu Abbildung 22: An der Oberseite des Fußes liegen drei Meridiane — der Magen-, Blasen- und Leber-Meridian. Der Milz-Meridian beginnt an der großen Zehe und verläuft am Rist entlang. Auch der Nieren-Meridian geht vom Fuß aus. Es ist der einzige Meridian auf der Fußsohle, und er beginnt dicht hinter dem dritten Gelenkköpfchen. Er verläuft in einer geschwungenen Linie bis unterhalb des inneren Knöchels und dann das Bein hinauf. Dieses phantastische Netzwerk mit den wichtigen Akupunkturpunkten ist leicht zugänglich. Sie brauchen nur die Knöpfe zu drücken.

DIE FUSSREFLEXE

Auf den unteren Extremitäten liegen Diagnosepunkte, die Sie bei der Selbsthilfe-Therapie prüfen können. Betrachten Sie die Abbildung 23. Prägen Sie sich die Lage jedes Organs und jedes Körperteils ein. Diese Reflexe sind an die einzelnen Organe „gebunden". Die Reflexzonen auf der Fußsohle sind keine Akupunkturpunkte, wie sie von der östlichen medizinischen

Fußsohlen-Reflexe *»Z«-Zonen zur Ergänzung der chinesischen Akupunktur-Punkte*

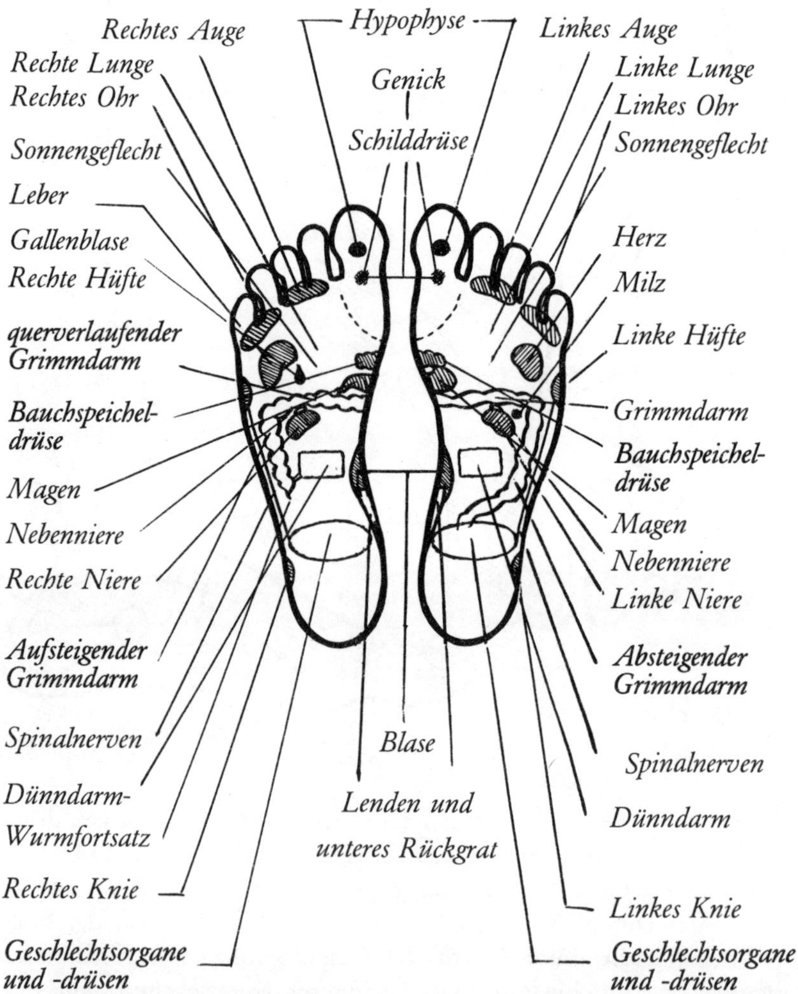

Abb. 23

Literatur aufgezeigt werden, sondern „Auslösepunkte“, wie in der westlichen Medizin. Sie gehören zu dem großen Netzwerk der miteinander verbundenen Nerven, und Druck auf diese Zone regt die Organe an, mit denen sie in Verbindung stehen.

Prüfen Sie die Reflexpunkte der Reihe nach. Dann machen Sie folgende Schritte, um die energiespendenden Kräfte freizusetzen, die in ihnen liegen.

GESCHLECHTSDRÜSEN, NIEREN, BLASE

Schritt 1 (Abbildung 24): Um die Geschlechtsdrüsen-, Blasen- und Nieren-Meridiane anzuregen, die an Knöchel und Fuß liegen, ergreifen Sie fest die Achillessehne und drücken sie. Wenn Sie an dieser Stelle Schmerz

Anregung der Geschlechtsdrüsen

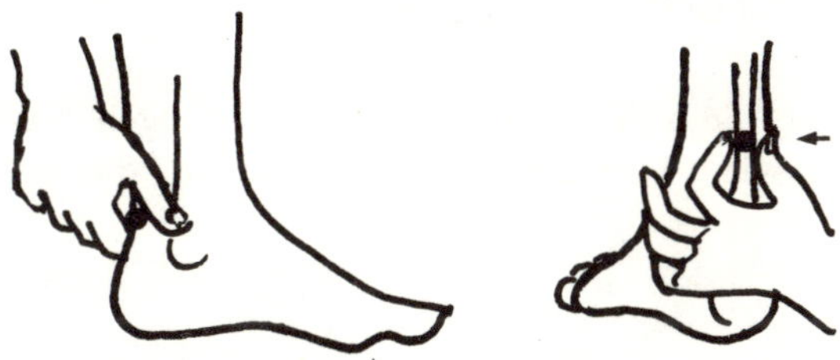

Akupunkturpunkte B–59, 60 und N–6, 7 sind mit einbezogen (Siehe Abb. 22)

Anmerkung: Wenn Sie hier Schmerzen haben, beheben Sie sie mit kreisendem Druck auf B–60

Abb. 24

empfinden, spricht dies für eine mangelhafte Funktion eines oder mehrerer Teile des genannten Systems. Viele Frauen und Männer sind an dieser Stelle sehr empfindlich und wissen nicht warum.

GESCHLECHTSORGANE

Schritt 2 (Abbildung 25): Umfassen Sie die Ferse mit der Handfläche. In dieser Haltung drücken die Fingerspitzen tief in das Gewebe. Wenn hier

Ferse mit der Hand umfassen

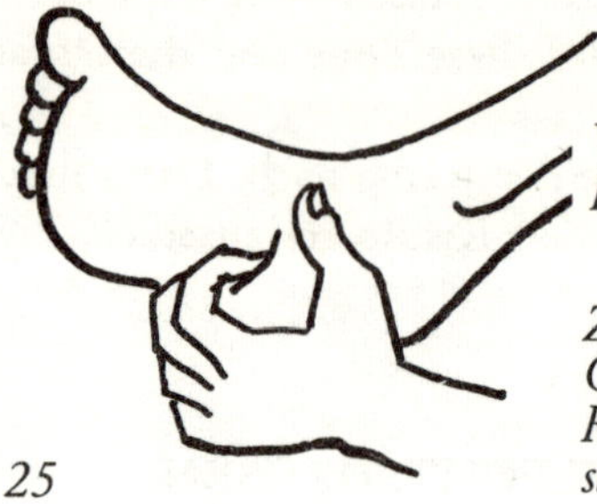

Abb. 25

Schmerz auftritt, deutet das auf eine Unterfunktion der Geschlechtsdrüsen hin. Druck auf diese Stelle wird die Geschlechtsorgane aktivieren. So können auch Rückenschmerzen gelindert und steife Knie beeinflußt werden.

ALLGEMEINE ANREGUNG

Schritt 3 (Abbildung 26): Wie zuvor die Finger beugen Sie nun jeden Zehen rasch auf und nieder. Dies regt die Meridiane an, die in den Zehen beginnen oder enden.

LEBER-MERIDIAN

Schritt 4 (Abbildung 27): Tiefer Druck auf den rechten Fußrücken — zwischen den Fußknochen — dicht hinter den Gelenkköpfchen. Wenn dies Unbehagen bereitet, spricht dies für eine mögliche Fehlfunktion der Leber. Die Lebertätigkeit kann angeregt werden, wenn man diese Stelle behandelt (siehe die nächste Abbildung, wo ein weiterer Behandlungspunkt angegeben ist).

MILZ- UND LEBER-MERIDIANE

Schritt 5 (Abbildung 28): Um die Milz und die Leber anzuregen, drücken Sie auf die Seiten beider großer Zehen. Der Milzmeridian beginnt an der Außenseite des großen Zehen, der Lebermeridian an der Innenseite. Wenn Sie den großen Zehen drücken, regt dies beide Meridiane gleichzeitig an.

Fünf energiespendende Meridiane

Einfach die Zehen auf- und niederbiegen
(mit Daumen und Zeigefinger nachhelfen)

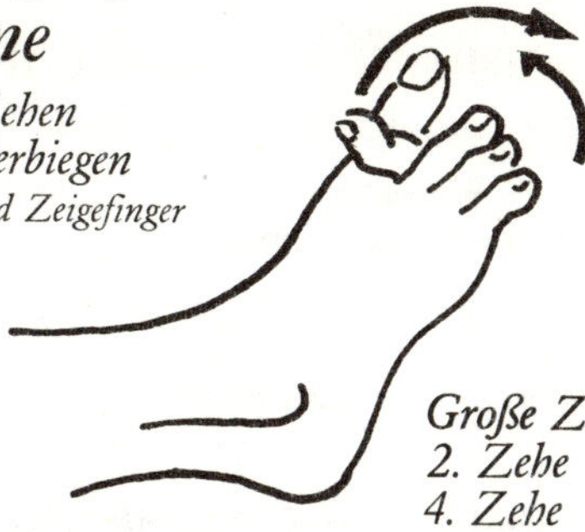

Große Zehe	*– Leber und Milz*
2. Zehe	*– Magen*
4. Zehe	*– Gallenblase*
5. Zehe	*– Blase*

Abb. 26

Anregung der Leber

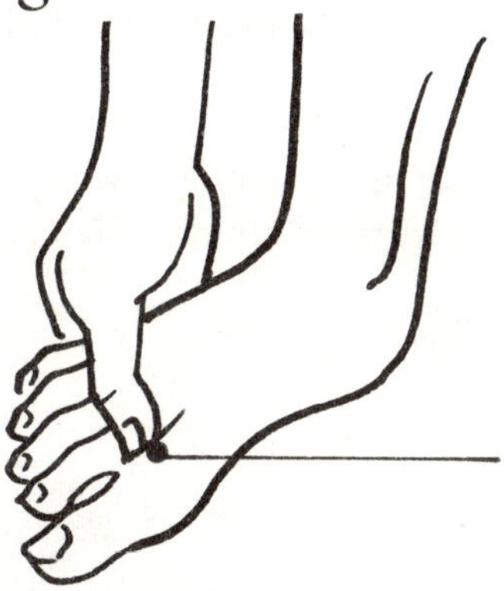

L–2
Akupressur-Punkt

Abb. 27

Milz und Leber *können gleichzeitig stimuliert werden*

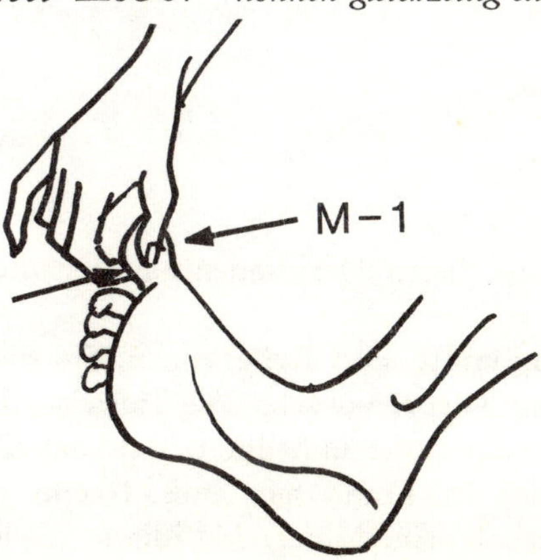

M–1
Le–1

Abb. 28

NIEREN-MERIDIAN

Schritt 6 (Abbildung 29): Stellen Sie an Hand der Abbildung die genaue Lage des Nierenreflexpunktes fest. Es ist am rechten und linken Fuß die gleiche Stelle. Drücken Sie wie angegeben mit dem Daumen. Der Nierenmeridian ist der einzige Meridian an der Fußsohle.

WEITERE FUSSREFLEXE

Zur Linderung von Stirnhöhlen- und Augenbeschwerden siehe Abbildung 30: Ergreifen Sie die Zehen und biegen Sie sie auf und nieder, um die allgemeinen Reflexe anzuregen. Klopfen Sie die Fußsohlen zur allgemeinen Anregung (Abbildung 31).

METHODEN DER SELBSTBEHANDLUNG

Es ist nicht nur notwendig, die Meridiane an Händen, Füßen und im Gesicht anzuregen, sondern auch ihr Zusammenwirken zu fördern, indem man die Kontrollzentralen des Körpers anregt. Die folgenden Abbildungen zeigen die leicht zugänglichen Stellen, die Ihnen zur Verfügung stehen. Diese Stellen kann man drücken, vibrieren lassen oder klopfen. Folgende Meridiane sollen angeregt werden:

1. Gallenblasen-Meridian
2. Harnblasen-Meridian
3. Leber-Meridian
4. Magen-Meridian
5. Nieren-Meridian
6. „Direktor“
7. Milz-Meridian
8. Dickdarm-Meridian
9. Lungen-Meridian
10. Dünndarm-Meridian
11. Herz-Meridian

Wichtige Punkte auf diesen Meridianen nannten die Chinesen „Alarmpunkte“.

Chinesische Alarmpunkte sind Reflexzonen. Sie sind Signalposten, die anzeigen, was in Ihrem Körper vorgeht. Die Tatsache, daß irgendwo Alarm geschlagen wird, bedeutet nicht unbedingt, daß das Organ, mit dem die Signalanlage verbunden ist, krank sein muß. Irgend etwas entlang dieses Meridians kann fehlerhaft sein. Andere Meridiane, die ihn kreuzen, können

Nieren-Meridian

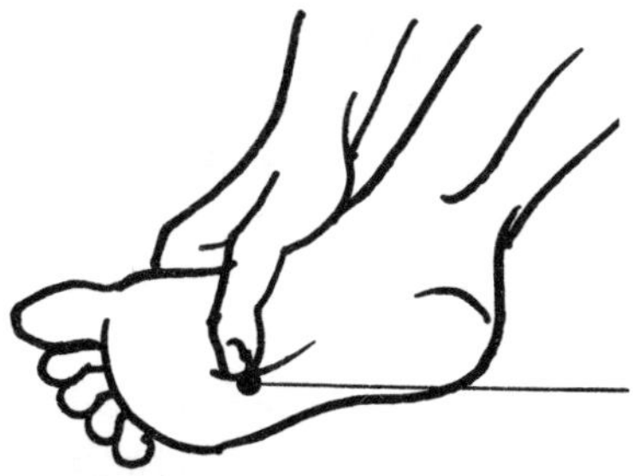

Nach der chinesischen Tradition der einzige Akupunktur-Punkt an der Fußsohle

Akupressur-Punkt
N–1

Abb. 29

Sinus oder Augenreflexe

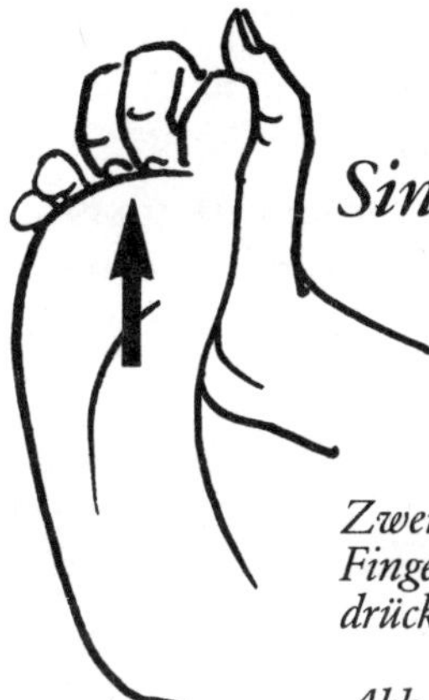

Zwei Zehen ergreifen und mit den Fingerspitzen gegen die Zehenwurzel drücken.

Abb. 30

Zur allgemeinen Reflex-Anregung

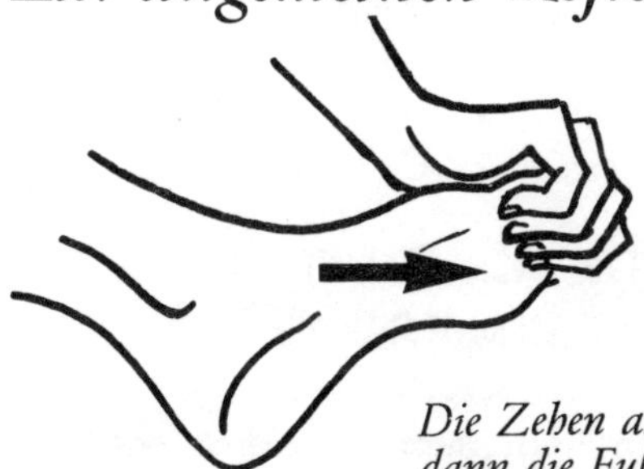

Die Zehen auf und nieder bewegen, dann die Fußsohle zur wirksameren Anregung klopfen

Abb. 31

auf eine falsche Spur führen. Mit anderen Worten: Alles, was auf den Meridian und sein System einwirkt, kann einen Alarm auslösen.

Ich habe auch festgestellt, daß immer, wenn ein inneres Organ tatsächlich erkrankt ist, der Alarmknopf gerötet ist. Dies kann vielleicht auf eine Erhöhung der Temperatur zurückzuführen sein.

Es gibt zwölf wichtige Alarmpunkte auf der Brust und dem Bauch. Außer den genannten Meridianen gilt es noch, einen weiteren zu beachten — den Dreifachen Erwärmer. Warum dieser Name? Die Herkunft der Bezeichnung liegt im Dunkeln. Wenn bei diesen Alarmpunkten auf eine leichte Berührung hin Schmerz auftritt, bedeutet dies genau wie bei allen anderen Punkten, daß das dazugehörige Organ zu träge ist. Wenn der Schmerz dagegen auf kräftigen Druck hin ausgelöst wird, so ist dies ein Zeichen dafür, daß das Organ überaktiv ist.

Alarmpunkte, die auf eine leichte Berührung hin schmerzen, befinden sich im Zustand des chinesischen Yang und müssen beruhigt werden. Wenn sie auf tiefen Druck hin schmerzen, dann sind sie Yin und müssen angeregt werden. Es ist wichtig, daß die gleichen Alarmpunkte, die man für die Diagnose benutzt, auch der Behandlung dienen.

Die Grundvoraussetzung von Akupunktur und Akupressur ist die, daß die Lebenskraft in einem System durch den Körper strömt, das mit den bekannten Nervenbahnen verwandt, aber körperlich von ihnen getrennt ist. Und dieses kann mit einer Akupunkturnadel oder durch Druck angeregt oder beruhigt werden.

Bei der Akupressur benützen Sie die Alarmpunkte bei Ihrer Morgen-Diagnose, um Ihren Gesundheitszustand festzustellen. Prüfen Sie jeden Punkt. Prüfen Sie mit leichtem Klopfen. Prüfen Sie mit festem Druck. Schreiben Sie Ihre genauen Befunde auf. Vergessen Sie nicht das Datum. Schreiben Sie auch die Tageszeit auf. Halten Sie die Veränderungen fest, die nach der Behandlung eintreten. Auf Abbildung 32 sind diese Alarmpunkte angegeben.

METHODE ZUR PRÜFUNG DER ALARMPUNKTE

Position im Bett: Sie liegen nach dem Erwachen entspannt auf dem Rücken. Die Hände sind unbedeckt und kühl, damit Sie Temperaturunterschiede an allen untersuchten Körperteilen wahrnehmen können.

Was Sie erwarten sollten!

Normale Haut: Diese ist fest, elastisch, leicht feucht und widersteht dem Druck. Die Haut auf Alarmpunkten kann gerötet, warm, kalt, eingebuchtet, erhaben oder auch in Farbe und Temperatur normal sein, aber auch leicht auf starken Druck hin schmerzen.

Löst leichter Druck Schmerz aus, so deutet dies auf eine Unterfunktion des dazugehörenden Organs oder mit ihm verbundener Körperteile hin.

Löst kräftiger Druck Schmerz aus, so spricht dies für eine Überaktivität des Organs oder mit ihm verbundener Körperteile.

ACHTUNG: Keinerlei Schmerz auf Druck hin zeigt gewöhnlich Gesundheit an! Auf diese Weise spiegeln die Meridiane und die Hauptpunkte Gesundheit und Krankheit.

Chinesische »Alarm«-Punkte

Zur Beruhigung,

wenn Sie auf leichtes Klopfen hin Schmerzen verspüren (Yang)

Zur Anregung,

wenn auf starken Druck hin Schmerzen eintreten (Yin)

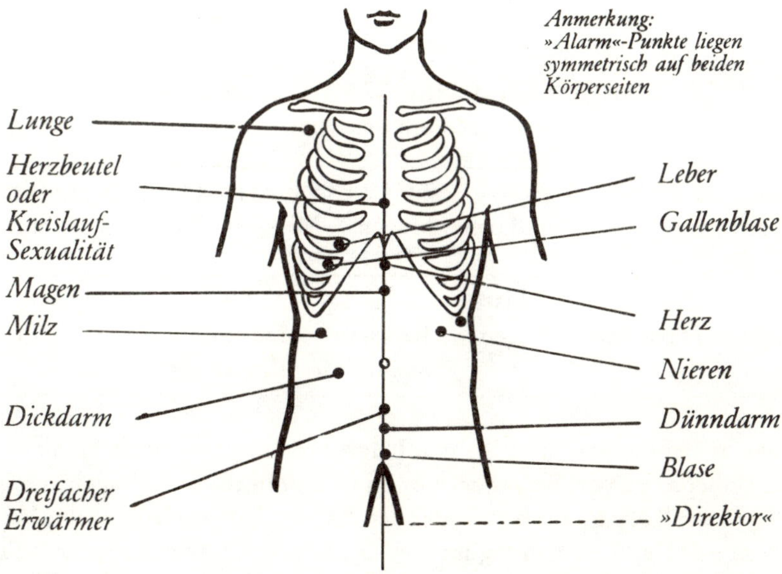

Ⓐ *»Alarm« bedeutet nicht, daß das betreffende Organ krank ist. Eine Störung entlang des Meridians kann den Schmerz auslösen.*

Ⓑ *Wo eine echte Krankheit vorliegt, können die Alarmpunkte gerötet oder heiß oder auch schmerzhaft sein.*

Abb. 32

Eine andere Prüfung

Temperaturunterschiede in der Haut: Kühle Haut über einem Punkt oder Meridian deutet auf eine Unzulänglichkeit dieses Meridians oder der mit ihm verbundenen Organe hin.

Warme Haut deutet auf eine bestehende oder drohende Krankheit des Organs oder der Körperteile hin, die mit dem untersuchten Organ in Verbindung stehen.

Spezialbemerkung über erhöhte Hauttemperatur

Es gibt gewisse Temperaturschwankungen im Körper, die man kennen muß — tageszeitliche Veränderungen, die in der menschlichen Physiologie normal sind.

Die Energie strömt Tag und Nacht durch den Körper. Alle vierundzwanzig Stunden wechseln sich Wärmezyklen ab. Jeder, der sich mit Akupunktur befaßt, bemerkt rasch Temperaturänderungen, die für jeden Meridian charakteristisch sind. Um die Wärmehöhepunkte innerhalb dieser Zyklen zu zeigen, habe ich folgende Tabelle aufgestellt.

MENSCHLICHER WÄRMEZYKLUS
(rund um die Uhr)

Uhrzeit:	3 bis 5	5 bis 7	7 bis 9	9 bis 11	11 bis 13	13 bis 15
Meridian:	Lungen	Dickdarm	Magen	Milz	Herz	Dünndarm

Uhrzeit:	15 bis 17	17 bis 19	19 bis 21	21 bis 23	23 bis 1	1 bis 3
Meridian:	Harnblase	Nieren	Kreislauf Sexualität	Dreifacher Erwärmer	Gallen-blase	Leber

Diese Wärmeströme sind für den Ungeübten nicht immer erkennbar und können unbemerkt vorübergehen. Für einen empfindlichen Menschen müssen Sie am ganzen Körper, am Kopf oder den Extremitäten spürbar sein. Manche bemerken nur eine Erwärmung im Gesicht. Dies kann wie ein leichtes Fieber mit einer tatsächlichen Temperaturerhöhung empfunden werden, die einen Menschen verwirren kann, der ständig seine Temperatur mißt.

Der Fall Mrs. H.

Ich erinnere mich an eine meiner Patientinnen, die gerade eine Blasenoperation hinter sich hatte. Mrs. Mary H. klagte über ein Hitzegefühl, das an jedem Spätnachmittag auftrat. Sie konsultierte ihren Arzt. Er sagte, es handele sich um eine postoperative Infektion und gab ihr Penicillin. Wenn Sie jedoch die obige Tabelle ansehen, werden Sie bemerken, daß am späten Nachmittag das normale Wärmemaximum für die Blase eintritt. Die Operation hat es nur verstärkt. Mrs. H.'s Arzt wußte eben nicht, was die Chinesen seit Jahrhunderten wissen. Nach einer Behandlung mit Akupunktur und Akupressur verschwanden ihre Schmerzen. Sie mußte keine Narkotika mehr einnehmen.

WIE DIE AKUPRESSUR ENTSTAND

Im Laufe der Jahre wurden die Akupunkturmethoden verbessert, und ich habe viele Methoden ohne Nadeln benutzt. Obwohl die Nadel immer noch in Gebrauch ist, gibt es feinere Mittel für Menschen, die den Gedanken oder den Anblick oder das Gefühl, wie eine Stahlnadel ihre Haut durchdringt, nicht ertragen können. Für Patienten, die eine Heimtherapie wünschten, entwickelte ich meine Akupunktur-Druckmethode und nannte sie Akupressur.

Als Heilmethode hat sich die Akupressur so bewährt wie andere Akupunkturmethoden, bei denen zum Beispiel Äthylchlorid-Spray, Eisabreibungen, Ultraschall, Vibratoren, Laserstrahlen, Schröpfen, schwache elektrische Ströme, Galvanismus und ein Dutzend andere Mittel angewandt werden.

Alle diese Behandlungsmethoden sind dazu gedacht, die „Druckpunkte" zu beeinflussen. Sie sind dazu gedacht, die Körperfunktionen durch eine Regelung des autonomen Nervensystems zu normalisieren.

WIE AKUPRESSUR WIRKT

Akupunktur (in jeder Form und nach jeder Methode)

1. übermittelt Reflexe zwischen dem Druckpunkt dicht unter der Haut und den Organen, mit denen er in Verbindung steht; beeinflußt jene Kräfte, die die Chinesen Yin und Yang nennen, Kräfte, von denen die Gesundheit eines Organs oder eines Teils davon abhängt. Durch die Anregung oder Beruhigung des autonomen Nervensystems mittels der Akupressur wird der Normalzustand hergestellt.
2. Beschleunigt die Blutbewegung in den Arterien,
3. regt die Funktion der innersekretorischen Drüsen an,
4. regt die Lymphen und die venöse Abfallbeseitigung an,
5. entfernt Abfallstoffe aus der Muskulatur und anderen Organen,

6. fördert die geistige Entspannung ebenso wie das körperliche Wohlbefinden,
7. lindert Schmerzen.

WEITERE BEISPIELE FÜR DIE WIRKSAMKEIT DER AKUPRESSUR

In der „Schmerzklinik“ der State University in Seattle arbeitet ein chinesischer Arzt namens Mifoo Hsu an der Schmerzbekämpfung. Am 28. März 1972 schickte die National Broadcasting Company ihr Fernsehteam zu Dr. Hsu, der mit Hilfe der Akupunktur eine Frau heilte, die alle orthodoxen medizinischen Behandlungen durchgemacht hatte und weiterhin litt. Während Dr. Hsus geschickte Hände arbeiteten, sah die Welt auf dem Fernsehschirm,wie ihre Gesichtsschmerzen verschwanden. Ein Wunder? Keineswegs! Es war das Wissen um die Akupunktur und um Tatsachen, die nicht länger abgestritten werden können.

Ein führender amerikanischer Journalist berichtete der Welt über seine Erfahrung in China. Er hatte eine nach westlicher Art ausgeführte Operation hinter sich und mußte danach zur Akupunktur Zuflucht nehmen, um von den postoperativen Schmerzen befreit zu werden.

Ein bekannter Kolumnist berichtete, wie ein Arzt in Rom eine Opernsängerin von schweren Rückenschmerzen befreite. Sie litt zehn Jahre lang, und elf Ärzte sagten ihr, sie könne nur durch eine Operation geheilt werden. Nach einer Akupunkturbehandlung lief sie im Zimmer hin und her, ihr Rückenschmerz war verschwunden.

Dr. Janet Travell berichtet in ihrer Autobiographie „Office Hours: Day and Night“, wie sie von einem Akupunkturisten in die chinesischen Behandlungsmethoden eingeführt wurde und daraufhin die chronischen Rückenschmerzen des früheren amerikanischen Präsidenten Kennedy auf diese Weise behandelte.

Im Jahr 1972 besuchten US-Präsident Richard Nixon und seine Frau Patt das kommunistische China. Während sich ihr Gatte mit Staatsgeschäften befaßte, besichtigte Mrs. Nixon einige Kommunen. In einer Kommunenklinik sah sie eine ältere Chinesin, die eben eine Akupunkturbehandlung erhielt. Neun silberne und goldene Nadeln staken in ihrer Schulter sowie in ihren Armen und Beinen. Die Patientin nickte, lächelte und grüßte sie und schien sich wohl zu fühlen. Mrs. Nixon erfuhr, daß die Nadeln an den Nervenenden angesetzt waren, um Schmerzen zu lindern.

Diese Geschichte, die weltweit bekannt wurde, machte die Akupunktur in den USA noch populärer. Zum ersten Mal wurden viele Amerikaner auf eine medizinische Methode aufmerksam, die fünftausend Jahre alt ist.

II.

HEIMBEHANDLUNG
EHE SIE ANFANGEN . . .

Wie man die alphabetischen Behandlungsanleitungen benutzt

Allgemeine Erinnerung — Die folgende vereinfachte Methode wurde entwickelt, um Ihnen Anleitungen für die sofortige Selbstbehandlung zu geben. Sie brauchen nur die Behandlungsanleitung zu befolgen. Eine Illustration erläutert jede Krankheit und jedes körperliche Leiden. Alle Heimbehandlungen werden in besonderen Abschnitten geschildert. Jeder befaßt sich mit einem bestimmten Teil der Anatomie. Jeder zeigt den „magischen Knopf", den es zu drücken gilt.

Prüfen Sie die „magischen Knöpfe" genau

Drücken Sie auf die einzelnen Akupunkturpunkte in der alphabetischen Reihenfolge wie angegeben. Machen Sie die beschriebene kreisende Druckbewegung. Erwarten Sie nicht sofort Wunder. Wenn solche eintreten, freuen Sie sich, wenn sie nicht eintreten, prüfen Sie sich selbst. Prüfen Sie Ihre Methode. Sie haben vielleicht unter dem falschen Stichwort nachgeschlagen, die falsche Stelle behandelt oder nicht richtig behandelt.

Machen Sie Aufzeichnungen über Ihre Beschwerden

Die Gesundung setzt meist nicht sofort ein. Manchmal gilt das alte Sprichwort „Es muß einem schlechter gehen, ehe es besser wird". Die Natur scheint dann auf dem Weg der Genesung rückwärts zu gehen. Dabei werden jedoch nur giftige Abfallstoffe ausgeschieden, die sich in irgend einem Organ oder Körperteil angesammelt haben. Unter normalen Umständen wird sich die Genesung langsam einstellen.

Deshalb behandeln Sie jeden Punkt in alphabetischer Reihenfolge, wie es in den Anleitungen beschrieben ist, um sich wiederzubeleben, zu verjüngen und die Gesundheit wiederzuerlangen.

Unter Ihren Fingerspitzen wird der Schmerz verschwinden

Noch eine Erinnerung: Da Organe und Körperteile sich nicht in alphabetischer Reihenfolge erholen, können Sie dies auch nicht von ihnen erwarten. Wenn Sie die Kraft, die in diesem östlichen System der Schmerzbekämpfung und Wiedergesundung liegt, beherrschen lernen, werden Sie feststellen, daß schmerzhafte Akupunkturpunkte unter Ihren Fingerspitzen schmerzlos werden. Wenn der Reflexschmerz verschwindet, deutet dies darauf hin, daß sich das betreffende Organ erholt. Unausgeglichene Yin- und Yang-Kräfte, welche die chinesischen Meridiane beeinträchtigen, werden aufgelöst. Sie befinden sich auf dem Weg der Besserung.

Dieses Buch soll dem normalen Menschen helfen, durch natürliche Mittel zu gesunden. Es wurde geschrieben, um Ihnen zu zeigen, wie Sie Ihre täglichen Beschwerden lindern und Wohlbefinden herbeiführen. Dieses Buch soll aus Ihnen keinen Arzt machen! Es vermittelt Ihnen auch nicht das Wissen und nicht das Recht, Menschen zu behandeln, die ernsthaft krank sind. Dies vorausgeschickt, sind hier einige Regeln, denen Sie folgen können:

RICHTLINIEN FÜR DIE SELBSTHILFE

1. Behandeln Sie keine ansteckenden Krankheiten!
2. Behandeln Sie sich nicht, wenn Sie an Magen- oder Zwölffingerdarmgeschwüren leiden, an der Bluterkrankheit, Hautblutungen, Aneurisma oder Krebs.
3. Wenden Sie die Akupunktur nicht an einem gebrochenen Glied an.
4. Behandeln Sie sich nicht, wenn Sie fortgeschrittene Herz-, Nieren- oder Lungenleiden haben.

Noch einmal: Was ist Akupressur?

Akupressur ist die manuelle Methode kreisender Druckbewegungen mit den Fingerspitzen auf den Akupunkturpunkten mit der Absicht, das autonome Nervensystem anzuregen oder zu beruhigen und dadurch Gesundheitsstörungen zu beheben und das körperliche und geistige Wohlbefinden zu erhöhen.

Ist Akupressur eine Mode-Erscheinung?

Akupressur ist keine vorübergehende Methode. Sie ist ein zuverlässiges und manchmal dramatisches Mittel, die dynamischen Kraftzentren der Natur selbst anzuregen oder zu beruhigen und durch natürliche Heilmethoden den

Körper wiederzubeleben, zu regenerieren und zu heilen. Durch den richtigen Druck auf die entsprechenden Akupunkturpunkte vollbringt die Natur Wunder.

WELCHES IST DIE RICHTIGE METHODE?

Daumen und Mittelfinger

Diese Finger werden bei der Akupressur am häufigsten benützt. Wie in den Abbildungen 2 und 5 gezeigt, werden sie fest aufgedrückt und machen dabei kleine kreisende oder vibrierende Bewegungen. Bei dieser Botschaft an das autonome Nervensystem werden niemals Gewebe geschädigt oder verletzt. Obwohl die äußeren Gewebe entweder oberflächlich oder tief behandelt werden, ist der Druck immer sanft und senkrecht zum Akupunkturpunkt, der untersucht oder behandelt wird.

Zeige-, Mittel- und Ringfinger

Um Körperstellen, die etwas größer sind als ein Akupunkturpunkt oder ein Meridian, zu untersuchen, nehmen Sie drei Finger gleichzeitig.

Handfläche

Akupressur mit der ganzen Hand besteht darin, daß Sie die Handfläche auf den betreffenden Körperteil leicht vibrierend auflegen. Diese Methode wird auf dem Bauch, den Augen und der Brust angewandt.

Welcher Druck wird ausgeübt?

Der Druck hängt von der Stärke des Schmerzes ab, der an einem Akupunkturpunkt empfunden wird. Wenn der Schmerz schon auf eine leichte Berührung hin eintritt, dann sollte auch die Behandlung leicht sein. Wenn der Schmerz in den tieferen Geweben empfunden wird, dann muß auch der Druck stärker sein. Mit leichtem Druck meine ich einen Druck, der so stark ist, wie Sie ihn am Augapfel ertragen können, ohne Unbehagen zu empfinden. Der Druck wird immer senkrecht auf die Haut ausgeübt. Der Hals ist die Ausnahme von der Regel. Hier ist die Anwendung sanft und von kürzerer Dauer.

Welche Akupunkturpunkte behandelt man?

Halten Sie sich an die Abbildungen, die jede Behandlungsanleitung begleiten. Dadurch erlangen Sie Übung in der Akupressur. Dann, und nur dann, gehen Sie zu den Hilfspunkten über. Behandeln Sie keine Punkte, auf die nicht hingewiesen wird, denn sie können die jeweilige Behandlung beeinträchtigen. Halten Sie sich an die Regel: Die Akupunkturpunkte leicht oder kräftiger behandeln, je nach dem, ob Schmerz bei leichtem oder starkem Druck ausgelöst wird.

Bei Ihren ersten Versuchen mit Akupressur behandeln Sie jene Punkte, die am nächsten bei der Verletzung oder dem schmerzenden Körperteil liegen, sofern die Behandlungsanleitung nichts anderes vorschreibt. Sie werden mit Erstaunen feststellen, daß entfernt liegende Teile sofort beeinflußt werden. Sie werden niemals aufhören zu staunen — genau wie ich —, wenn zum Beispiel ein Nierenleiden durch den Druck mit der Fingerspitze auf den Fuß gemildert wird oder wenn das Herz durch die Anwendung der Akupressur in der Hand besser arbeitet. Wie und warum dies geschieht, wird in diesem Buch beschrieben. Ihre Morgen-Diagnose — bei der Sie den Zustand Ihres körperlichen Wohlbefindens feststellen — wird keine zehn Minuten dauern, wenn Sie darin geübt sind.

ABGESCHLAGENHEIT, ANSPANNUNG, MÜDIGKEIT

Wie man sie mit Akupunktur ohne Nadeln beseitigt
Abgeschlagenheit und was man dagegen tut

In der Akupressur haben Sie eine Geheimwaffe gegen die Abgeschlagenheit. Mit dieser Methode, Sie von Abgeschlagenheit zu befreien, steht Ihnen eine verblüffende und völlig kostenlose Technik der Selbstbehandlung zur Verfügung.

Warum heutzutage jedermann abgeschlagen ist

Die Spannungen, die heute das Geschäftsleben ebenso wie das gesellschaftliche und das Familienleben beherrschen, halten jedermann in einem Zustand der Abgeschlagenheit.

Abgeschlagenheit sammelt sich an. Wenn sie nicht behoben wird, führt sie zu Erschöpfung und sogar zu Krankheiten.

Im Lebensprozeß ist der Schlaf lebenswichtig für die tägliche körperliche Erholung. Aber er allein reicht nicht aus. Wer länger leben und jünger aussehen will, muß die Abgeschlagenheit beseitigen, ehe sie ihren Tribut fordert.

Denken Sie daran, daß Abgeschlagenheit im normalen Leben nicht normal ist. Sie tritt nur dann auf, wenn man sich langweilt. Der Mensch, der in seiner Beschäftigung aufgeht, kennt keine Müdigkeit. Harte und beständige

Arbeit ermüdet ihn niemals. In dem Moment, in dem sich Langeweile einstellt, beginnt die Frustration, die Anspannung. Dies ist der Moment, in dem die Schlaflosigkeit einsetzt. Dies ist der Moment, in dem die Erschöpfung beginnt. Es gibt bestimmte Akupressurmethoden, die Sie anwenden können, um die volle Lebenskraft wiederherzustellen und die Energie zu erlangen, die Sie sich wünschen. Sie brauchen nichts anderes zu tun als Ihren inneren Dynamo anzuschalten. Indem Sie die entsprechenden Akupunkturpunkte vom Kopf bis zum Fuß berühren, verschaffen Sie sie neue Energie.

Beginnen wir ganz unten. Der Fuß ist die Grundlage. Das Gebäude des Körpers ist nicht besser als das Fundament, auf dem es steht. Die Akupunkturpunkte und Meridiane sind unmittelbar mit jedem Körperteil und mit jedem Organ verbunden. Die Anregung oder Beruhigung dieser Teile vom Kopf bis zum Fuß führt zu besserer Gesundheit. Mehr Energie wird freigesetzt, indem man diese magischen Knöpfe drückt, und die Abgeschlagenheit verschwindet!

Eine Fallgeschichte

Marlene M. war Näherin. Am Tage arbeitete sie an einer Nähmaschine, am Abend hatte sie eine zweite Stelle, um ihre Familie zu ernähren. Da ihr Mann in Vietnam gefallen war, lag die Last des Brotverdienens auf ihr. Die Frau war körperlich ein Wrack. Anspannung und Erschöpfung löschten sie fast aus, bis sie die Akupressur kennenlernte und eine Methode, die nicht nur ihre Spannungen milderte, sondern ihr Leben bereicherte, indem sie sich wieder wie eine Frau fühlte. Hier ist die Methode, die ihr half.

Der Fuß (Anleitung zu Abbildung 33)

Beginnen Sie mit dem Daumendruck auf N-1 (der einzige Meridian auf der Fußsohle gemäß der traditionellen chinesischen Medizin). Dann gehen Sie zum Ballen der großen Zehe und dem Reflexpunkt der Hypophyse. Packen Sie den großen Zehen und drücken Sie ihn. Machen Sie das gleiche mit den anderen Zehen. Nun suchen Sie am Rist mit den Fingerspitzen nach kleinen Knötchen oder Muskelkontraktionen. Drücken Sie darauf. Zuerst werden diese Hautstellen erstaunlich empfindlich sein. Fahren Sie fort, bis der Schmerz verschwindet (aber seien Sie bei der Behandlung vorsichtig).

Der Knöchel (Anleitung zu Abbildung 34)

Ergreifen Sie die Achillessehne und drücken sie vorsichtig. Suchen Sie durch Klopfen schmerzhafte Hautstellen dicht oberhalb des inneren Knöchels zwischen Knochen und Sehne. Drücken Sie darauf, bis der Schmerz nachläßt.

Besondere Akupressur-Punkte zur Sofortbehandlung am Fuß

gegen Spannungen im Nacken und in den Schultern sowie gegen Ermüdung

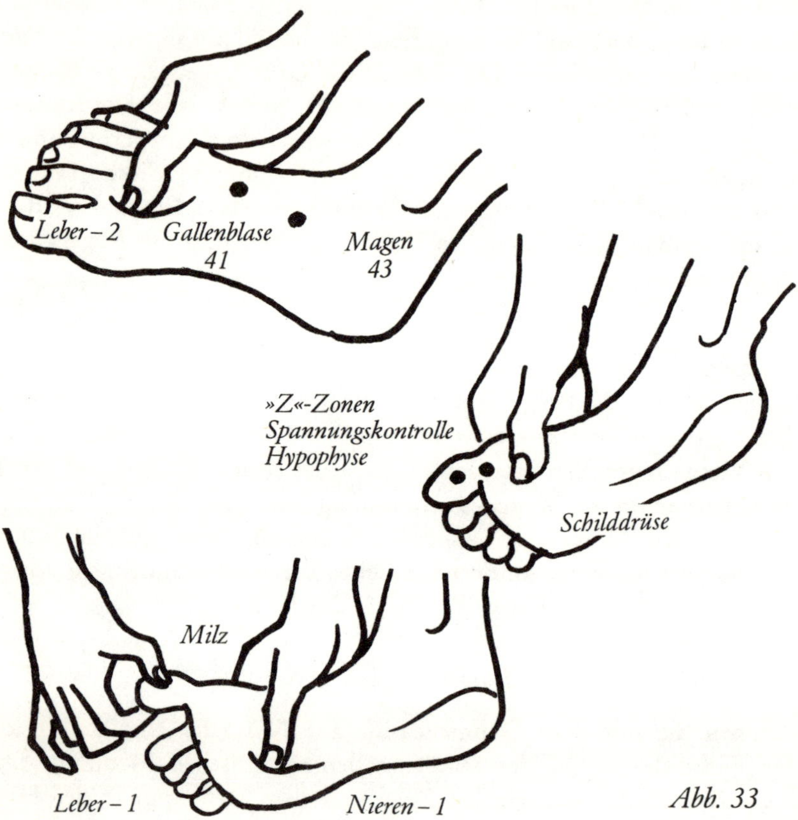

Abb. 33

Dann prüfen Sie die Innenseite und die Außenseite des Fersenknochens. Hier liegen die Reflexpunkte für den Uterus, die Eierstöcke und die Geschlechtsdrüsen. Regen Sie diese an.

Das Bein (Anleitung für Abbildung 35)

Tasten Sie die Wade entlang nach oben und drücken Sie die Seiten mit beiden Handflächen. Streichen Sie an der Achillessehne entlang nach oben. Sie werden feststellen, daß Ihre Finger über eine empfindliche Hautstelle streichen. Diese kann an der Oberfläche oder auch tiefer liegen. Drücken Sie mit dem Daumen darauf, bis der Schmerz vergeht. Nun suchen Sie an der

Besondere Akupressur-Punkte zur

Sofortbehandlung am Knöchel

Gegen Schmerzen und Ermüdung

Blasen-Meridian

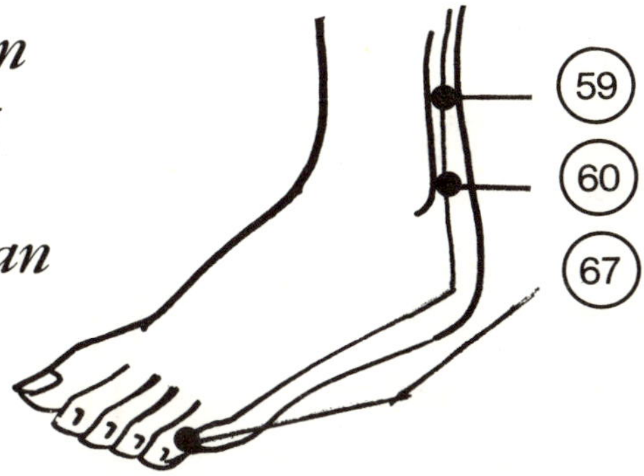

Nieren-Meridian:

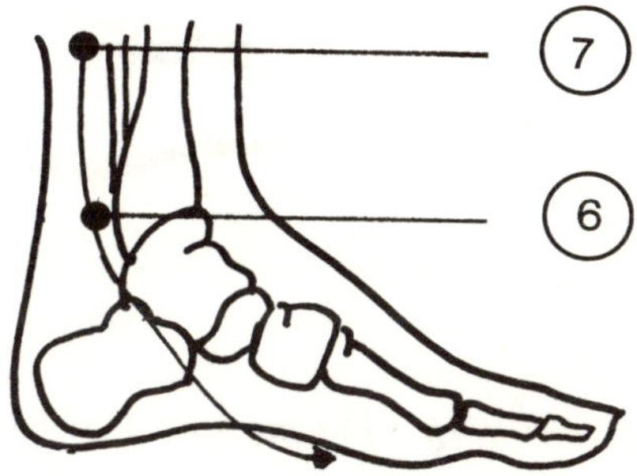

Wenden Sie am rechten und linken Knöchel Akupressur an. Dann massieren Sie die Stellen kräftig, bis die Empfindlichkeit verschwindet und der Schmerz nachläßt.

Abb. 34

Innen- und Außenseite des Unterschenkels weitere Schmerzstellen. An der Außenseite des Unterschenkels unterhalb des Knies befindet sich der Kopf des Wadenbeins. Dicht darunter und leicht vor dem Kopf des Wadenbeins befindet sich ein Punkt, den die Japaner Sanri nennen. Dies ist eine wichtige Zone für die Anregung der Lebenskraft. Es ist ein Punkt, auf den im Osten müde Wanderer einen Moxa verbrennen, ehe sie mit frischer Energie weiterziehen.

Knie und Oberschenkel (Anleitung zu Abbildung 36)

Vom Sanri (Gb-34) aus nach oben tastend, drücken Sie im Abstand von zweieinhalb Zentimeter auf Punkte entlang der Außen-, Innen- und Vorderseite des Knies und des Oberschenkels. Wiederholen Sie dies am anderen Bein, ehe Sie zum Gesäß übergehen. Legen Sie sich auf den Rücken, wenn es die Umstände erlauben. Wenn Sie im Büro sind, legen Sie einfach die Beine auf den Schreibtisch. Jetzt drücken Sie um die Peripherie der Kniescheibe.

*Besondere Akupressur-Punkte zur Sofortbehandlung am **Bein** gegen Ermüdung*

Suchen Sie die schmerzhaften Stellen durch Streichen vom Knöchel bis zum Knie.

Schlüsselpunkte

N – 7
Gb – 34
(Sanri-Punkt)

B – 60

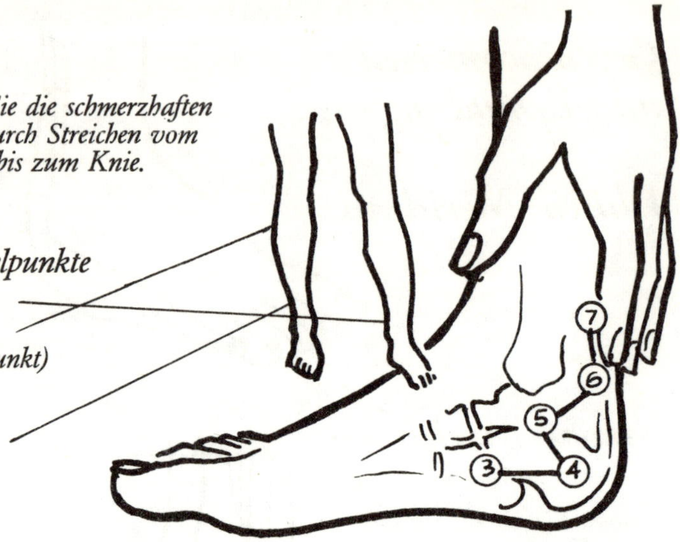

Abb. 35

*Besondere Akupressur-Punkte zur Sofortbehandlung von **Knie** und **Schenkel***

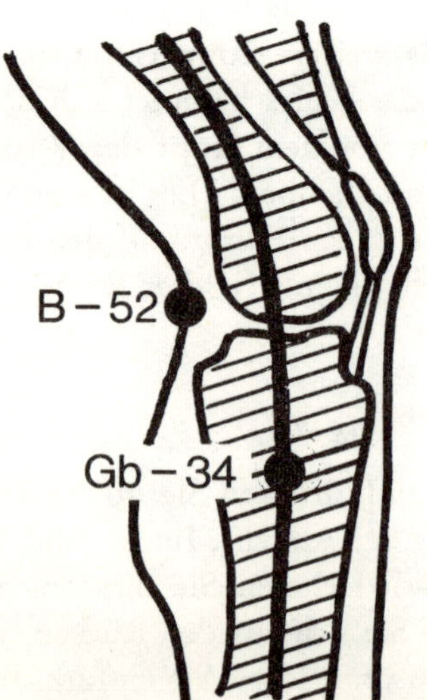

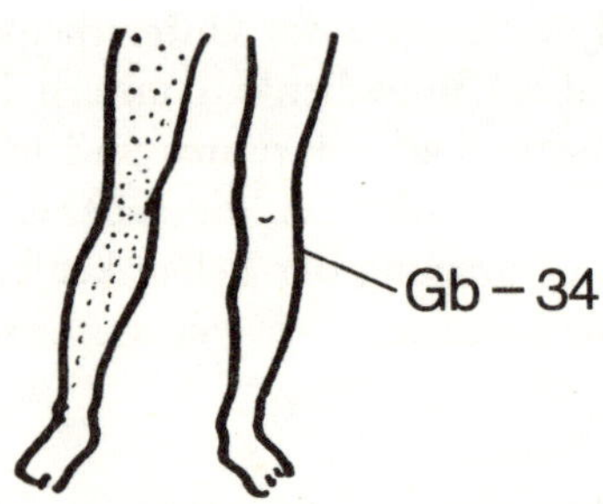

Üben Sie mit dem Daumen zentimeterweise Druck aus. Stellen Sie die Verhärtungen fest. Behandeln Sie alle diese Stellen.

Abb. 36

Der untere Rücken (Anleitung zu Abbildung 37)

Wenn Sie schon am frühen Morgen erschöpft sind, drücken Sie einfach im Bett auf dem Rücken liegend (oder im Büro auf einem Stuhl sitzend) die Fingerknöchel zu beiden Seiten der Lendenwirbel in den Rücken. Dies beseitigt nicht nur Hüftschmerzen, sondern beruhigt auch den Ischiasnerv. Heben Sie die Knie in die Höhe und strecken Sie die Beine aus! Heben Sie die Arme über den Kopf! Strecken! Atmen Sie bei dieser Übung tief ein und aus. Danach werden Sie ein Wärmegefühl empfinden, das durch Ihren ganzen Körper flutet. Schmerzen, die durch schlechte Körperhaltung und mangelhafte

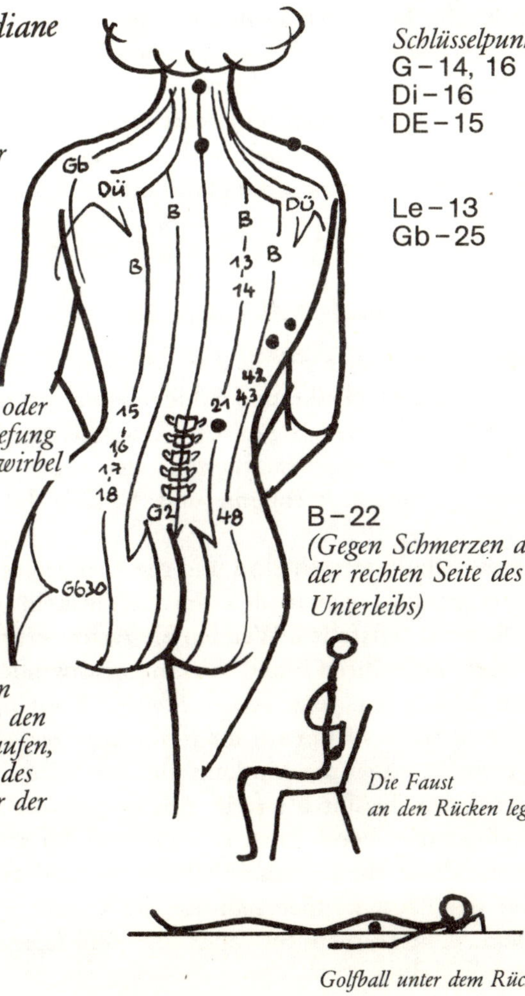

Abb. 37

Bewegung verursacht sind, werden verschwinden. Verkrampfungen in den Rückenmuskeln und den Bauchorganen werden gelöst.

Wenn solche Spannungen nicht behoben werden, tritt leicht Ischias und Hexenschuß auf. Also tun Sie etwas dagegen! Verhindern Sie, was Sie alt macht. Führen Sie die Daumen in die Vertiefungen zu beiden Seiten der Lendenwirbel, und Sie beseitigen die giftigen Abfallstoffe, die sich dort angesammelt haben. Machen Sie dies im Stehen oder im Sitzen, aber immer mit geradem Rücken.

Es ist fast unmöglich, die Akupunkturpunkte, die an der Wirbelsäule entlang zum Hals hinauf führen, selbst zu behandeln. Hierfür gibt es zwei Möglichkeiten: Entweder Sie lassen sich von jemandem behandeln, oder Sie nehmen einen Golfball. Legen Sie sich einfach mit dem Rücken auf den Ball, und zwar so, daß er genau an die gewünschten Punkte zu liegen kommt. Bleiben Sie zehn Sekunden so liegen, dann rutschen Sie weiter hinauf oder hinunter, je nachdem, wo Sie angefangen haben. Nun stellen Sie mit den Fingerspitzen die Spannungsgebiete zwischen Schulter und Hals fest. Achten Sie dabei auf Verhärtungen und massieren Sie diese weg. Wenn Sie einen Freund haben, der Sie behandelt, soll er dabei hinter Ihnen stehen, während Sie auf einem Stuhl sitzen, seine Handflächen auf Ihre Schulterblätter legen und drücken.

Die Schultern (Anleitung zu Abbildung 38)

Erschöpfung sammelt sich in den Schultern ebenso wie in anderen Körperteilen. Muskeln, Gelenke und Schleimbeutel protestieren als erste. Wenn dies der Fall ist, können organische Krankheiten die Ursache sein, Stoffwechselstörungen, Drüsenkrankheiten oder sogar Anämie. Auch schlechte Körperhaltung, Überanstrengung und Unfälle können dabei eine Rolle spielen.

Wenn die Schultern steif sind und die Armbewegung einschränken, werden Sie Verkrampfungen in den Schultermuskeln, über der Gelenkkapsel und am Oberarm feststellen. Wenden Sie Akupressur an. Fühlen Sie, wie die Verhärtungen unter Ihren Fingerspitzen verschwinden. Heben Sie die Schultern bis zu den Ohren. Jetzt recken Sie den Kopf und lassen die Schultern fallen. Richten Sie das Kinn auf die rechte Schulter, dann auf die linke.

Massieren Sie dabei die Muskeln auf der Seite, von der Sie das Gesicht gerade abwenden. Dadurch streckt sich der Muskel. Jetzt wenden Sie sich den Muskeln an der oberen Brust zu. Massieren Sie alle verkrampften Stellen. Beseitigen Sie diese, ehe sie sich unliebsam bemerkbar machen. Diese gleichen Stellen auf der Brust können nämlich die Vorboten einer künftigen Herzattacke sein. Untersuchen Sie auch die Vorderseite der Schultern nach schmerzhaften Stellen.

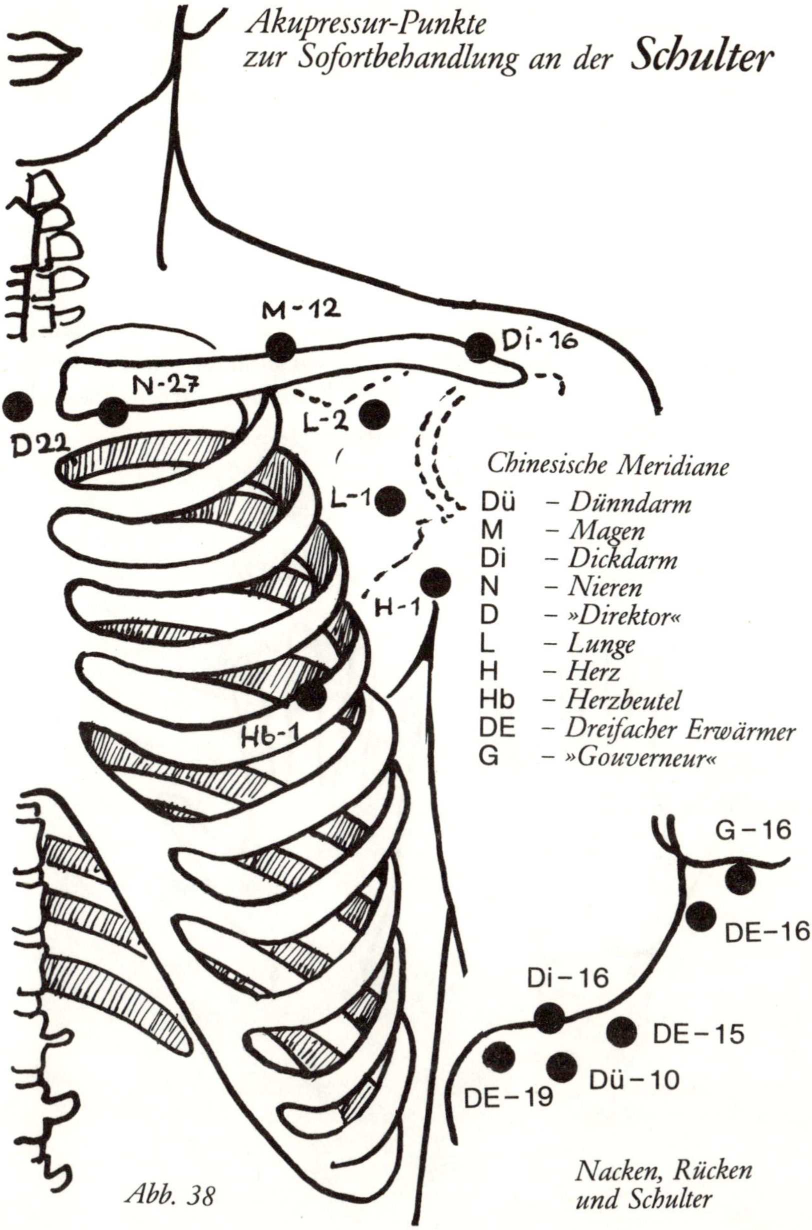

Abb. 38

Die Hand (Anleitung zu Abbildung 39)

Schwäche in den Händen und Armen deutet oft eher auf Erschöpfung hin als darauf, daß die Nerven oder Muskeln überanstrengt sind. Giftige Abfallstoffe können sich im Gewebe angesammelt haben. Mit Hilfe von Akupressur lassen sie sich beseitigen. Ergreifen Sie die Fingerspitze und ziehen Sie daran. Dann machen Sie mit dem Daumen eine kreisende Bewegung auf jedem Fingergelenk (wenn Sie den Zeigefinger unten und den Daumen oben ansetzen, behandeln Sie beide Seiten gleichzeitig). Akupressur regt über die Meridiane, die in jedem Finger liegen, träge Drüsen an. Der Dünndarm-Meridian beispielsweise liegt dicht hinter dem Nagel des kleinen Fingers.

Der Meridian des Dreifachen Erwärmers beginnt unmittelbar hinter dem Nagel auf der Außenseite des Ringfingers. Der Dickdarm-Meridian hat seinen Ursprung an der Außenseite und der Spitze des Zeigefingers. Auf der Innenseite des Daumens liegt der Lungen-Meridian, der Herzbeutel- oder „Kreislauf-Sexualitäts-Meridian" liegt im Mittelfinger und der Herz-Meridian im kleinen Finger. Jeder führt bis zu den Fingerspitzen. Daher hilft ein Druck auf den kleinen Finger bei Herzbeschwerden.

Akupressur-Punkte zur Sofortbehandlung an der ***Hand***

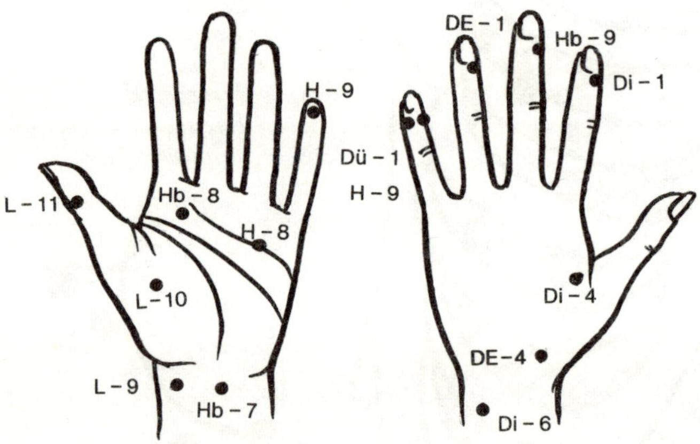

Schlüssel:
L – Lunge | *H – Herz*
Di – Dickdarm | *DE – Dreifacher Erwärmer*
Hb – Herzbeutel | *Dü – Dünndarm*

Abb. 39

Menschen mit schwachen kleinen Fingern leiden gemäß der östlichen Lehre gewöhnlich an irgendwelchen Herzkrankheiten. Menschen mit kräftigen Daumen sollen oft klug und dazu manuell stark sein. Die Behandlung des Mittelfingers mit Akupressur wirkt günstig bei hohem Blutdruck. Diese Prozedur regt auch die Sexualorgane an und wirkt günstig bei Darmbeschwerden.

Es gibt noch einen anderen sehr wichtigen Akupunkturpunkt auf der Handfläche in dem Gewebe zwischen Zeigefinger und Daumen. Betrachten Sie Ihre Handfläche. Achten Sie auf die Herzlinie. Nun sehen Sie auf den Punkt, wo Ringfinger und kleiner Finger zusammenführen. Unmittelbar über der Herzlinie machen Sie bei allen Herzbeschwerden kreisende Bewegungen.

ACHTUNG! Bei Herzattacken: Bei Herzstillstand oder anderen Herzanfällen packen Sie die Spitzen der kleinen Finger beider Hände und schütteln sie heftig. Diese Notfallmaßnahme hat mehr als ein Leben gerettet.

Akupressurpunkte zur Sofortbehandlung am

Handgelenk und Ellenbogen

Chinesische Meridiane und Druckpunkte

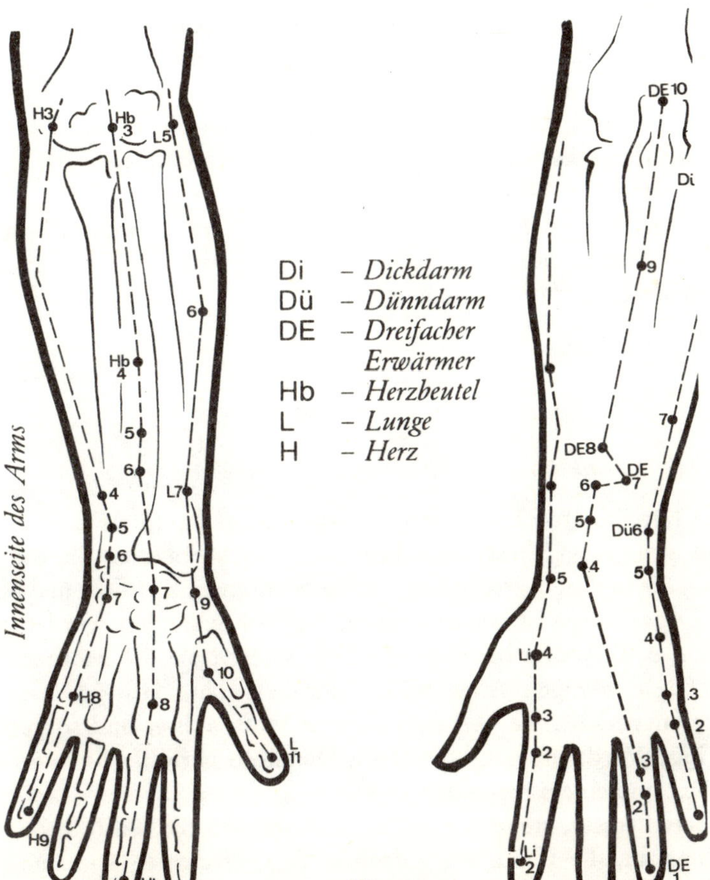

Abb. 40

Wenden Sie sich nun wieder dem Akupunkturpunkt H-8 zu. Legen Sie den Daumen an diesem Punkt auf die Handfläche und den Zeigefinger unmittelbar darüber auf den Handrücken. Bemerken Sie die Empfindlichkeit? Massieren Sie oben und unten gleichzeitig, und Sie werden nicht nur dem Herzen helfen, sondern sich neue Energie spenden.

Handgelenk und Ellenbogen (Anleitung zu Abbildung 40)

Ergreifen Sie das Handgelenk mit Daumen und Zeigefinger. Spüren Sie empfindliche Stellen am Handgelenk auf. Wenden Sie überall da Akupressur an, wo Sie Schmerz empfinden. Tasten Sie schrittweise den Arm hinauf, jeweils im Abstand von etwa vier Zentimeter an der Außenseite des Arms bis zum Ellenbogen. Dicht unter dem Ellenbogen liegt ein weiterer Sanri. Ob dieser Punkt empfindlich ist oder nicht, regen Sie diesen Energiespender an, ehe Sie zur Schulter übergehen. Wiederholen Sie dies am anderen Arm.

Benutzen Sie diese Akupunkturpunkte und Meridiane zu Ihrem Vorteil, um die Müdigkeit aus Ihrem Körper zu vertreiben. Lernen Sie die Botschaft, die sie zu übermitteln haben. Wenn der Akupunkturpunkt L-4 empfindlich ist (wo der Daumen mit dem Zeigefinger zusammenstößt), deutet dies daraufhin, daß Ihr Dickdarm krank ist. Massieren Sie diesen Punkt tief. Dann prüfen Sie entlang des Daumenballens. Wenn er empfindlich ist, deutet dies darauf hin, daß die Lungen nicht richtig arbeiten. Massieren Sie tief, wobei gleichzeitig das Atmungs- und das Verdauungssystem Abfallstoffe freigeben.

Der Unterleib (Anleitung zu Abbildung 41)

Viele Krankheiten haben ihren Ursprung im Bauch. Wenn Sie den Tag froh und ohne Abgeschlagenheit beginnen wollen, machen Sie die Morgen-Diagnose, die in Teil 1 geschildert wurde. So können Sie nicht nur feststellen, welches Organ träge ist, sondern auch, welches behandelt werden muß, damit giftige Abfallstoffe beseitigt werden. Machen Sie die Morgen-Diagnose täglich! Diese wenigen Augenblicke gewährleisten, daß sich kein Magengeschwür entwickelt. Sie verbessern Ihren Stoffwechsel und sorgen für eine regelmäßige Verdauung. Die Morgen-Diagnose verhilft Ihnen zu größerer Gesundheit und einem froheren Leben.

Im Bett liegend, stehend oder sitzend wenden Sie die folgende Schnellbehandlung an, die Ihnen einen frohen Tag verschaffen kann und Sie von Giftstoffen befreien, die Ihr Wohlbefinden beeinträchtigen.

Schematische Darstellung von ***Bauch und Brust***

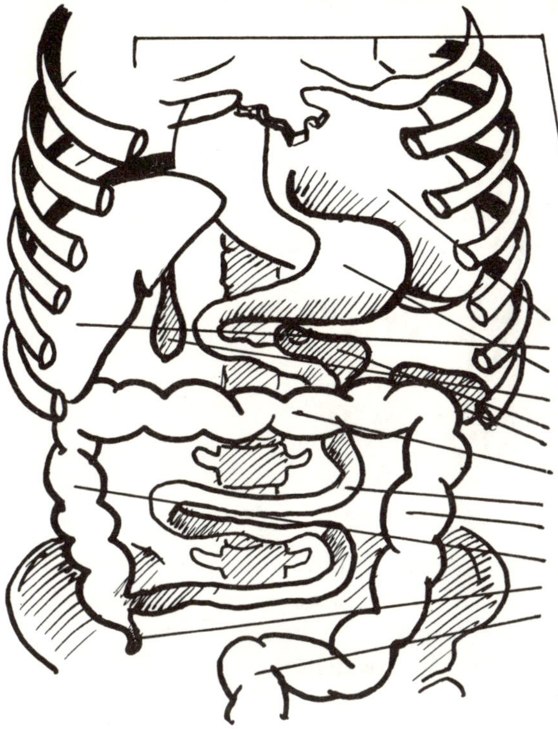

Abb. 41

SCHNELLBEHANDLUNG ZUR REGENERATION

Anregung des Sonnengeflechts (Anleitung zu Abbildung 42)

Sie legen die Fingerspitzen beider Hände direkt auf das Sonnengeflecht und zählen dabei bis drei. Festhalten. Loslassen. Sie behandeln Akupunkturpunkt 14 auf dem „Direktor" und Punkt 22 auf dem Nieren-Meridian. Dies mag einfach klingen, aber auf diese Weise setzen Sie wertvolle Kräfte der Regeneration frei.

Gehen Sie jetzt zu einem Punkt halbwegs zwischen Brustbein und Nabel. Drücken Sie darauf. Tut es weh? Nun kommt ein Punkt halbwegs zwischen dem Nabel und dem Schambein. Drücken Sie auf jede dieser Stellen drei Sekunden. Nicht mehr und nicht weniger. Von hier aus tasten Sie etwas nach rechts am Unterbauch. Drücken Sie drei Sekunden lang. Machen Sie zweieinhalb Zentimeter weiter rechts das gleiche. Verfahren Sie ebenso auf der linken Seite. Nun haben Sie wiederum den Nieren-Meridian angeregt und gleichzeitig die magischen Schlüssel zum Magen- und Milz-Meridian berührt.

Sonnengeflecht

Energiespender und Wiederbeleber

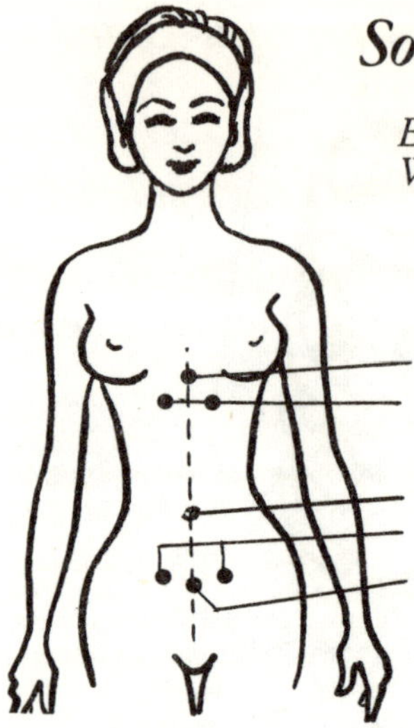

Abb. 42

Leber-Anregung (Anleitung zu Abbildung 43)

Schieben Sie die Fingerspitzen beider Hände unter den rechten Rippenbogen genau in die Leber. Vorsicht! Zuerst wird es weh tun. Wenn sich der Zustand der Leber bessert, wird dieser Schmerz verschwinden.

Jetzt tasten Sie mehr zur Mitte hin. An dem Punkt, wo die rechte Rippe nach oben zum Brustbein abbiegt, graben Sie den Finger noch einmal in den Bauch. Halten Sie drei Sekunden lang fest und lassen Sie dann los. Dies belebt die Gallenblase und löst Blähungen.

Wenden Sie sich jetzt der anderen Bauchseite zu. Graben Sie die Fingerspitzen in das Gebiet unter dem linken Rippenbogen. Drücken! Loslassen! Drücken Sie jeden dieser Punkte, wobei Sie langsam bis drei zählen. Denken

Wie Sie die Leber aktivieren

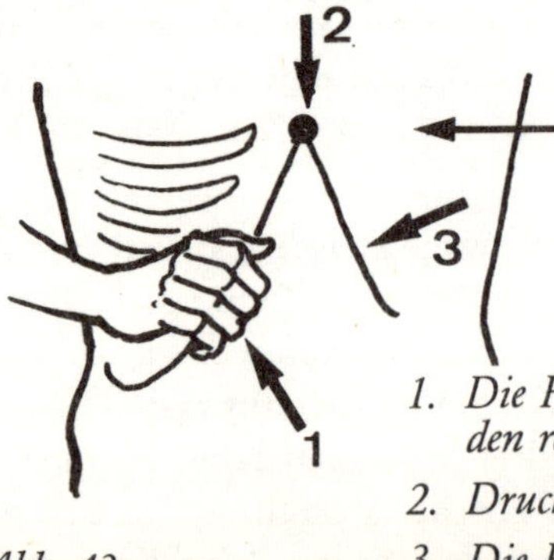

1. *Die Fingerspitzen (beider Hände) unter den rechten Rippenbogen drücken.*
2. *Druck auf das Sonnengeflecht*
3. *Die Fingerspitzen unter den linken Rippenbogen drücken.*

Abb. 43

Sie daran, daß alle Organe im Bauch von Nerven beeinflußt werden, die vom Rückgrat ausgehen. Dies bedeutet, daß auch die Schaltknöpfe am Rückgrat betätigt werden müssen. Wenn Sie zum Beispiel an Gallenbeschwerden leiden, werden Sie eine schmerzhafte Stelle zwischen den Schulterblättern finden. Dies ist ein Reflexpunkt, und er muß behandelt werden. Akupressur ist die richtige Lösung. Nehmen Sie wieder den Golfball und legen sich darauf. Oder lassen Sie einen Freund die Daumen in diese Stelle drücken, während Sie auf dem Bauch liegen. Diese schmerzhaften Stellen werden zwischen dem fünften und dem neunten Rückenwirbel sein.

ACHTUNG! Gehen Sie bei der Akupressur immer sanft vor. Wenn an irgend einer Stelle Schmerzen auftreten, drücken Sie vorsichtig darauf, bis der Schmerz verschwindet. Wenn er nicht verschwindet, lassen Sie es. Versuchen Sie es an einem anderen Tag wieder.

Eine weitere Schnellbehandlung: Wie behebt man Verstopfung? Sehr oft beginnen Abgeschlagenheit und Krankheit genau hier! Der gesamte Dünn- und Dickdarm halten Giftstoffe zurück, die ausgeschieden werden müssen. Machen Sie folgendes:

Nabel-Anregung (Anleitung zu Abbildung 44)

Legen Sie die Spitze des Mittelfingers auf den Nabel. Pressen Sie tief. Suchen Sie schmerzende Stellen. Jetzt machen Sie kreisende Bewegungen um den Nabel, wobei Sie auf die schmerzhaften Stellen einen leicht verstärkten Druck ausüben. Dieser Schmerz kann vielleicht in verschiedene Richtungen ausstrahlen. Die Ausstrahlung deutet auf den genauen Ort hin, wo eine Störung vorliegt. Diesen Punkten werden wir uns später zuwenden.

Suchen Sie alle Schmerzstellen am Nabel.

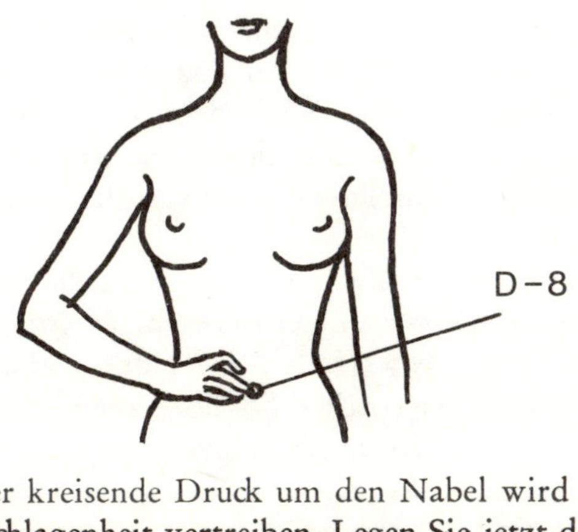

Abb. 44

Der kreisende Druck um den Nabel wird den Schmerz lindern und die Abgeschlagenheit vertreiben. Legen Sie jetzt die Handfläche auf den Bauch, die rechte Hand auf die rechte Seite, die linke Hand auf die linke Seite.

Pressen Sie die Fingerspitzen in den Unterbauch in Richtung zur Wirbelsäule hin. Machen Sie zehn rhythmische Bewegungen mit den Fingerspitzen. Ziehen Sie den Unterbauch hinauf in Richtung zu den Rippen. Machen Sie dies vorsichtig, aber fest. Sie werden vielleicht ein gurgelndes Geräusch spüren oder hören. Gut! Entspannen Sie sich! Dann stehen Sie auf und trinken warmes Wasser. Kurz darauf werden Sie das Bedürfnis haben, auf die Toilette zu gehen. Machen Sie dies jeden Morgen.

Die Brust

Der nächste Schritt ist ein Versteckspiel. Tasten Sie mit den Fingerspitzen über die Brust. Suchen Sie nach kleinen Knötchen, besonders über der linken Brust, nicht auf der Brust. Massieren Sie diese Knötchen vorsichtig weg. Dabei handelt es sich gewöhnlich um Venen, die nicht arbeiten. Wenn solche Verhärtungen auftreten, hat der Betreffende meist Herzbeschwerden oder wird welche bekommen. Tasten Sie nun zur Schulter hin ungefähr zweieinhalb Zentimeter unter dem Schlüsselbein. Prüfen Sie. Löst Ihr Daumen hier ein Schmerzgefühl aus? Hier beginnt der Lungenmeridian. Dieser Alarmpunkt signalisiert sofort, wenn ein Leiden in der Lunge beginnt (siehe Abbildung 32). Wenn Sie auf der einen Brustseite Schmerz empfinden, wird dies auch auf der anderen Seite der Fall sein. Behandeln Sie beide Seiten. Hierfür legen Sie die Daumen direkt auf die Akupunkturpunkte. Bewegen Sie die Ellenbogen auf und ab. Machen Sie mit den Ellenbogen kreisende Bewegungen. Diese Bewegung, so töricht sie aussehen mag, tut den Lungen gut. Sie ist wichtig zur Anregung der Atmung und für die Beseitigung von Abfallstoffen.

Der Hals (Anleitung zu Abbildung 45)

Vorn und seitlich am Hals liegen drei Meridiane dicht unter der Haut: Zwei Magen-Meridiane, die zu beiden Seiten des Adamsapfels parallel nach oben verlaufen, der Dickdarm-Meridian, der neben dem Magen-Meridian liegt, und der „Direktor“ genau in der Mitte unter dem Kinn. Auf der Rückseite des Halses liegen der Blasen-, Gallenblasen-, „Gouverneur“ und Dreifach-Erwärmer-Meridian.

Jeder steht mit Organen und Körperteilen in Verbindung, die angeregt und reguliert werden können, um Abgeschlagenheit zu beseitigen. Mit diesem Buch in der Hand wird es Ihnen nicht schwerfallen. Jeder dieser Meridiane ist eine Rettungsleine für das Leben, jeder ist ein Schlüssel zur Gesundheit.

Wenn Sie zum Beispiel an Schlafstörungen leiden und sich infolgedessen Schlacken angesammelt haben, müssen Sie etwas dagegen tun. Der Hals und ein paar andere wichtige Stellen sind der rechte Ort, um damit anzufangen, und zwar folgendermaßen:

Der Hals

Hilfe bei Abgeschlagenheit

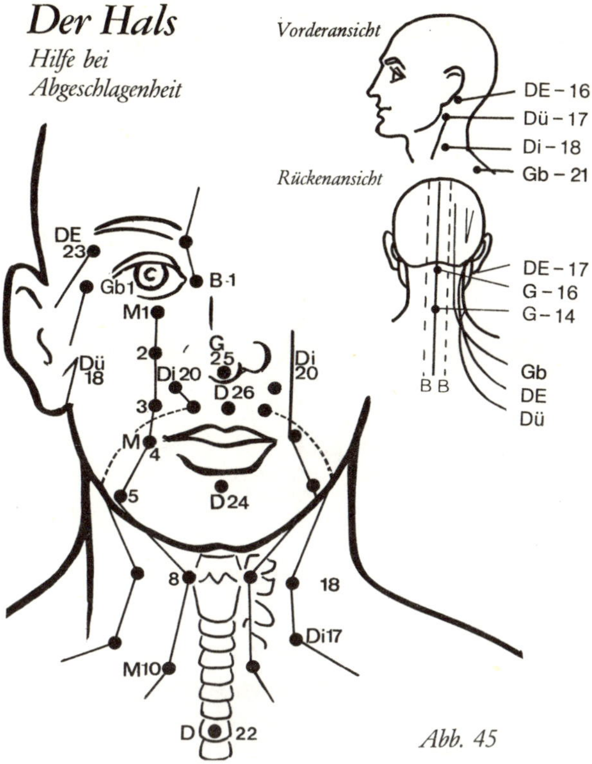

Abb. 45

Anleitung zu Abbildung 46

Legen Sie Zeigefinger, Mittelfinger und Ringfinger auf den Adamsapfel. Nehmen Sie beide Hände. Drücken Sie leicht. Finden Sie eine Stelle, die pocht? Dies ist die Halsschlagader. Es befindet sich auf jeder Halsseite eine. Wenn Sie sie nicht fühlen, suchen Sie an der falschen Stelle. Tasten Sie von hier aus weiter zur Mitte hin. Drücken! Bis drei zählen! Loslassen! Dreimal wiederholen! Jetzt machen Sie mit den Daumen streichende Bewegungen vom Kiefer abwärts über die Halsschlagader. (Diese Übung ist gut bei hohem Blutdruck.) Führen Sie diese Behandlung leicht und gleichmäßig aus. Halten Sie dabei nicht inne und drücken Sie dabei nicht.

Wiederholen Sie diese Prozedur dreimal — zuerst auf der rechten und dann auf der linken Seite. Jetzt wenden Sie sich der Rückseite des Halses zu. An der Schädelbasis, genau in der Mitte befindet sich eine Einbuchtung. Hinter dieser Einbuchtung — innen im Schädel — liegt ein überaus wichtiger Teil des Nervensystems, die Medulla oblongata. Bemerken Sie die Empfindlichkeit dieser Einbuchtung, wenn Sie mit dem Mittelfinger hineindrükken? Zählen Sie dabei bis drei, halten Sie inne. Wiederholen Sie dies dreimal. Jetzt gehen Sie zweieinhalb Zentimeter auf beiden Seiten nach außen.

Akupressur-Punkte am Hals gegen ***Abgeschlagenheit***

Auch eine vorzügliche Behandlung gegen ***hohen Blutdruck***

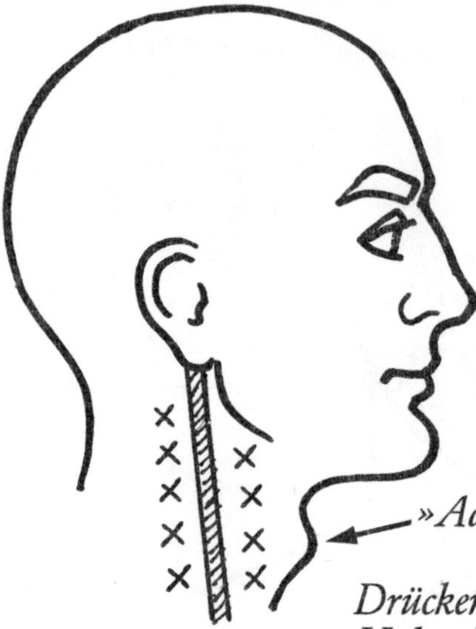

Drücken Sie nicht auf die Halssschlagader.
An den angekreuzten Stellen drücken.
Nur mit den Fingerspitzen.

Nur abwärts streichen – auf beiden Halsseiten

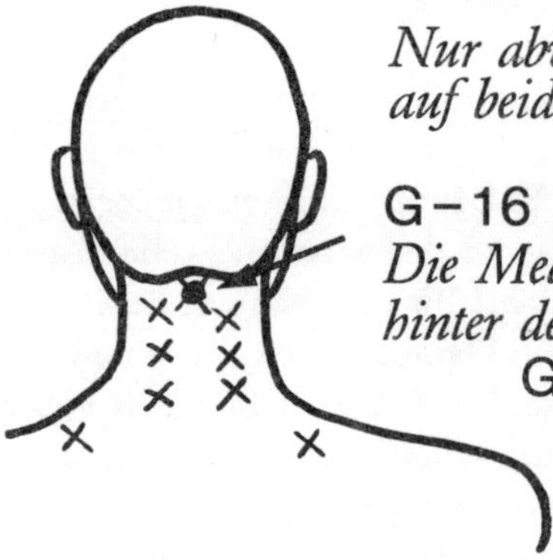

G-16
Die Medulla oblongata liegt hinter dem Schädel bei G-16

Abb. 46

Sie werden dort weitere schmerzhafte Stellen finden. Muskeln sind an diesem Punkt mit dem Schädel verbunden. Drücken Sie auch hier. Nun behandeln Sie den Blasenmeridian wie auf Abbildung 45 gezeigt. Er liegt dicht unter der Haut über dem Trapezmuskel.

ZWEI WEITERE SCHRITTE

Anleitung 1

Mit Daumen und Zeigefinger tasten Sie das Gewebe zwischen Daumen und Zeigefinger ihrer anderen Hand ab. Empfindlich? Ist da eine Verhärtung? Machen Sie mit Daumen und Zeigefinger kreisende Bewegungen, bis sie verschwindet. Dieser spezielle Punkt beeinflußt nicht nur den Dickdarm, sondern ist auch wichtig bei der Behandlung von Schlaflosigkeit. Behandeln Sie ihn jeden Abend, und Sie werden wesentlich besser schlafen.

Anleitung 2

Wenden Sie sich jetzt wieder dem Hals zu. Streichen Sie die Halsschlagadern, wie vorher beschrieben, dreimal. Atmen Sie dabei tief. Drücken Sie mit den Fingerspitzen noch einmal an der Schädelbasis. Jetzt strecken Sie die Arme und Beine! Strecken! Strecken! Entspannen. Denken Sie an gar nichts, schlafen Sie. Lassen Sie der Natur ihren Lauf, und durch Akupressur und die magische Kraft der Meridiane wird die Abgeschlagenheit verschwinden.

III.

WIE MAN MÜDIGKEIT BEKÄMPFT

Erschöpfung ist gewöhnlich eher ein Zustand des Geistes als des Körpers, aber nicht immer. Langeweile kann ebenso dazu führen wie Überarbeitung. Gleichgültig, wodurch sie entsteht, es gibt eine Methode, mit der Sie Ihr Wohlbefinden wiederherstellen können. Wenden Sie die Akupressur an. So können Sie sich von Erschöpfung und Müdigkeit befreien, und das dauert nur eine Minute! Innerhalb von 60 Sekunden schöpfen Sie neue Kräfte. Ich werde Ihnen zeigen wie.

Wenn ein paar Stunden Arbeit Sie ermüden, wenn Sie schon morgens beim Aufwachen schlapp sind, wenn Ihre Arbeit Sie rasch langweilt, dann brauchen Sie Akupressur. Sie brauchen die Art der Selbstbehandlung, die hilft, Abfallstoffe zu beseitigen und Ch'i (die Energie) in den Meridian fließen läßt. Bedenken Sie, daß Abgeschlagenheit nicht etwa von Schlafmangel herrührt, sondern daher, daß Ihre Meridiane — Ihre Energiekanäle — träge sind. Deshalb müssen Sie diese Energie wieder ankurbeln. Es liegt an Ihnen, den Dynamo in Tätigkeit zu setzen, wie es in diesem Buch geschildert wird.

Wie ein Fernsehstar seine Energien aktivierte

Maria M., die eine Hauptrolle in einer Fernsehreihe spielte, gehörte zu jenen Menschen, die dauernd erschöpft sind. Ihr Dynamo war abgelaufen. Wie alle Leute im Schaugeschäft und in anderen Berufen, war sie einem starken Streß ausgesetzt. Manche greifen dann zum Alkohol, zu Drogen oder anderen Anregungsmitteln. Die Schauspielerin Maria M. war darin keine Ausnahme. Diese reizende kleine Frau war überanstrengt. Sie hatte zwar die Wochenenden frei, verbrachte aber täglich bis zu achtzehn Stunden im Studio und war einfach abgearbeitet. Mit zweiundfünfzig Jahren hatte sie das Gefühl, am Ende zu sein. Als ich Maria sah, war sie nicht nur abgespannt, sondern ihr Gesicht war hager, das Make-up konnte ihre Falten nicht mehr verbergen, und sie weinte, als sie sah, wie sie auf Nahaufnahmen aussah. Ihr Produzent schlug eine Ruhepause vor, wollte ihr aber keinen Urlaub geben. Es hieß, sie sei unentbehrlich. Abgespannt, nervös, über jedes und alles erregt kam sie in meine Praxis. Wir arbeiteten einen Plan aus. Hier ist das Programm, das ich vorschlug.

Ein-Minuten-Übung zur Energie-Erneuerung

Schritt 1: Reiben Sie fünf Sekunden lang die Hände fest aneinander (Handflächen und Finger).

Schritt 2: Jetzt reiben Sie mit den erwärmten Handflächen die Wangen. Machen Sie dies rasch (fünf Sekunden).

Schritt 3: Trommeln Sie mit den flachen Händen auf die Schädeldecke (fünf Sekunden). Dies regt die Meridiane unter der Kopfhaut an.

Schritt 4: Machen Sie eine lose Faust, klopfen Sie damit kräftig an der Innen- und Außenseite beider Arme hinab und hinauf (dreimal genügt).

Schritt 5: Drücken Sie leicht mit Zeigefinger und Daumen auf die Schilddrüse (unter dem Adamsapfel). Nur dreimal.

Schritt 6: Drücken Sie auf eine Halsschlagader und zählen Sie dabei auf fünf. Loslassen! Tief atmen! Das gleiche noch einmal. Wiederholen Sie das auf der anderen Halsseite.

Schritt 7: Legen Sie den Daumen in die Vertiefung an der Schädelbasis (an der Mittellinie, wo der Kopf auf der Wirbelsäule sitzt) und drücken sie. Zählen Sie bis drei. Loslassen! Dreimal wiederholen! Dann wenden Sie sich den Füßen zu.

Schritt 8:

A. Zwicken Sie die Spitze der großen Zehe. Dann drücken Sie auf den Ballen der großen Zehe. Sie werden eine schmerzende Stelle finden. Reiben Sie diese weg.

B. Legen Sie den Daumen auf die Nierenreflexzone (siehe Abbildung 22). Loslassen! Wiederholen!

C. Packen Sie fest die Achillessehne. Loslassen! Dreimal an jedem Bein wiederholen.

D. Reiben Sie kräftig die Oberseite des Fußes mit der Hand oder noch besser mit der Ferse des anderen Fußes.

Schritt 9: Mit offenen Handflächen klopfen Sie die unteren Extremitäten vorn, seitlich und hinten, vom Fuß herauf bis zur Leistengegend. Vorsicht! Machen Sie dies nicht, wenn Sie Krampfadern haben. Nach dieser 60-Sekunden-Übung werden Sie bemerken, daß Wärme Sie durchströmt und Sie ein Gefühl des Wohlbehagens erleben. Sie haben die Kraftquellen Ihres Körpers angeregt.

WIE MAN VERKRAMPFUNGEN BESEITIGT

Was haben Verkrampfungen mit Akupunktur oder Akupressur zu tun? Alles! Akupunkturpunkte werden empfindlich, wenn sie ein entsprechendes Signal vom autonomen Nervensystem erhalten. Das Gehirn ist ein Teil dieses Systems. Ärger, Enttäuschungen, Unsicherheit, Angst — dies alles spielt eine Rolle, zusammen mit organischen Leiden, um jenes Alarmzentrum zu sensibilisieren, das man einen Akupunkturpunkt nennt.

Ebenso wie ein Herzleiden mit Streß und Verkrampfungen beginnen kann, so verhält es sich auch bei Kopfschmerzen, morgendlicher Übelkeit und hohem Blutdruck. Alle haben ihre Ursache in Emotionen und „Nerven". Je größer der emotionale Konflikt, desto größer die Verkrampfung. Je größer die Verkrampfung, um so mehr wird sich die Spannung in den Organen ansammeln. Wenn ein Organ Schaden leidet, schickt es seine Schmerzbotschaft zur Haut, wo die Akupunkturpunkte liegen. Diese Punkte werden dann empfindlich für die Berührung.

Die Stärke und Geschwindigkeit dieser Kräfte ist erstaunlich. Der einstmals gesunde Geschäftsmann John D. mußte mit ansehen, wie sein Geschäft fast ruiniert wurde, weil sich sein Partner heimlich mit dem Kapital davongemacht hatte. Er bekam Magengeschwüre, seine Haut alterte, sein Haar ergraute, seine Augen verloren ihren Glanz, sein Geist wurde träge, und er wurde fast über Nacht ein alter Mann. Mit Akupressur hätte er das verhindern können.

Dann gab es den Schauspieler Hale N. Seine Karriere näherte sich ihrem Ende. Die Studios wollten nur jüngere Kräfte. Er litt an Durchfall, gefolgt von Verstopfung, und dies war nur ein Zeichen dafür, wie sich die Spannungen in ein organisches Leiden namens Colitis verwandelt hatten. Verkrampfung hinterläßt ihre Spuren. Wenn Sie an sich solche Signale bemerken, müssen Sie etwas tun, damit sie sich nicht weiter ausbreiten, indem Sie sich mit Akupressur behandeln und sich wieder gesund machen!

Wenn Sie nicht glauben, daß Sie verkrampft sind, beobachten Sie sich das nächste Mal, wenn Sie an einem Rotlicht anhalten und der Fahrer hinter Ihnen hupt, noch ehe die Ampel grün geworden ist. Bemerken Sie, wie sich Ihr Inneres plötzlich anspannt? Sehen Sie Ihre geballten Fäuste? Spüren Sie, wie Ihre Zähne knirschen? Natürlich! Das ist eine normale Reaktion. Es ist die Antwort des Körpers auf einen Ärger. Es ist eine Verkrampfung.

Schnellbehandlung von Verkrampfungen

Greifen Sie nach hinten zur Schädelbasis. Legen Sie den Mittelfinger jeder Hand in die Höhlung an der Schädelbasis. Machen Sie kreisende Bewegungen. Bemerken Sie den Schmerz? Jetzt tasten Sie weiter nach rechts. Bemerken Sie den Knoten? Auch er wird empfindlich sein. Er kann auf Druck hin sogar schmerzen. Drücken Sie darauf. Wiederholen Sie dies auf der anderen Seite und streichen Sie bei vorgebeugtem Kopf mit beiden Händen fest an der Rückseite des Halses hinab zur Schulter. Wiederholen Sie dies fünfmal, und Sie werden Ihre Verkrampfungen innerhalb von fünf Sekunden beseitigt haben.

Wie kann Akupressur Verkrampfungen lösen?

Unsere chinesischen Freunde haben bereits bewiesen, daß man Schmerz beseitigen kann. Das gilt auch für Verkrampfungen, Druck auf bestimmte Punkte am Hals kann wohltätige Reaktionen auslösen ohne schädliche Medikamente, ohne überflüssige Operationen — nur durch das Wunder einer Heilkunst, die Menschen wieder genesen läßt.

Ein Versuch

Wenn Sie Nutzen von Akupunktur- oder Akupressurpunkten ziehen und sehen wollen, wie alle die an der Oberfläche liegenden Punkte mit den inneren Organen verbunden sind, ob sie nun zum Gehirn, zur Brust oder zum Bauch gehören, machen Sie ein Experiment. Sie werden eine Überraschung erleben.

Versuch 1:

Drücken Sie den rechten Zeigefinger in die Höhlung hinter Ihrem rechten Ohrläppchen. Machen Sie eine kreisende Bewegung. Empfinden Sie Schmerz? Unter normalen Umständen tritt kein Schmerz auf. Bei verkrampften Menschen schmerzt diese Stelle. Es ist ein Akupunkturpunkt, der behandelt werden will. Versuchen Sie es auf der anderen Halsseite. Tut es hier weniger weh? Oder mehr als auf der anderen Seite? Wundert Sie das? Aber das sind die Details, die Sie in diesem Buch erlernen. Einiges von dem, was Sie lernen, wird Sie überraschen. Und während sie lernen, werden Sie Ihre Kopfschmerzen beseitigen, Ihre Stirnhöhlenbeschwerden, und unerwartete kleine Wunder bewirken.

Versuch 2:

In sitzender Position legen Sie den Kopf auf die eine Schulter. Auf der anderen Seite fahren Sie mit den Fingern fest an dem starken Muskel entlang, der von der Schädelbasis zur Schulter führt. Achten Sie dabei auf kleine Verhärtungen im Muskel. Hier sitzen die Verkrampfungen. Wiederholen Sie dies auf der anderen Seite des Halses.

Nachdem Sie nun den Sitz der Verkrampfungen kennengelernt haben, drücken Sie auf jede dieser Verhärtungen, bis diese unter Ihren Fingerspitzen verschwinden. Jetzt fahren Sie an dem Muskel zur Schädelbasis entlang bis zu seinem Ursprung. Sie werden einen leicht geschwollenen, weichen Knoten finden. Auch dies sind wichtige Stellen. Drücken Sie mit dem Mittelfinger auf alle diese Punkte. Lehnen Sie sich zurück. Entspannen Sie sich! Bemerken Sie das angenehme Gefühl, das Sie durchdringt?

Wenn Sie diese Punkte prüfen, markieren Sie sie zuerst mit einem Fettstift oder einem Kugelschreiber. Kreuzen Sie die Stellen an, bis Sie völlig vertraut damit sind, wo sie sich befinden. Behandeln Sie sie bis zu einer Minute mit kreisenden Fingerspitzen. Sofern kein Narbengewebe vorhanden ist, werden sich viele dieser Verkrampfungsknoten unter Ihren Fingerspitzen auflösen.

STÄRKUNG DER WIDERSTANDSKRAFT

Jeder Mensch braucht heutzutage Widerstandskraft, jedermann sucht nach dem Zaubertrank, der ihm mehr Antrieb gibt. Sie brauchen nicht lange zu suchen, denn die verborgenen Kraftquellen liegen in Ihnen selbst.

In Ihnen liegt die phantastischste Maschine der Welt zur Erzeugung und Aufrechterhaltung von Energie. Sie brauchen sie nur zu benutzen. Sie brauchen nichts weiter zu tun als die Knöpfe zu drücken.

In diesem speziellen Fall beginnen Sie mit der kleinen Vertiefung zwischen den beiden Muskeln, die an der Schädelbasis beginnen. Legen Sie den Finger an diese wichtige Stelle. Prüfen Sie! Empfinden Sie dabei Schmerz? Genau! Was ist das für ein Knopf? Wie kann er Ihnen eine gesteigerte Widerstandskraft geben, so daß Sie im tiefsten Ozean schwimmen, auf den höchsten Berg steigen und schneller laufen können als sonst jemand auf der Welt?

Medulla oblongata — Ihre Kraftstation (Anleitung zu Abbildung 47)

In der Vertiefung an der Schädelbasis liegt ein Akupunkturpunkt, der die Lebenskraft wiederbelebt. Auf den chinesischen Zeichnungen heißt er G-16 oder der 16. Akupunkturpunkt auf dem „Gouverneur". Genau hinter ihm, im Inneren des Schädels, liegt ein Dynamo namens Medulla oblongata.

Die Medulla oblongata ist ein vergrößerter Teil des Rückenmarks nach dessen Eintritt in die Hirnschale. Sie steuert die Atmung und die Herztätigkeit. Sie steuert die Reflexe, die mit dem Schlucken und Erbrechen zu tun haben. Sie kontrolliert das Körpergleichgewicht. Sie regelt den Blutdruck und die Ausdehnung und Zusammenziehung der Blutgefäße. Sie hat noch

Gegen Anspannung und zur Belebung

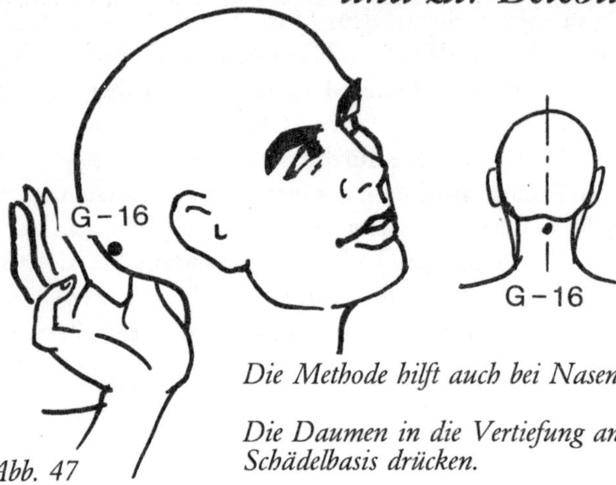

Die Methode hilft auch bei Nasenbluten

Die Daumen in die Vertiefung an der Schädelbasis drücken.

Abb. 47

viele andere Pflichten, aber hier ist vor allem wichtig, daß jede Behandlung an dieser Stelle Reaktionen auslösen wird.

Druck auf G-16 löst nicht nur Spannungen, sondern steigert auch die Vitalität. Das ganze menschliche Nervensystem empfängt von hier aus Impulse. Die Botschaften werden an die energiespendenden Zentren im Gehirn und im Körper übermittelt. Die Signale gehen zur Schilddrüse, zur Hypophyse und zu den Nebennieren. Alle diese Drüsen produzieren kräftigende Hormone und sind die Quellen gigantischer Kraft.

Wenn Sie Akupressur in der Vertiefung an der Schädelbasis anwenden, stehen Sie über die Medulla oblongata direkt mit diesem Kraftwerk in Verbindung.

Wenn Sie Ausdauer entwickeln wollen, dann behandeln Sie G-16 an der Schädelbasis. Wenn Sie den höchsten Berg erklimmen wollen, das größte Geschäft abschließen, den Hundert-Meter-Lauf antreten, wenn Sie als Schauspieler Ihren großen Auftritt haben, wenn Sie als Hausfrau viel Ausdauer brauchen, um zu Hause auf dem laufenden zu bleiben — benützen Sie Ihren Kopf! Benützen Sie die Medulla oblongata, die alle diese Kraftwerke beeinflußt und Energiereserven auf Kommando verfügbar macht.

HILFSTRUPPEN BRINGEN NOCH MEHR ENERGIE

Mit Hilfe der Kontrollpunkte am Hals und am oberen Rücken können Sie sich jene zusätzliche Kraft verschaffen, die so wichtig ist, wenn Sie gewinnen wollen. Diese Akupunkturpunkte liegen zu beiden Seiten der Halswirbel und der Rückenwirbel (Brust und Lenden). Suchen Sie zuerst am Hals einen Muskel, der sich vom Warzenfortsatz aus nach vorn und nach unten erstreckt und am Brustbein angewachsen ist. Dieser Muskel heißt Musculus sternocleidomastoideus (Kopfnicker). Wir benützen diesen Muskel als Richtschnur, wenn man ihn zusammenpreßt, berührt man vier wichtige Meridiane (Magen-, Dickdarm-, Dünndarm- und Dreifacher Erwärmer-Meridian).

Mit dem Daumen der rechten Hand fassen Sie jetzt unter Ihre Kehle und legen die anderen Finger auf die Rückseite des Halses. Drücken! Zweieinhalb Zentimeter nach oben bewegen, drücken. Solange nach oben bewegen, bis Sie zum Schädel kommen. Dann machen Sie auf der linken Seite das gleiche. Sie können dies auch gleichzeitig mit beiden Händen auf beiden Seiten machen. Das dauert weniger als zehn Sekunden.

Stellen Sie sich nun an einen Türrahmen, stemmen Sie den rechten oberen Rücken zwischen Schulterblatt und Wirbelsäule gegen die Kante des Türrahmens. Dieser Druck wird einige schmerzhafte Stellen offenbaren. Das ist zu erwarten. Bewegen Sie sich hin und her, als wollten Sie sich den Rücken kratzen. Dann wiederholen Sie dies auf der anderen Seite der Wirbelsäule.

Während dieser Übung wird sich Ihr Gesicht erwärmen. Diese sofortige vasomotorische Reaktion findet in Ihrem ganzen Körper statt, innen und außen. Sie werden von Energie durchflutet. Dabei tun Sie nichts anderes, als sich das nutzbar zu machen, was Ihnen die Natur zur Verfügung gestellt hat.

IV.

KRANKHEITEN DES KOPFES

Kopfschmerzen sind ein Symptom, das bei vielen Krankheiten auftritt. In der westlichen Medizin richtet sich die Behandlung von Kopfschmerzen nach ihren Ursachen, aber die Akupressur geht auf völlig andere Art und Weise an dieses Problem heran.

Wie Mary Lee ihre Kopfschmerzen besiegte

Mary Lee S. war wegen ihrer Kopfschmerzen psychiatrisch behandelt worden, ehe sie zu mir kam. Sie hatte mehrere Kliniken und angesehene Spezialisten aufgesucht. Sie war Mitte dreißig und litt an so starken Kopfschmerzen, daß sich ihre Persönlichkeit veränderte. Ihre Freunde wandten sich von ihr ab, ebenso ihr Mann, und schließlich verlor sie ihre Stellung. Ich stellte bei einer gründlichen Untersuchung fest, daß sie bemerkenswert frei von körperlichen Leiden war, und doch hatte sie Tag für Tag Kopfschmerzen unterschiedlicher Stärke.

Ihre bisherigen Ärzte hatten die verschiedensten Diagnosen gestellt. Einer meinte, ihre Kopfschmerzen rührten von einer Zyste in den Eierstöcken her. Einer sagte, eine Gallenoperation sei unbedingt notwendig. Einer meinte, sie sei allergisch gegen Staub und Blütenpollen. Ein anderer sagte, sie müsse in eine andere Gegend ziehen. Ich selbst konnte beim besten Willen keine Ursache feststellen, bis ich die Meridiane auf ihrem Bauch prüfte. Sie waren äußerst sensibel, und doch zeigte sich bei allen anderen Untersuchungen nichts. Eine Akupunktur-Behandlung wurde begonnen, und binnen einer Woche waren ihre Kopfschmerzen weg. Ihre Verdauung regulierte sich, sie konnte nachts schlafen, ihre Energie kehrte wieder. Für sie war es ein kleines Wunder. Heute ist Mary Lee glücklich und wohlauf. Sie hat wieder ihre frühere Persönlichkeit angenommen. Sie ist wieder in ihrer alten Stellung und ihr Mann ist zurückgekehrt. Jetzt wendet sie zu Hause Akupressur an und erhält sich damit gesund.

WIE KOPFSCHMERZEN ENTSTEHEN KÖNNEN

Um besser zu begreifen, warum eine Aspirintablette gegen Kopfschmerzen nicht immer die beste Lösung ist, wollen wir einige der Ursachen von Kopfschmerzen betrachten. Wir wollen darauf hinweisen, daß manche Kopfschmerzen ebensogut von außerhalb des Schädels stammen können, wie von innerhalb. Kopfschmerzen können von einem Gehirnabszeß oder einer Entzündung der Hirnhäute herrühren.

Sie können von Blutungen oder einem Tumor ausgelöst werden. Kopfschmerzen können auch von Veränderungen an den Schädelknochen selbst herrühren. Manchmal sind sie darauf zurückzuführen, daß mit dem sensorischen Nervensystem im Schädel etwas nicht in Ordnung ist oder daß Kreislaufstörungen vorliegen, wie es bei hohem Blutdruck, Infektionen oder Allergien der Fall ist. Ein Schlag auf den Kopf oder in den Nacken kann daran schuld sein. Kopfschmerzen können von Hysterie, Angst oder anderem geistigen Streß herrühren.

Ich will damit folgendes sagen: Wenn Sie Aspirin oder andere Mittel nehmen, während in Wirklichkeit eine gründlichere Behandlung notwendig ist, dann ist es besser, wenn Sie Ihren Arzt die Ursache feststellen lassen. Er versteht mehr davon als Sie.

Kopfschmerzen haben viele Ursachen

Kopfschmerzen können vielerlei Ursachen haben, und ihr Sitz kennzeichnet oft ihren Verlauf. Wie bei vielen anderen körperlichen Schmerzen ist dies jedoch nicht immer der Fall. Kopfschmerzen sind niemals auf einen einzelnen Nerv beschränkt, sofern es sich nicht um Migräne handelt. Zum besseren Verständnis enthält Abbildung 48 einen Katalog der verschiedenen Kopfschmerzen.

Das Wesen von Kopfschmerzen

Kopfschmerzen äußern sich je nach den Ursachen auf ganz unterschiedliche Weise. Bei Mary Lee S. war es ein stechender, bohrender oder durchdringender Schmerz. Bei John D. war er scharf und begrenzt wie bei einer Neuralgie. Bei Francis K. war der Kopfschmerz pulsierend und pochte auf einer Seite und manchmal auf beiden Seiten. Der Kopfschmerz des Bartenders Mac S. war dumpf, diffus und „schwer", wie bei einer allgemeinen Infektion. Jeannie J.'s Kopfschmerz war drückend, wie er bei Neurasthenie und Neurose auftritt. Er lag wie ein straffes Band rund um ihren Kopf. Dann gibt es den brennenden Kopfschmerz, bei dem die Kopfhaut empfindlich ist, an dem der Modezeichner Klaus infolge seines Rheumatismus und seiner Anämie litt.

Kopfschmerz und seine Ursachen

Worauf Ihr Arzt bei der Diagnose achtet, wenn Sie Kopfschmerzen haben.

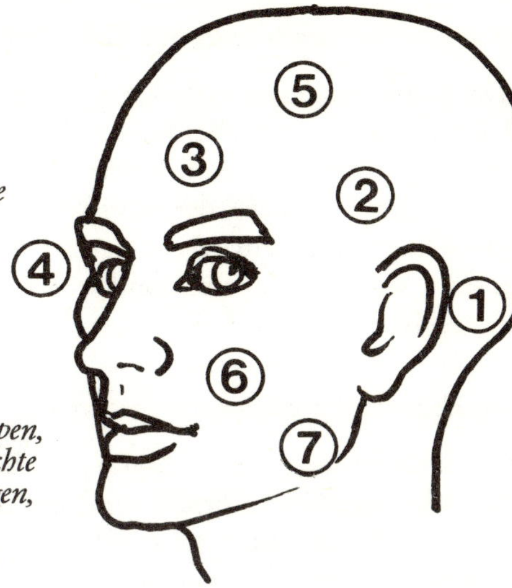

① **Hinterhaupt-Schmerz**
Verdauungsstörungen, Polypen, Mittelohrentzündung, schlechte Zähne, überanstrengte Augen, Gemütsregungen, Becken-Krankheiten, Neurasthenie, Wirbelsäulen-Krankheiten, Epilepsie, Gehirntumor, Hinterhaupt-Muskelschmerz

② **Kopfseite**
Zähne, Mittelohrentzündung, Fremdkörper im Ohr, Zungenkrebs, Aneurysma kranke Backen- oder Schläfenbeinknochen

③ **Stirn/Schläfe**
Anämie, Augen, Zähne, schmerzende Stirnhöhle, Neurasthenie, Nephritis, Verstopfung, Urämie

④ **Augäpfel**
Neuralgie (5. Nerv) Schnupfen (laufende Nase), Migräne-Kopfschmerzen, Augenmuskellähmung, Entzündungen der Regenbogenhaut, Hornhaut, Bindehaut

⑤ **Schädeldecke**
Hysterie, Anämie, Krankheiten der Eierstöcke, Blase, Uterus, Neurasthenie

⑥ **Oberkiefer**
Schlechte Zähne, Periostitis, Krebs, Knochenhautentzündung, Neuralgie (im Oberkiefernerv)

⑦ **Unterkiefer**
Zähne, Mumps, Neuralgie (im Unterkiefernerv)

Abb. 48

Dann war da Josefine J., die an scharfen, nadelstichähnlichen Schmerzen im Kopf litt und an einem brennenden Gefühl, was auf Hysterie zurückzuführen war. Und da sie alle dazu erzogen waren, „etwas zu nehmen", schluckten sie Aspirin und andere Medikamente, obwohl Akupunktur hilfreicher gewesen wäre.

Sollen wir Schmerzen ständig mit Tabletten zudecken?

„Da Kopfschmerzen viele Ursachen haben", sagt Dr. Paul Wordman, „sind Aspirintabletten vielleicht gerade das, was Sie nicht brauchen, um den Schmerz loszuwerden. Aspirin deckt das Unbehagen lediglich zu. Es behebt nicht seine Ursache. Wenn der Schmerz immer wiederkehrt, müssen Sie deshalb die Diagnose Ihrem Arzt überlassen. Sagen Sie ihm, wo der Schmerz genau sitzt, wie er sich anfühlt und wie stark er ist. Dann soll er entscheiden, was zu tun ist."

Die Lokalisierung des Schmerzes ist wichtig

Kopfschmerz kann an der Schläfe, in der Stirn, am Scheitelbein, am Hinterkopf oder sogar bandförmig rund um den Schädel auftreten, wie bereits erwähnt. Bei Anämie sitzt der Kopfschmerz gewöhnlich in der Stirn, ebenso bei Verstopfung, aber er kann sich auch an der Schädeldecke befinden, während sich der Hinterkopf anfühlt, als hätte man einen Schlag darauf erhalten. Dies alles trägt zur Verwirrung bei.

Andere Ursachen

Bei Nephritis (Nierenentzündung) können die Kopfschmerzen einer Vergiftung des Blutes zuzuschreiben sein, ebenso bei Urämie oder anderen Entzündungen oder Infektionen der Harnwege. Sie können auch auf jenen Prozeß zurückzuführen sein, den man Arteriosklerose nennt. Dabei verhärten sich die Blutgefäße, so daß die Blutversorgung des Gehirns nachläßt. Es kann Ohrensausen auftreten. Der Schmerz kann pochen. Menschen mit pochenden Ohren äußern manchmal unbestimmte Ängste und Vorahnungen.

Jeans Kopfschmerzen waren infolge ihrer Neurasthenie gewöhnlich morgens am schlimmsten und verschwanden am Nachmittag. Kopfschmerzen gehen oft von geschwollenen oder infizierten Gesichtshöhlen aus. Solch ein Kopfschmerz kann an der Nasenwurzel beginnen und bis zum Hinterkopf ausstrahlen. Er verstärkt sich, wenn man hustet oder sich bückt.

Die Augen können die Ursache eines Schmerzes sein, der an Stirn und Hinterkopf auftritt. Kopfschmerzen können von Verdauungsschwäche oder Verstopfung herrühren. Das sind die pulsierenden oder pochenden Kopfschmerzen, und sie treten besonders in der Stirn und der Augenhöhlengegend auf. Plötzliche Kopfbewegungen verstärken den Schmerz.

Da Schmerzen oft von entferntliegenden Körperteilen ausgehen, ist es kein Wunder, daß bei Gebärmutterkrankheiten ein scharfer ausstrahlender Schmerz im Hinterkopf ebenso wie in der Brust und im Oberschenkel auftreten kann. Der Schmerz kann auch im Knöchel auftreten. Auch dies ist einer der Akupunkturpunkte auf einem chinesischen Meridian, der alle diese

Körperteile miteinander verbindet. Ich will damit sagen, daß ein lokaler Kopfschmerz seinen Ursprung nicht im Kopf haben muß. Dessen muß man sich immer bewußt sein. Aus diesem Grund ist die Behandlung des Kopfschmerzes niemals auf den Kopf beschränkt.

BEHANDLUNG BEI KOPFSCHMERZEN

Behandlungsanleitung

A	B	C	D	E	F	G
G-15	DE-16	XM-2	L-8	Le-3	M-36	Mi-1

Siehe Abbildungen 49 und 50

Gewöhnlicher Kopfschmerz

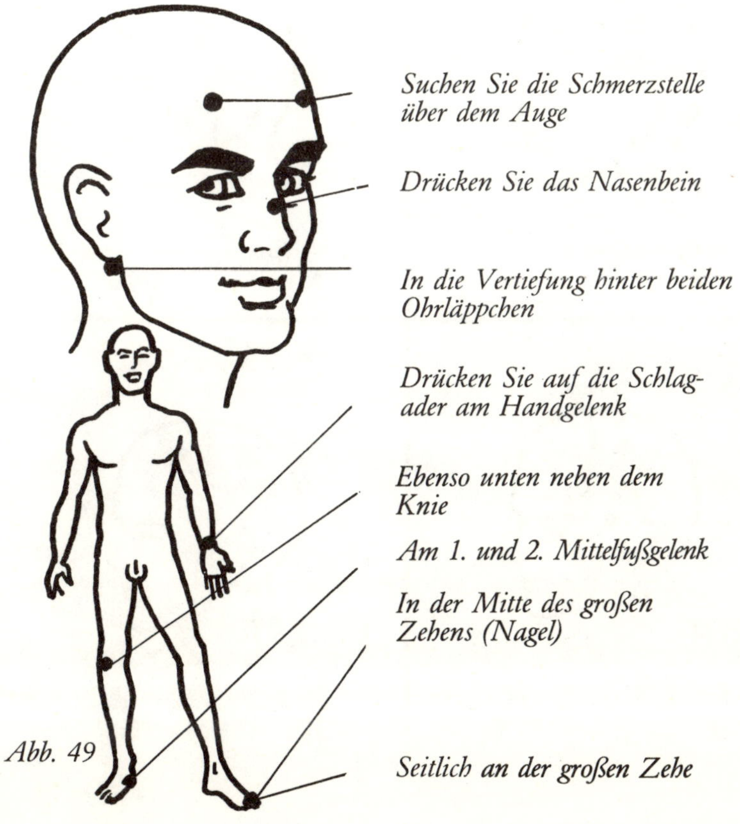

Abb. 49

Erklärung der Kontaktpunkte

1. Suchen Sie den Akupunkturpunkt ungefähr vier Finger über jeder Augenbraue.
2. Drücken Sie auf das Nasenbein.
3. Suchen Sie die Schmerzstelle in der Vertiefung hinter jedem Ohrläppchen.
4. Drücken Sie auf die Schlagader am Handgelenk.
5. An der Außenseite des Beins, etwa drei Finger unter der Höhe der Kniescheibe oder wenig darüber, in der Mitte des Wadenbeinköpfchens.

(Fortsetzung S. 85)

Behandlung von Kopfschmerzen

(Behandeln Sie beide Seiten des Kopfes auf die gleiche Weise)

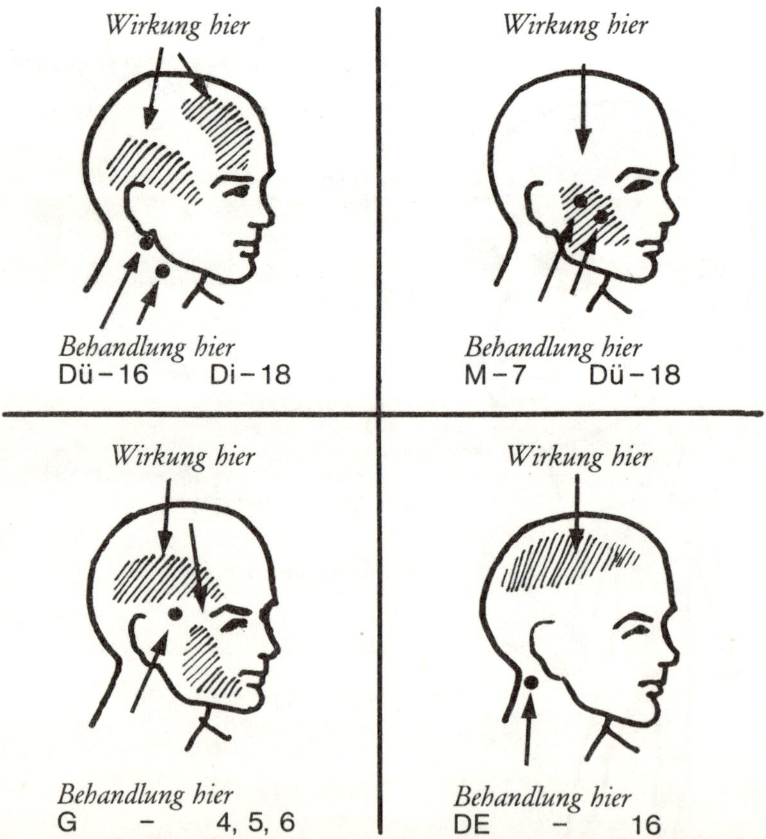

Abb. 50

6. An der Außenseite beider Füße zwischen dem ersten und zweiten Mittelfußgelenk.
7. An den Seiten der großen Zehen und darunter am Zehenballen. Suchen Sie den schmerzhaften Punkt, massieren Sie ihn, bis der Schmerz weg ist. Dann tasten Sie am Fuß entlang und beseitigen alle anderen schmerzhaften Stellen, die Sie finden.

Ergänzende Behandlung bei Kopfschmerzen

1. Achten Sie darauf, ob G-21 an der Schädeldecke besonders empfindlich ist. Auch andere Stellen entlang der Schädelmittellinie werden empfindlich sein. Legen Sie die Finger in einer Reihe auf diese Linie. Drücken Sie mindestens fünfmal. Sie behandeln nun jenen überaus wichtigen, Wunder wirkenden chinesischen Meridian namens „Gouverneur".
2. Suchen Sie den schmerzhaften Punkt neben der Mittellinie. Suchen Sie mit den Fingerspitzen schmerzhafte Stellen auf Ihrem Kopf. Mit vier Fingern zu beiden Seiten der Schädelmittellinie — und parallel dazu — drücken Sie einfach die Fingerspitzen nach unten, wobei Sie gleichzeitig die Handflächen gegen die Schläfen drücken. In dieser Haltung haben Sie Ihre Kopfhaut im Griff. Bewegen Sie sie vor und zurück, bis sie locker ist. Das bringt die Schmerzen in den Akupunkturpunkten auf der Mittellinie vollends zum Verschwinden. Sie haben nun den Blasen- und Gallenblasen-Meridian bearbeitet.

WICHTIGE AKUPUNKTURPUNKTE BEI „TOU TONG" KOPFSCHMERZEN UND BEGLEITENDE SYMPTOME

Symptome	A	B	C	D	E
Wenn die Nase verstopft ist	G-16	B-12	G-23	Di-4	DE-5
Bei Erbrechen, Schmerz und Schwindel	G-20	M-8	G-20	M-36 40	Cx-6
Zahn- und Kopfschmerzen	G-20	L-4	Le-2	XH-3	
Beständige Kopfschmerzen	B-17 18	M-36	DE-23	XH-3	
Sporadischer Schmerz an den Seiten des Kopfes	G-20	M-2 8	G-14 41	XH-3	Le-20

ERGÄNZENDE MASSNAHMEN

Physikalische Therapie

a) Die Muskeln am Genick und an den Schultern massieren. Den Bauch und das Sonnengeflecht tief massieren.

b) Über die Halsschlagader nach unten streichen, vom Kinn zum Schlüsselbein. Legen Sie dabei den Daumen auf die eine Seite und die übrigen vier Finger auf die andere Seite der Kehle. Machen Sie dies vorsichtig. Es löst nicht nur Stauungen im Gehirn, sondern regt auch den Magen-Meridian und das autonome Nervensystem an. So behandeln Sie Kopfschmerzen, die auf Verstopfung, Blutdruckstörungen und sogar auf Aufregungen zurückzuführen sind.

c) Legen Sie einen Eisbeutel auf die Schädeldecke und eine heiße Packung in den Nacken.

d) Vermeiden Sie Überanstrengung.

e) Sorgen Sie für gute Verdauung und halten Sie die Nieren aktiv.

f) Trinken Sie starken schwarzen Kaffee (sehr heiß), wenn die Kopfschmerzen andauern. Nehmen Sie keinerlei Medikamente. Trinken Sie Kaffee nur dann, wenn die Kopfschmerzen auf Überanstrengung oder Abgeschlagenheit zurückzuführen sind.

g) Beseitigen Sie die Ursache. Wenn die Kopfschmerzen anhalten, suchen Sie den Arzt auf.

MIGRÄNE

Migräne ist ein periodisch auftretender Schmerz, der gewöhnlich auf eine Kopfseite beschränkt ist oder entlang des fünften Kopfnerves auftritt. Er kann von Mattigkeit, Schüttelfrost, Übelkeit und Sehstörungen begleitet sein.

Die echte Migräne hat verschiedene Ursachen. Die Chinesen glauben, daß manche Migränen durch Leberstörungen, durch Furcht und Anspannung ausgelöst werden; wenn der Schmerz beispielsweise in der Schläfengegend sitzt, so ist er auf die Leber und die Gallenblase zurückzuführen. Wenn der Schmerz zur Schädeldecke schießt, ist dies einer mangelhaften Funktion der Nieren und der Blase zuzuschreiben. Wenn ein Alkoholkater migräneartige Kopfschmerzen auslöst, ist die Behandlung komplizierter. Ich habe eine übersichtliche Tabelle ausgearbeitet, aus der die verschiedenen Behandlungsmethoden auf einen Blick ersichtlich sind.

Maria D. hatte immer wieder Kopfschmerzen auf einer Kopfseite. Gleichzeitig war sie deprimiert, reizbar und ruhelos. Meist blieb ihr Kopfschmerz lokalisiert. Manchmal breitete er sich aber auch über den ganzen Kopf aus. Dann litt sie an Erbrechen, Appetitlosigkeit und stechenden Schmerzen. Ihre Kopfhaut war so empfindlich, daß sie sich nicht kämmen konnte. Die Muskeln in ihrem Nacken verkrampften sich, so daß sie das Gefühl hatte, ihr Kopf würde zu den Schultern heruntergezogen.

In der Hoffnung auf Hilfe suchte Maria viele Ärzte und Krankenhäuser auf. Aber ihre Schmerzen hielten an. Bei jeder Menstruation, wenn sie sich aufregte, wenn sie müde war oder ihre Augen überanstrengt hatte, war die Migräne da. Gewisse Speisen lösten sie aus. Manchmal bekam sie die Anfälle nur ein- oder zweimal im Jahr, manchmal auch zwei- oder dreimal in der Woche. Zwischen den Attacken hatte sie keine anderen Symptome. Als ich sie kennenlernte, hatte sie gerade rasende Schmerzen. Sie mußte sofort behandelt werden.

In der Zwischenzeit forderte ich von den Krankenhäusern, in denen sie behandelt worden war, Berichte an. Augenscheinlich hatten die Ärzte gründliche Untersuchungen angestellt und sie auf eine Gehirnschädigung, auf Tumoren, Aneurismen und sogar auf Multiple Sklerose untersucht. Sie hatten Allergie-Tests durchgeführt, den Kopf geröntgt und ein Enzephalogramm gemacht. Immer war das Ergebnis negativ. Mir selbst fiel in ihrer Krankheitsgeschichte auf, daß sie während ihrer Schwangerschaft keinerlei Schmerzen gehabt hatte. Außerdem hatten ihre Migräneanfälle ungefähr mit der Pubertät begonnen.

Mit anderen Worten, das ganze Problem schien auf eine hormonelle Störung zurückzugehen. Ihre Drüsen mußten bei diesen schrecklichen Kopfschmerzen eine Rolle spielen. Die Hypophyse und die Eierstöcke mußten etwas damit zu tun haben. In dieser Überzeugung begann ich die Therapie. Ihre Behandlung gegen Migräne sah folgendermaßen aus (siehe auch Abbildung 51 und 52):

WIE MAN MIGRÄNE BEKÄMPFT

Behandlungsanleitung

A	B	C	D	E	F	G	H	I
XH-3	Gb-1	DE-22	DE-23	B-1	Di-4	L-5	Le-1 Mi-1	Große Zehe

Akupunktur-Punkte bei Migräne *Technik 1*

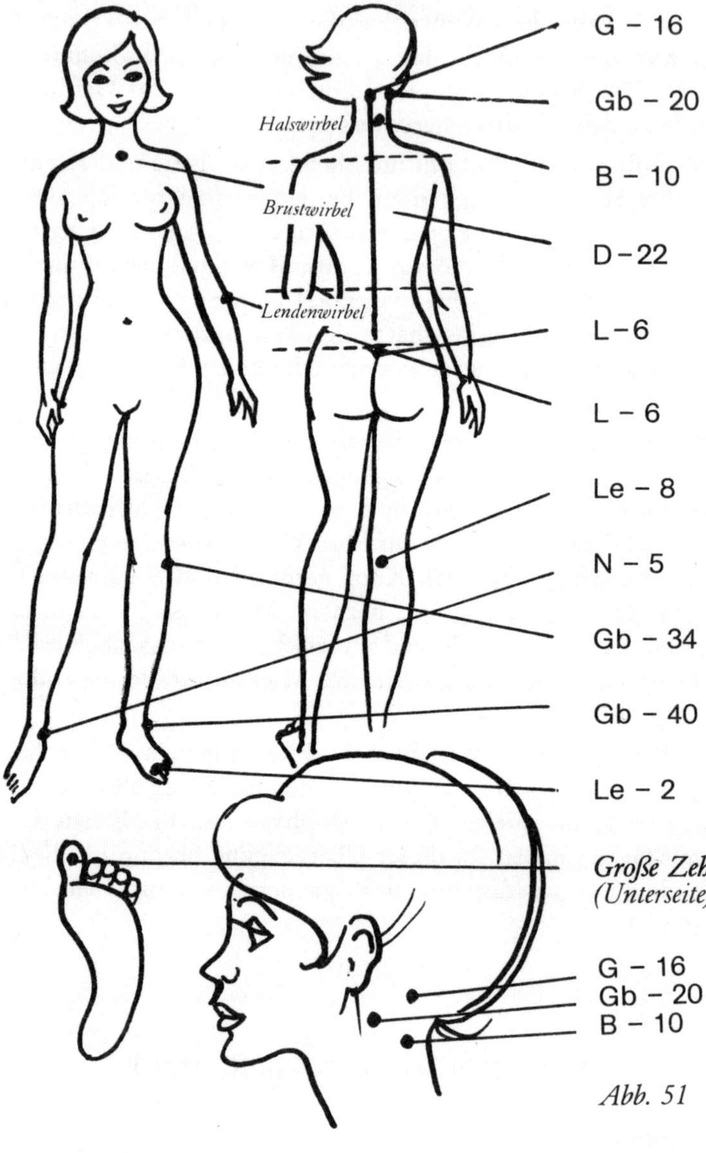

Abb. 51

Erklärung der Kontaktpunkte

1. Suchen Sie die Vertiefung an der Schläfe (XH-3) und drücken Sie sanft. Pressen Sie nicht die Arterie.
2. An beiden äußeren Augenwinkeln (Gb-1, 3).

3. Dicht oberhalb beider Kiefergelenke (G-3 und DE-22).
4. In den Vertiefungen an den Enden beider Augenbrauen (DE-23).
5. Drücken Sie in die inneren Augenwinkel (B-1).
6. An der Außenseite der Hand zwischen Daumen und Zeigefinger (Di-4).
7. An den Außenseiten beider Ellenbogen (L-5).
8. An den Seiten der großen Zehen (Le-1 und Mi-1).
9. An den Ballen der großen Zehen wegen des Hypophysen-Reflexes.

Akupunktur-Punkte bei **Technik 2**

Migräne

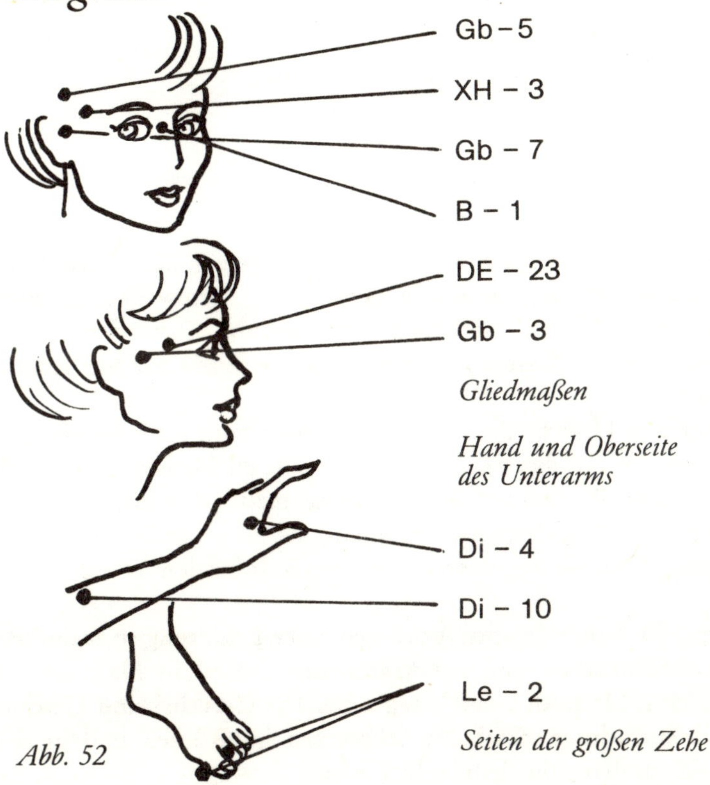

Abb. 52

ZUSÄTZLICHE MASSNAHMEN

1. Vorsorgemaßnahmen
   a) Lassen Sie Ihre Augen untersuchen. Vermeiden Sie übermäßiges Lesen.
   b) Verschaffen Sie sich viel Ruhe.
   c) Trinken Sie zur inneren Reinigung wöchentlich eine Salzlösung (ein Eßlöffel Salz auf einen Liter Wasser).

d) Meiden Sie alle Nahrungsmittel, gegen die Sie allergisch sind.

e) Wenn Sie eine Frau sind, ruhen Sie vor der Menstruation mit einem kalten Wickel oder einem Eisbeutel an der Schädelbasis.

f) Meiden Sie alle Medikamente.

2. Während einer Attacke ruhen Sie in einem abgedunkelten Zimmer. Sorgen Sie dafür, daß der Raum ruhig, kühl und gut gelüftet ist.
3. Nehmen Sie zusätzlich Vitamin D und E ein.
4. Vermeiden Sie Überarbeitung, Alkohol, Tee, Kaffee.
5. Machen Sie täglich eine halbe Stunde Gymnastik.
6. Baden Sie regelmäßig, aber nicht zu heiß! Nehmen Sie eine lauwarme Dusche und zum Schluß eine belebende kalte Dusche. Reiben Sie sich kräftig mit einem rauhen Handtuch ab.

SCHNUPFEN UND ERKÄLTUNG

Die häufigste aller Krankheiten ist die gewöhnliche Erkältung. Ärzte bezeichnen sie oft als „Infektion der oberen Atemwege“. Es handelt sich dabei um eine akute katarrhalische Erkrankung eines oder mehrerer Teile des Atemtrakts. In diesem Zusammenhang befassen wir uns jedoch nur mit dem Kopf.

Die genaue Ursache der Erkältung konnte noch nicht festgestellt werden. Sie ist jedoch leicht übertragbar und überfällt oft Menschen mit geschwächter Widerstandskraft. Obwohl die Erkältung meist plötzlich auftritt, hat auch sie eine gewisse Inkubationszeit. Sobald sie ausgebrochen ist, kann sie von einer roten Nase bis zu einer umfassenden Infektion von Kopf und Brust reichen.

Mamie D. kam mit allen Vorboten einer Erkältung in meine Praxis. Sie hatte Kopfschmerzen und ein kratzendes Gefühl in Nase und Hals. Sie nieste. „Ich fühle mich elend“, sagte sie. Ihr Geruchs- und Geschmackssinn waren beeinträchtigt. Sie hatte Schmerzen im Rücken und in den Gliedmaßen. Schüttelfrost begleitete ihr Fieber.

Ich gab ihr Anweisungen für zu Hause mit und sagte ihr, daß sie bei Akupressur und anderen Methoden der Selbstbehandlung immer daran denken müsse, daß ihre Symptome vielleicht gar nicht auf eine Erkältung zurückzuführen seien. Denn viele Krankheiten wie Diphtherie, Meningitis, Rachenentzündung, Keuchhusten und sogar Masern können mit den gleichen Symptomen beginnen! Heuschnupfen, Grippe, Allergien können ebenfalls von diesen Symptomen begleitet sein. Wenn tatsächlich eine Erkältung vorliegt, dann ist hier der Aktionsplan, um mit ihr fertig zu werden.

WIE MAN DIE GEWÖHNLICHE ERKÄLTUNG BESIEGT

Behandlungsanleitung

A	B	C	D	E	F	G	H	I
DE-17	G-22	Di-4 16, 20	Gb-21	G-14	B-13	L-5	Große Zehe	M-9 10

(Siehe Abbildung 53)

Kopfschmerzen bei Schnupfen

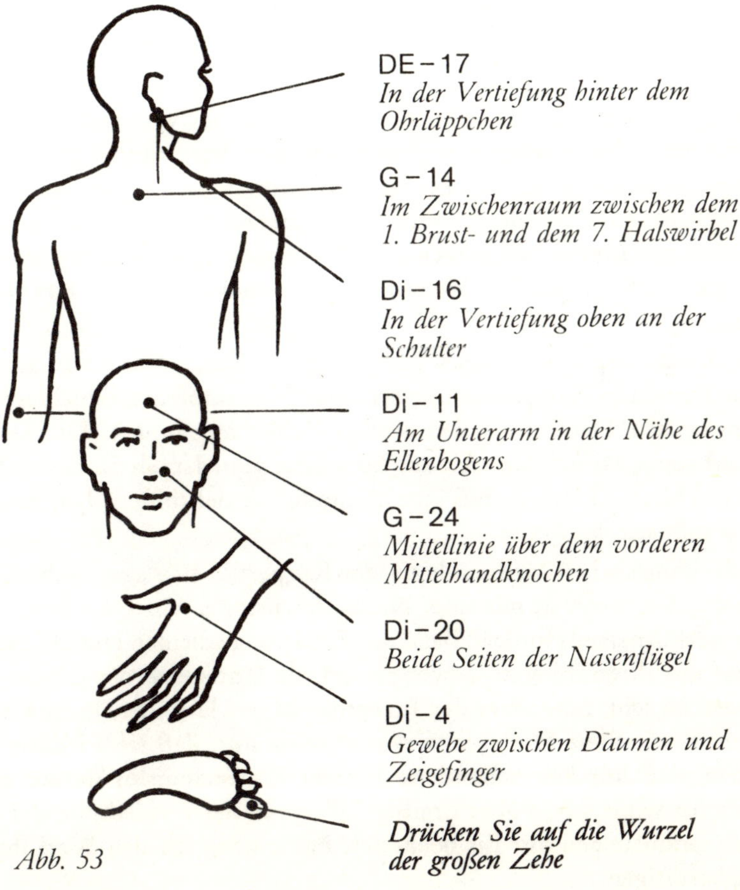

Abb. 53

Erklärung der Kontaktpunkte

1. Suchen Sie die Vertiefungen unter und hinter den Ohren (DE-17).
2. An der Mittellinie auf dem Brustbein.
3. Beiderseits der Nase an den Nasenflügeln (Di-20).
4. Auf der Halsseite der Schulter (Di-16, Gb-21).
5. Auf der Körpermittellinie am 7. Hals- und 1. Brustwirbel (G-14, 2).
6. Beim Zusammentreffen des 1. und 2. Mittelhandknochens (B-13).
7. An der Außenseite des Ellenbogens vor dem Gelenkköpfchen (L-5).
8. Am Ballen der großen Zehe (Reflexanregung).
9. Zu beiden Seiten der Luftröhre (M-9, 10).

ZUSÄTZLICHE MASSNAHMEN

1. Eistherapie gegen Erkältung

Zur Unterstützung der Akupressur hat sich bei verschiedenen Krankheiten Eis als außerordentlich wirksam erwiesen. Bei Erkältungen stellte ich fest, daß die Behandlung mit Eis sehr vorteilhaft ist. Die Wirkung meiner Akupunkturtechnik wurde dadurch noch verstärkt. Eine Zeitlang hielt ich meine Methode für einmalig, aber dann brachte der „Washington Star" eines Tages einen Artikel von Dr. Menachem Ram vom Rothschild-Krankenhaus in Haifa.

Darin war von einer „neuen Erfindung zur Behandlung von Erkältungen" die Rede. Dr. Rams Maschine erzeugte Tieftemperaturumschläge. Diese wurden an den Unterseiten der großen Zehen angebracht. Die Doktoren Ram und seine Miterfinder Aladar Schwartz vom Israeli-Institut of Technology in Haifa erklärten, daß ihre Methode mit der chinesischen Akupunktur verwandt sei.

In der chinesischen Medizin hat jeder Körperteil eine „gegenüberliegende Nummer", die, wenn sie mit einer Nadel durchstoßen wird, die Beschwerden des Partnerkörperteils lindert. Bei einer Erkältung scheinen laut Dr. Schwartz die Nase mit ihren inneren Geweben und die Unterseite der großen Zehen „Partner" zu sein. Schwartz, der Ingenieur ist, erklärte den Journalisten, er wisse nicht, wie diese Methode wirke, er wisse nur, daß sie wirksam sei. Er berichtete, daß hundert behandelte Patienten ausnahmslos darauf ansprachen. Da ich selbst schon über dreißig Jahre vor der Entdeckung der Kältemethode Erkältungen mit Eis behandelt habe, kann ich den Wert ihrer Erfindung bestätigen.

Die Kältetherapie ist älter als Sie glauben

Die Anwendung niedriger Temperaturen als Hilfe bei der Akupunktur und sogar als zusätzliche Behandlungsmethode bei der Erkältung ist nicht neu! Sie ist so alt wie der Schnee, mit dem die Wunden Alexanders des Großen behandelt wurden, und wie das kalte Wasser, mit dem Caesars Legionäre ihre Wunden pflegten.

Kälte wirkt entzündungshemmend und ist ein lokales Betäubungsmittel. Als Ergänzung zur Akupressur verschafft sie eine sofortige oberflächliche Kühlung und lindert Schmerz. Sie stillt Nasenbluten oder lindert Verbrennungsschmerzen. Kalte Wickel um einen rauhen Hals lassen die Schwellung zurückgehen. Kalte Packungen vermindern Komplikationen und Nachwirkungen bei der postoperativen Behandlung. Vor allem aber löst Kälte automatische Reaktionen aus, die jene Widerstandskraft stärken, die notwendig ist, um Erkältungen zu besiegen.

Als ich erkannte, daß ich die Wirkung der Akupressur mit der Eistherapie noch verstärken konnte, habe ich sie jahrelang mit Erfolg bei Migräne ebenso wie bei Erkältungen angewandt. Diese Methode wirkt auch dann, wenn Medikamente versagen. Mit Eis kann man auch Insektenstiche, Fleischwunden und Verstauchungen behandeln. Die Kältetherapie ist wie in alten Zeiten auch heute noch ein brauchbares Hilfsmittel, auch bei der Akupressur. Sie können sie zur Unterstützung jeder physikalischen Therapie anwenden, nicht nur bei Erkältungen.

Wie man billige Heilmittel herstellt und anwendet

Wie wird Kälte am besten auf die Akupunkturpunkte angewandt? Lassen Sie einfach Wasser in kleinen runden Gefäßen gefrieren. Noch einfacher: Nehmen Sie Eiswürfel! Drücken Sie den Eiswürfel fünf Minuten lang mit einer kleinen kreisenden Bewegung direkt auf den Akupunkturpunkt. Lassen Sie die Kreise allmählich größer werden. Trocknen Sie die Hautstelle ab, halten Sie sie warm, und die Wirkung wird bald eintreten.

Eismassage — unschätzbare Hilfe für die Akupunktur

Wissenschaftler haben ebenso wie ich festgestellt, daß die Kältebehandlung Muskelkrämpfe löst, aber niemand konnte bisher erklären, warum sich die Muskeln entspannten oder warum ein Gefühl der Anästhesie nach der Eismassage eintritt. Man hat dabei einfach nicht die Akupunkturpunkte und die Meridiane berücksichtigt, mit denen das Eis in Berührung kommt!

Wie man eine Erkältung loswird

Wenn Sie das nächste Mal eine Erkältung kommen spüren, machen Sie folgendes Experiment. Ziehen Sie Schuhe und Strümpfe aus und prüfen Sie das Fettpolster Ihrer großen Zehen. Wenn die Erkältung noch nicht ausgebrochen ist, werden diese Hautstellen kaum empfindlich sein. Wenn die Infektion Platz greift, wird die Empfindlichkeit der großen Zehen zunehmen. Jetzt wenden Sie sich Ihrer Schädeldecke zu. Bemerken Sie die empfindliche Stelle direkt auf der Schädelmittellinie? Spüren Sie, daß auch andere Stellen Ihrer Kopfhaut empfindlich sind, wenn weitere Meridiane und die Organe, mit denen sie in Verbindung stehen, von der Infektion ergriffen werden? Wenn diese Hautstellen sehr empfindlich sind, ist die Erkältung da. Aber diese Punkte dienen nicht nur der Diagnose. Wenden Sie jetzt Akupressur an, denn diese gleichen Punkte dienen auch der Therapie.

Verschaffen Sie sich einen ruhigen Schlaf

Unterstützen Sie immer die Akupressur mit anderen Behandlungsmethoden, die der Natur helfen, die Krankheitserreger zu bekämpfen. Tauchen Sie ein Frottierhandtuch in kaltes Wasser, wringen Sie es aus. Falten Sie es der Länge nach und wickeln Sie es um den Hals, wenn Sie eine Erkältung oder einen rauhen Hals haben. Ersetzen Sie es, sobald es sich erwärmt. Sie werden feststellen, daß eine angenehme Wärme Ihre Kehle und Ihren Körper durchdringt. Eine wohltuende Müdigkeit wird Sie überkommen, und Sie werden einschlafen. Bettruhe ist eines der besten Mittel gegen Erkältung. Außerdem stecken Sie dann keine anderen Leute an.

2. Akupressur und Selbstbehandlung gegen Erkältungen

a) *Fingerdruck auf den Hals (Magen-Meridian 9 und 10).* Lassen Sie die Fingerspitzen an beiden Seiten des Kehlkopfes hinuntergleiten. Wenn eine oder mehrere Stellen besonders schmerzhaft sind, so halten Sie inne und drücken darauf. Wenn Sie an Heiserkeit leiden, so kann sie gemildert oder beseitigt werden, indem Sie auf beiden Seiten des Adamsapfels drücken.

b) *Daumen und Zeigefinger auf die Nase legen (XM-2).* Drücken. Wiederholt die Nase von der Spitze bis zum Nasenrücken drücken. Wenn die Nase verstopft ist, schneuzen Sie sich nicht. Wischen Sie sie trocken. (Schneuzen führt lediglich dazu, daß Bakterien in die eustachischen Röhren gelangen, wo sie sich nicht nur ausgezeichnet vermehren können, sondern auch das Ohr infizieren.)

c) *Druckpunkte am Bauch.* Legen Sie die Finger beider Hände auf das Gebiet des Sonnengeflechts (D-14) und der Leber (G-24 und Mi-16). Drücken Sie wiederholt und atmen Sie dabei tief.

d) *Rückgrat-Druckpunkte.* Wer eine Erkältung hat, wird auch Rückenschmerzen empfinden, und Spannungen in den Hals- und Schultermuskeln werden auftreten, wobei die Brustwirbel beteiligt sind. Deshalb wenden Sie Akupressur an! Wie? Ein Freund soll die Daumen auf beide Seiten desjenigen Wirbels legen, der sich als schmerzhaft erweist. Sie selbst liegen dabei auf dem Bauch. Wenn Sie allein sind, nehmen Sie einen Golfball. Legen Sie sich einfach mit dem Rücken auf den Ball. Eine andere Methode, die ich meinen Patienten empfehle, besteht darin, sich gegen einen Türrahmen zu lehnen. Drücken Sie einfach die schmerzhafte Stelle gegen die Kante.

Da alle diese Methoden wirksam sind, werden Sie gute Resultate erzielen. Wenn Sie bereits eine schwere Erkältung haben, können Sie allerdings keine Wunder und unmittelbaren Ergebnisse erwarten. Sie werden jedoch rascher genesen. Wenn Sie eine Erkältung kommen spüren, dann verhindern Sie ihren Ausbruch! Wenden Sie regelmäßig Akupressur an, und Sie werden nie wieder erkältet sein, wie Akupressurspezialisten durch ihre eigenen, erstaunlichen Erfahrungen auf diesem Gebiet bestätigen können.

e) *Kost.* Nehmen Sie regelmäßig die Vitamine A und D. Nehmen Sie während der kalten und regnerischen Monate außerdem Vitamin C. Bis jetzt waren alle medizinischen Behandlungsmethoden gegen Erkältung „Schrotkugeltherapien“. Impfstoffe mit einem breiten Spektrum werden injiziert, und dennoch leiden die Menschen an Erkältungen. Manche reagieren sogar ungünstig auf den Impfstoff. Das große Problem besteht einfach darin: Wenn man nicht weiß, wo die Ursache einer Krankheit liegt, ist die Behandlung Glückssache. Mit Vitaminen, Akupunktur und Akupressur beeinflussen Sie jedoch jene Faktoren, die die menschliche Widerstandskraft betreffen. Wenden Sie die Heilmethoden der Natur an.

3. *Trinken Sie viel Wasser.*
4. *Verschaffen Sie sich möglichst Bettruhe.*

ERHALTEN SIE SICH EIN JUGENDLICHES AUSSEHEN

Wie eine Geschäftsfrau die Wechseljahre meisterte

Jane M. ist eine schöne Frau, und ihre geistige Brillanz ist nicht das einzige Bemerkenswerte an ihr. Im Geschäftsleben ist sie ein Genie. Sie ist Mitinhaberin und Vizepräsidentin einer der besten Werbeagenturen der USA. Sie ist ruhig und ausgeglichen. Wenn andere mit einer Aufgabe nicht fertig werden, ruft man Jane, und binnen einer Stunde hat sie das Problem gelöst. Jane war ein Supermädchen.

Dann wurde plötzlich alles anders.

Sie wußte zuerst nicht, was geschah, und versuchte, sich mit Cocktails aufzumöbeln. Sie versank in Zigarettenstummeln und Kaffee, und ihr bisher reizendes Wesen war weg. Nicht nur ihre Persönlichkeit veränderte sich. Ihre Brüste wurden schlaff, Haare sprossen an Oberlippe und Wange. Ihre Haut wurde blaß, grau und schuppig. Ihre Lebenskraft ließ nach, sie war nervös, reizbar und litt an schrecklichen Depressionen. Ihre Muskeln schmerzten, ihre Haut war feucht, sie konnte nicht schlafen und hatte Schmerzen im Rücken und in der Brust.

Eine der härtesten Aufgaben, vor der ich je als Arzt stand, war es, dieser Dame, die achtundzwanzig Jahre alt war, zu sagen, daß sie vorzeitig in die Wechseljahre gekommen war, und daß eine Infektion, die sie vor kurzer Zeit durchgemacht hatte, die Eierstöcke altern ließ.

Die Tränen flossen — zuerst wegen ihres Berufs, dann weil sie mit einem Mann verlobt war, der sich Kinder wünschte.

„Was kann ich tun?" wollte sie wissen. Ich empfahl einen Arzt in der Nachbarschaft, der sich auf Östrogentherapie spezialisiert hatte. Ich erklärte ihr, wie dies den Hormonhaushalt regulieren würde. Aber sie lehnte diesen Vorschlag ab. Sie erklärte, daß sie einmal für eine Firma östrogenhaltige Kosmetika getestet hatte.

Bei Jane hatte dies unliebsame Wirkungen. Sie bekam außerordentlich schmerzhafte Brüste, vaginale Blutungen, Uteruskrämpfe, einen aufgedunsenen Bauch und nervöse Spannungen, die sie zeitweise in eine Xanthippe verwandelten. Von da an war sie gegen medikamentöse Behandlungen jeder Art, und wahrscheinlich wurde sie deshalb meine Patientin, denn ich wende nur die Heilmethoden der Natur an.

Ich schlug Akupunktur und Akupressur vor. Hier ist das Programm:

SECHS-PUNKTE-PROGRAMM FÜR SCHÖNERE HAUT, VERSCHÖNERUNG DER AUGEN UND DER BRUST UND ZUR LÖSUNG VON SPANNUNGEN

Hautverschönerung (Anleitung zu Abbildung 54)

Das magische Thyroxin wird freigesetzt, wenn Sie auf die Schilddrüse drücken. Dieses mächtige Hormon gelangt dann in den Blutstrom und hilft die Haut sanft, geschmeidig und etwas durchscheinend zu erhalten. Es belebt das Gewebe, so daß Wangen und Hals nicht erschlaffen und die Lippen voll und fest bleiben.

Zu diesem Zweck drücken Sie auf den Magen-Meridian, Akupunkturpunkt 10, auf beiden Seiten am unteren Hals. Dies ist ein ganz besonderer Akupunkturpunkt. Er sorgt nicht nur für jugendliche Haut, er verhindert auch, daß das Haar ergraut.

Verschönerung der Haut gegen graue Haare

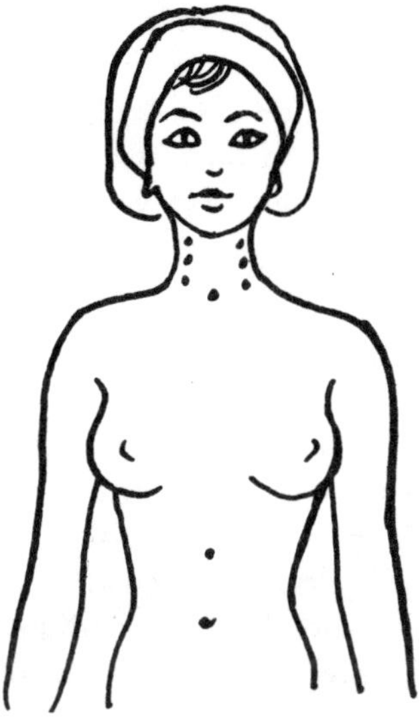

Schlüsselfaktoren:
1. Halsschlagader
2. Schilddrüse
3. Akupunktur-Punkte Magen 9, 10, 11

Abb. 54

„Nei-Ying-Ming" „Strahlende Augen"

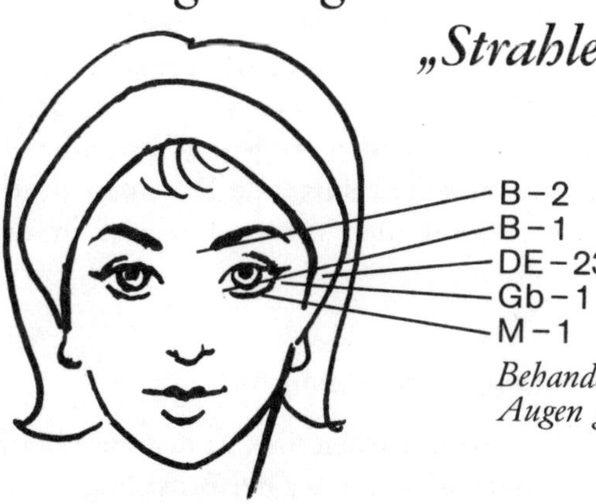

Behandeln Sie beide Augen gleich

Ergebnisse:

1. Befreiung von Augenschmerzen
2. Linderung von Kopfschmerzen
3. Linderung des Augendrucks
4. Schönere Augen

Abb. 55

Augenverschönerung (Anleitung zu Abb. 55; siehe auch Abb. 64, S. 112)

Um schöne und klare Augen zu bekommen, drücken Sie mit dem Zeigefinger auf die inneren Augenwinkel. Dies ist Akupunkturpunkt 1 auf dem Blasen-Meridian. Dann gehen Sie zu den äußeren Augenwinkeln. Dies ist Gallenblasen-Meridian 1. Beide Meridiane beginnen am Auge und sind außerordentlich wichtig zur Anregung. Jetzt legen Sie drei Finger über die Augenbrauen (Magen- und Blasen-Meridian M-1 und B-2).

Jetzt berühren Sie DE-23 an den Schläfen, ehe Sie sich einer anderen Stelle zuwenden, die nach der chinesischen Tradition „Nei-Ying-Ming“ heißt. Die Übersetzung lautet „Strahlende Augen“. Und diese strahlenden Augen können Sie bekommen, wenn Sie regelmäßig auf XH-4 Akupressur anwenden. Schönheit durch Ihre Fingerspitzen!

Eine Fallgeschichte

Joannie von D. ist Mannequin, und ihr Gesicht war ihr Vermögen. In dem ständigen Kampf um das Schlanksein, den die meisten Mannequins ausfechten, wurde sie krank. Es zeigte sich zuerst an den Augen. Sie wurden glanzlos und matt, dann bekamen sie einen gelblichen Schimmer und waren mit kleinen roten Blutgefäßen durchsetzt, und die früher schönen Augen waren nicht mehr hübsch. In der Nähe wirkten sie sogar abstoßend, so daß Joannie schon fürchtete, ihre Karriere sei zu Ende.

Ihr New Yorker Arzt wies sie ins Krankenhaus ein, aber Bettruhe und Medikamente halfen nicht. So kam Sie in unsere Stadt.

Da ich sie seit ihrer Kindheit behandelt hatte, wandte sie sich schließlich an mich. Ich sprach mit ihr über Akupunktur und Akupressur. „Wir wollen es versuchen“, sagte sie. Zwei Wochen später war Joannie wieder in New York City — glücklich und mit leuchtenden Augen. Ich wandte die oben erwähnte Methode an, empfahl ihr eine reinigende Diät und brachte ihre Gallenblase zum Arbeiten. Jetzt sieht man ihr Bild wieder in den Zeitschriften.

Verschönerung der Brust (Anleitung zu Abbildung 56)

Um schönere Brüste zu bekommen, machen Sie mit der Handfläche kreisende Bewegungen, wobei die Fingerspitzen unter der Brust liegen. Massieren Sie vorsichtig. Die Innenseite der Hand liegt dabei gewölbt an der Unterseite der Brust, und die Brustwarzen stehen zwischen Daumen und Zeigefinger heraus.

Bei jeder kreisenden Bewegung üben Sie einen Druck nach oben aus. Ein schöner, blonder Filmstar benützte diese Methode vor dem Auftritt im

Zur Vergrößerung der Brüste

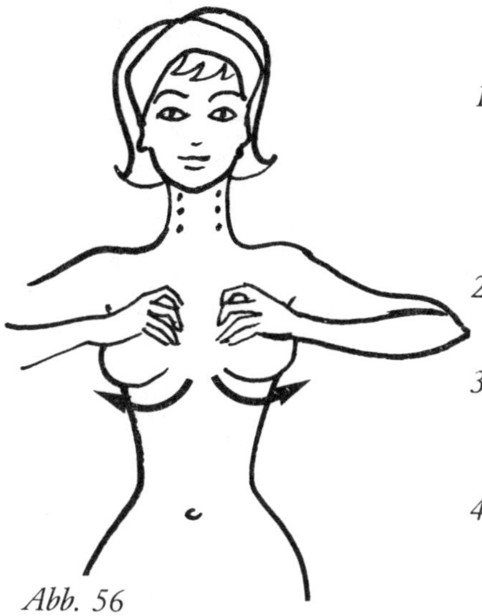

Abb. 56

1. *Kneten Sie die Brüste (von der Mitte zur Seite. Stimulieren Sie die Akupunkturpunkte:*
   M – 17, Mi – 18, N – 22
2. *Halsdruckpunkte (siehe Abb. 54)*
3. *Medulla oblongata* (G – 16 *Vertiefung an der Schädelbasis)*
4. *Das Gebiet zwischen den Schulterblättern. Druckpunkte: (Blase – 12, 13, 14, 15)*

Atelier. Es war für alle Beteiligten sehr erhebend. Der Nieren- und Milz-Meridian werden dabei beeinflußt, und die Akupressur führt zur Entwicklung vollerer Brüste.

Lösung von Spannungen (Anleitung zu Abbildung 57)

Die abnormalen Spannungen des täglichen Lebens wirken alternd. Sie müssen gelöst werden. Dies erreichen Sie, indem Sie die großen Muskeln ergreifen, die vom Schädel aus am Hals hinunter zur Schulter führen. Nehmen Sie sie zwischen den Daumen und die anderen Finger. Drücken Sie im Abstand von zweieinhalb Zentimetern darauf, und zwar von oben nach unten. Dann massieren Sie diese Muskeln von oben nach unten. Dabei bemerken Sie die Verhärtungen in diesen Muskeln. Wenn ein solcher Punkt vorhanden ist, dann drücken Sie so lange darauf, bis er sich unter Ihrer Fingerspitze auflöst. Hierbei wird der Dünndarm-Meridian Punkt 15 angeregt, ebenso der Dreifache Erwärmer 15 und der Gallenblasen-Meridian 21.

Magische Knöpfe für die Verdauung (Anleitung zu Abbildung 58)

Da die Nahrung zu den Energiespendern des Körpers gehört, muß die Verdauung geregelt werden. Zu diesem Zweck müssen Sie folgende „magische Knöpfe" drücken.

Akupunktur-Punkte für die Befreiung von Spannungen

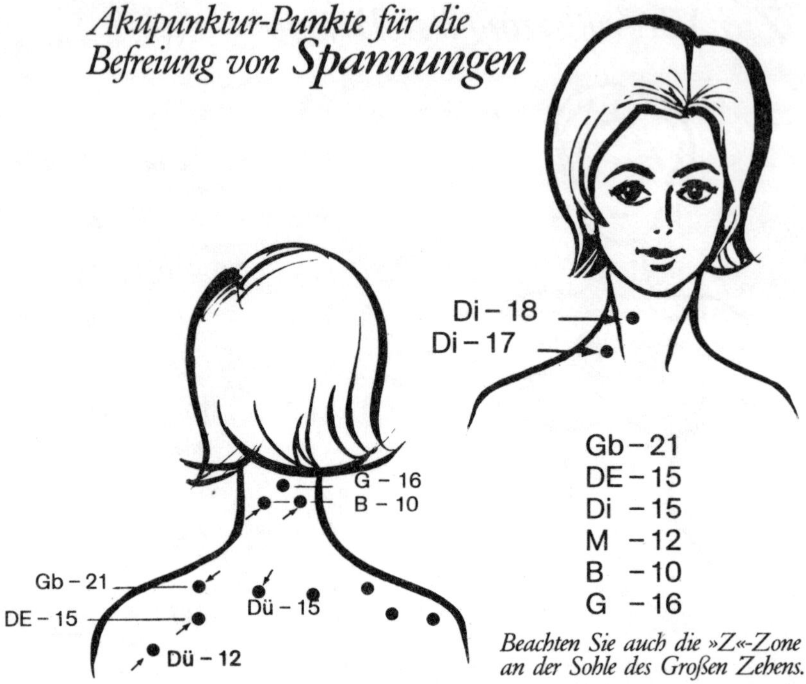

Beachten Sie auch die »Z«-Zone an der Sohle des Großen Zehens.

Abb. 57

„Magische Knöpfe"

die Sie drücken sollen um Ihre Gesundheit zu verbessern

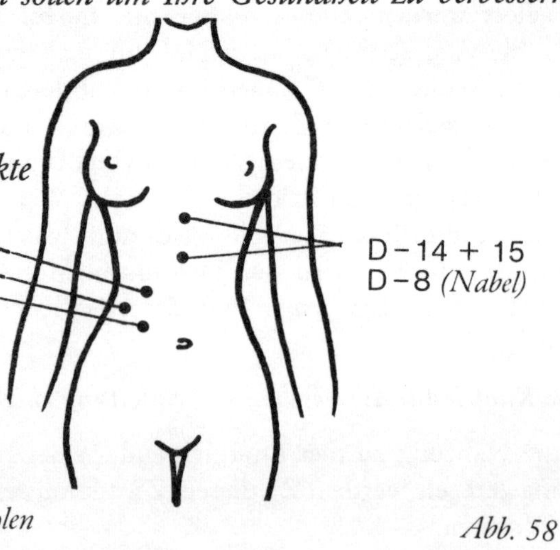

Reihenfolge:
Drücken . . .
Bis drei zählen . . .
Ausatmen . . .
Einatmen, wiederholen

Abb. 58

Legen Sie die gewölbten Finger beider Hände unter den rechten Rippenbogen. Die Gallenblasen- und Milz-Meridiane befinden sich in dieser Gegend, ebenso Gb-24 und Mi-16. Drücken Sie drei Sekunden lang. Atmen Sie tief ein, drücken Sie noch einmal, atmen Sie drei Sekunden aus. Fünfmal wiederholen.

Machen Sie das gleiche über der Gallenblase auf der rechten Bauchseite, beim Akupunkturpunkt 21 des Magen-Meridians. Dann drücken Sie das Sonnengeflecht. Wiederholen Sie das gleiche bei D-14 und 15. Zum Schluß drücken Sie die Finger in die Nabelgegend bei D-8. Alle diese Stellen können schmerzhaft sein. Das ist am Anfang zu erwarten. Dieser Schmerz wird nachlassen, denn die betreffenden Organe und Meridiane werden weniger empfindlich sein, die Verdauung kommt in Gang und die Zellen werden wiederbelebt.

Wie man die Vitalität erhöht (Anleitung zu Abbildung 59)

Viele Geheimnisse des Ostens waren in unserer Hemisphäre lange Zeit verborgen. Eines dieser Geheimnisse besteht darin, wie man jugendliche Energie aufrechterhält und einen neuen Glanz in das Gesicht und neue Vitalität in den Körper bringt. Um Ihren Körper und Ihr Leben zu erneuern, sollen Sie sich nun einem Akupunkturpunkt zuwenden, den die Chinesen „Ch'i Hai" nennen. Dies ist Akupunkturpunkt 6 auf dem „Direktor", der auch das Zentrum der Energie genannt wird. Dicht darunter liegt „Direktor" 5. Dieser Punkt heißt „Shi-Men". Auch dies ist ein Energiezentrum, und beide liegen bequem zugänglich auf der Körpermitte ein paar Finger breit unter dem Nabel. Beide beeinflussen die Bauchhöhle und das Becken, wo die jugendlichen Kräfte liegen. Beide regen bei der Frau die Eierstöcke und beim Mann die Geschlechtsdrüsen an. Beide steigern das sexuelle Verlangen. Beide bringen Menschen wieder zum Leben zurück, die geistige und körperliche Leiden durchgemacht haben.

Wie gut die Akupunkturpunkte D-5 und 6 wirken, zeigt die Geschichte von Elaine D. Elaine war Nonne und hieß Schwester Mary. Als sie im Puertoricaner-Viertel von New York City arbeitete, verliebte sie sich in einen Sozialarbeiter, einen prachtvollen jungen Mann, der täglich mit ihr zusammenarbeitete. Schwester Mary war machtlos dagegen. Sie litt Tag und Nacht Höllenqualen. Ihre Reize schwanden. Ihre Augen glänzten nicht mehr und ihr Gesicht wurde schlaff. Sie wurde krank. Ihre Energie versiegte. Schließlich saß sie im Rollstuhl, und nachdem sie sich zweimal die Treppe hinuntergeworfen hatte, sprach ihre Oberin mit ihr.

Elaine bekam ihre Freiheit. Als ich sie zum ersten Mal sah, war sie geistig und körperlich ein Wrack, und eine Regeneration schien fast unmöglich. Aber wir gingen an die Arbeit. Die ersten, zaghaften Schritte in die Zukunft

Der „Direktor"

. . . ein wichtiger chinesischer Meridian, der die Gesundheit und Aktivität fördert

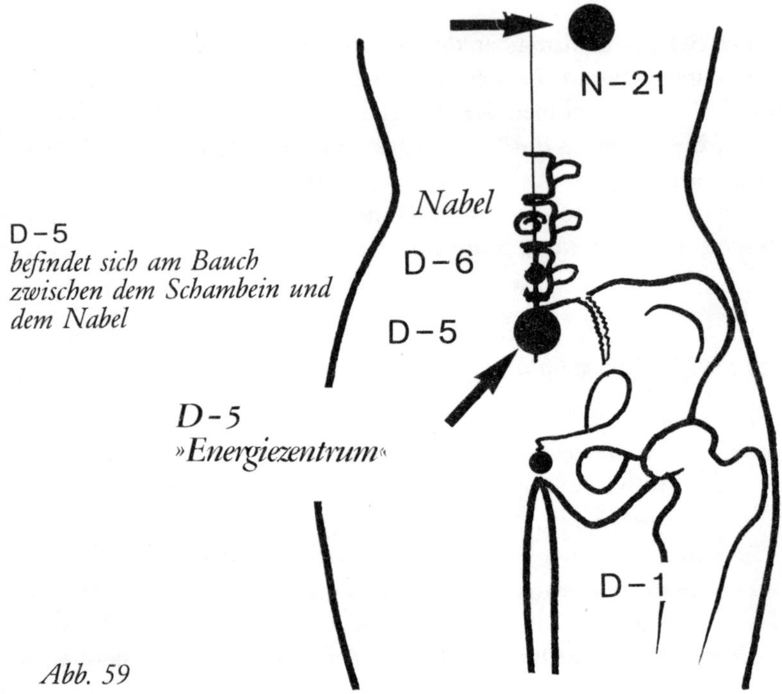

Abb. 59

ihres geistigen und körperlichen Glücks begannen mit dem Sechs-Punkte-Programm, das Sie bereits kennen.

Außerdem half ich Elaine kleine Dinge auswählen wie Parfüms, Haarpflegemittel und Garderobe, die zu ihrer Figur am besten paßten. Es war eine schwere Aufgabe, aber an dem Tag, an dem ich sie zum Flugzeug nach New York brachte, war ich stolz, daß ich ihr wieder zur Gesundheit verholfen hatte. Nach einigen Wochen kam eine Einladung. Elaine heiratete! Neun Monate später traf ein weiterer Brief ein. Sie hatte ein Baby bekommen, einen Jungen, und er wurde nach mir genannt. Diese Geschichte zeigt, daß der Mensch mit Hilfe der chinesischen Akupunktur gesunden und sich verjüngen kann.

In Ihnen liegt die Quelle der Jugend

Das Alter ist ein Geisteszustand, lange ehe es ein körperliches Problem wird. Wer länger leben und jünger bleiben will, muß die Vorteile der Natur nutzen. Die Anzahl der Jahre kann sich zwar im Körper summieren, aber nicht im Gehirn, und um die Vitalität der Drüsen wiederzubeleben und sich zu Gesundheit, Schönheit und Energie zu verhelfen, müssen Sie ihren Verstand benützen.

Wenn Sie über dreißig sind, beginnt die Verjüngung jetzt!

Vergessen Sie die Zahl Ihrer Jahre. Verbannen Sie die Zahl aus Ihrem Kopf. Ich fordere Sie nicht auf, kindlich zu denken. Ich sage nur, daß Sie so alt sind, wie Sie sich fühlen. Warum sollten Sie sich also nicht jünger fühlen?

„Glaubt nicht, ihr seid alt", sagte unser Pfarrer kürzlich auf der Kanzel, und alle um mich herum streckten ihre Rücken. Hier siegte der Geist über die Materie. Als ich der Predigt zuhörte, sagte ich im Stillen: „Und vergiß nicht, sie auf die Akupunkturpunkte hinzuweisen." Aber das tat er nicht. Er fand einfach, daß man jugendlich denken müsse, und das ist natürlich eine gute, positive Haltung. Aber es bedarf noch etwas mehr. Man muß die Quellen der Jugend, die in Ihnen liegen, zum Arbeiten bringen.

Gleichgültig wie jung Sie sind, Sie sind bereits alt, wenn Sie sich nicht mehr nach vorn beugen und den Fußboden berühren können. Wenn es Ihnen schwerfällt, vom Stuhl aufzustehen, wenn die Regsamkeit des Geistes nachläßt, wenn sich Falten und Fettpolster zeigen, wenn die Haut an ihren Ellenbogen rauh wird, wenn die Wangen schlaff werden, dann altern Sie bereits. Jedes einzelne dieser Zeichen ist ein Alarmsignal. Es zeigt, daß Sie Ihren Körper vernachlässigen und die Kräfte, die in Ihnen liegen, brachliegen lassen. Die Verjüngung ist deshalb Ihre persönliche Angelegenheit. Die Chinesen kennen die Lösung. Sie regen die innersekretorischen Drüsen an. Sie kennen die Überlegenheit des Geistes über die Materie und erzielen damit Erfolge.

Akupressur — die Lösung für Probleme des Alterns

Indem Sie die Akupunkturpunkte anregen, können Sie Ihre Drüsen wiederbeleben und deren volle Funktion wiederherstellen. Über die Akupunkturpunkte können Sie neues Zellwachstum herbeiführen. Wenn Sie den Wunsch und den Willen haben, sich zu verjüngen, werden Sie diese Quellen der Jugend wieder zum Sprudeln bringen.

WIE MAN DAS GESICHT VERJÜNGT

Behandlungsanleitung

A	B	C	D	E	F	G
Dü-17	M-4	B-2	Di-4	Le-14	Gb-20	Ballen der großen Zehe

Erklärung der Kontaktpunkte

1. Am Kieferknochen (dahinter und darunter) (Dü-17).
2. An den Mundwinkeln (M-4).
3. An der Innenseite beider Augenbrauen (B-2).
4. An der Außenseite der Hand zwischen dem 1. und 2. Mittelhandknochen (Di-4).
5. Am Brustkorb (3. Rippe von unten) (Le-14).
6. An der Schädelbasis, unmittelbar hinter dem Warzenfortsatz (Gb-20).
7. Am Ballen der großen Zehe (Reflexpunktmassage). (Massieren Sie alle anderen schmerzenden Reflexpunkte an der Fußsohle und über dem Knöchel.)

Augenbeschwerden

Obwohl viele Krankheiten die Augen befallen können, werde ich mich hauptsächlich mit drei einfachen Leiden befassen, nämlich mit Bindehautentzündung, Gerstenkorn und Lidentzündung.

Wenn Augenbeschwerden auftreten, suchen Sie Ihren Augenarzt oder einen Optiker auf. Er wird die Sehschärfe prüfen und untersuchen, wie die Augenmuskeln arbeiten. Subkutane Gewebe werden untersucht. Die Tränenbeutel werden geprüft. Mit einem Tonometer wird der Augendruck gemessen. Die Größe und Form der Pupillen und ihre Reaktion auf Licht werden untersucht. Ihr Augenarzt wird auch in das Auge hineinsehen. Er wird mit einem Ophthalmoskop die Netzhaut betrachten. Sie spiegelt Krankheiten wie Nephritis, hohen Blutdruck und Diabetes. Ihr Arzt wird Lampen und andere Instrumente benützen, um festzustellen, ob Sie tatsächlich an einer Augenkrankheit leiden. Im Falle einer direkten Schädigung stellt er fest, welche Gewebe betroffen sind und was dagegen zu tun ist. Alle solche schwierigen Probleme sollten ihm überlassen bleiben. Bei den drei oben erwähnten Beschwerden liegt die Lösung in der Akupunktur ohne Nadeln.

Akupressur-Punkte zur Gesichtsverjüngung

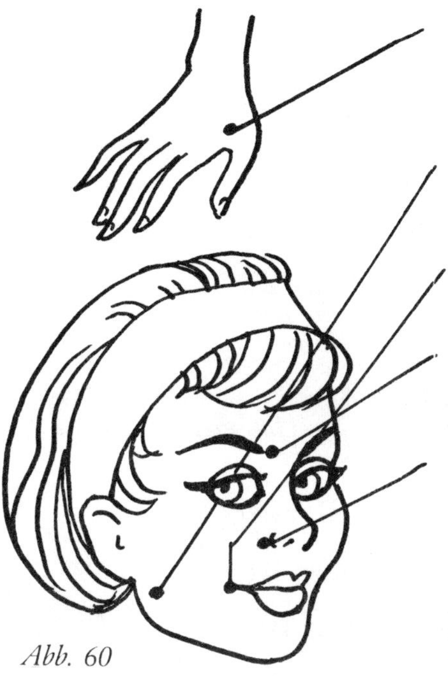
Di-4
Am Gewebe zwischen Daumen und Zeigefinger
Dü-17
Ecke des Kieferknochens
M-4
An den Mundwinkeln
B-2
Am B-2 Anfang der Augenbrauen
Di-20
Zu beiden Seiten der Nasenflügel
Hilfspunkte:
DE-5, L-1, Dü-3, D-8, Le-2, Di-4

Abb. 60

Bindehautentzündung

Bindehautentzündung ist eine Entzündung der Schleimhaut an den Augenlidern. Staub, Rauch, helles Licht, Wind, starke Sonnenreflexe auf Schnee, Wasser oder Eis können die Ursache sein. Auch Bakterien können die Bindehautentzündung auslösen. Gewöhnlich beginnt sie damit, daß die Augen tränen. Beide Lider beginnen zu jucken und zu brennen. Die Bindehaut und die Augenwinkel werden hellrot. Es kann eine Schwellung der Lider eintreten, so daß sich die Lider sogar schließen. Manchmal dauert dies einige Tage, zuweilen auch Wochen. Glücklicherweise geht die Entzündung von selbst zurück. Sie können die Heilung jedoch beschleunigen — oder den Ausbruch sogar verhindern — durch sofortige Akupressurtherapie.

Behandlungsanleitung

A	B	C	D	E	F	G	H	I	J
DE-3, 5 23	Di-3 4	Gb-1, 3 20	M-8 44	Le-2	Dü-3	B-1	Cx-8	G-16	L-1

Akupressur-Punkte bei **Bindehautentzündung**

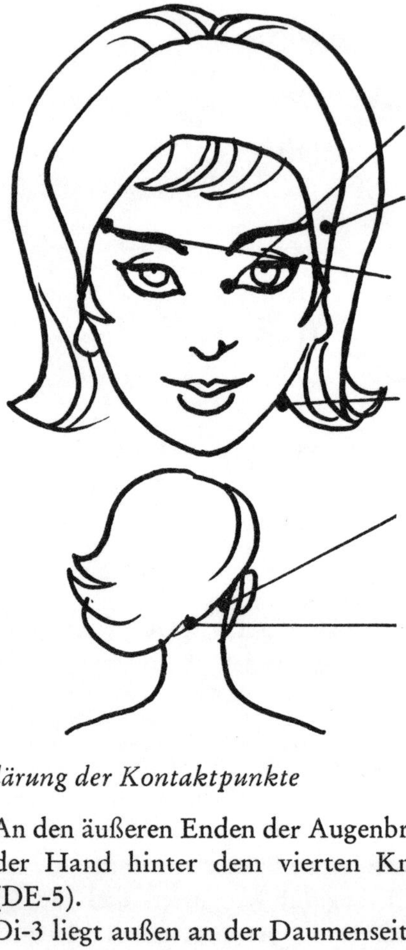
B-1
an den inneren Augenwinkeln
Gb-3
An der Schläfe
DE-23
Am äußeren Ende der Augenbrauen
M-8
Am Hals unter dem Kiefer-knochen
Gb-20
Hinter dem Ohr am Warzenfortsatz
G-16
In der Vertiefung an der Schädelbasis

Abb. 61

Erklärung der Kontaktpunkte

1. An den äußeren Enden der Augenbrauen (DE-23) und an der Außenseite der Hand hinter dem vierten Knöchel (DE-3) und am Handgelenk (DE-5).
2. Di-3 liegt außen an der Daumenseite des Zeigefingers beim ersten Mittelhandknochen. Di-4 liegt im Gewebe zwischen Zeigefinger und Daumen.
3. Gb-1 befindet sich am äußeren Ende der Augenbraue, Gb-3 an den Schläfen über dem Kiefergelenk, Gb-20 an der Schädelbasis.
4. M-8 ist dicht unter jedem Kiefer zu finden. M-44 befindet sich außen an der Wurzel der zweiten Zehe.
5. Le-2 liegt am ersten Gelenk an der Außenseite der großen Zehe.
6. Dü-3 befindet sich an der Außenseite der Hand am fünften Mittelhandgelenkköpfchen.
7. B-1 liegt am inneren Augenwinkel.
8. Cx-8 in der Handfläche zwischen Zeige- und Mittelfinger.
9. G-16 auf dem Rückgrat, wo der Schädel auf dem ersten Halswirbel liegt.
10. L-1 vor der Schulter.

ERGÄNZENDE MASSNAHMEN

Prophylaktische Behandlung:

a) Kalte, feuchte Tücher auf die Augen.
b) Tragen Sie dunkle Gläser.
c) Vermeiden Sie Staub, Wind, Sonne, Rauch, helles Licht.
d) Reiben Sie sich nicht die Augen.
e) Entspannen Sie sich.
f) Schlafen Sie mehr.
g) Essen Sie mehr frisches Obst und Gemüse und weniger Fleisch, Kartoffeln, Süßigkeiten und Gebäck.

GERSTENKORN

Beim Gerstenkorn handelt es sich um eine örtlich begrenzte Entzündung der Talgdrüsen am Rand eines Augenlids oder in dessen Nähe.

Selma P. sagte mir, ihr Hausarzt habe erklärt, sie habe ein Hordeolum, und da ihre Eltern nicht wußten, was das Wort bedeutete, meinten sie, Selma würde ihr Auge verlieren. In Wirklichkeit ist ein Hordeolum ein Gerstenkorn. Hierbei handelt es sich um eine Vereiterung einer Drüse am Augenlid. Gewöhnlich ist dies auf die Invasion von eitererzeugenden Bakterien (Staphylokokken) zurückzuführen. Gerstenkörner können jedoch auch von allgemeinen Gesundheitsschäden ausgelöst werden, von Schwäche oder Infektionen im Körper, im Hals oder im Kopf. Selma P. sagte, ihr Gerstenkorn habe damit begonnen, daß sie glaubte, es sei ihr etwas ins Auge geflogen. Dann wurden die Lider und die Augen rot und begannen zu tränen. Nach diesem Stadium folgte die Schwellung, und eine kleine, runde, rote, empfindliche Stelle auf dem Lid zeigte sich, die sich in einen eiternden Abszeß verwandelte. Sie sagte, sobald das Gerstenkorn geplatzt war, habe sie Erleichterung empfunden. Das Gerstenkorn kann jedoch auch zu Lidentzündungen oder einer chronischen Entzündung der Meibom-Drüsen führen.

Behandlungsanleitung

A	B	C	D	E	F
B-1	Gb-1	DE-17	Dü-7	L-11	M-44

Erklärung der Kontaktpunkte

1. An beiden inneren Augenwinkeln (B-1).
2. Gb-1 außen an beiden Augenbrauen.

3. Hinter dem Ohr am Hals in der Höhe des Warzenfortsatzes (DE-17).
4. An der Außenseite des Oberarms acht Fingerbreit über dem Handgelenk (Dü-7).
5. Am Daumen in der Höhe der Nagelwurzel (L-11).
6. M-44 zwischen der zweiten und dritten Zehe.

ERGÄNZENDE MASSNAHMEN

1. *Physikalische Therapie*

Kalte Handtücher über die Augen legen (kein Eis). Dies lindert den Juckreiz und den Schmerz. Wenn der Eiter zum Fließen kommt, machen Sie feuchte heiße Packungen.

Akupressurpunkte bei
Gerstenkorn

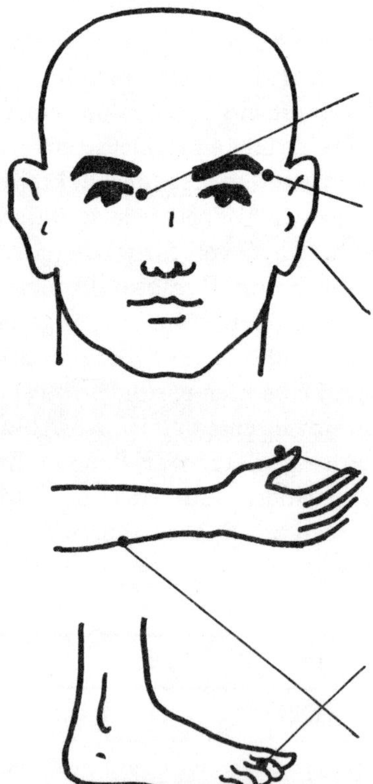

B-1
An den inneren Augenwinkeln

Gb-1
An den Seiten der Augenbrauen

DE-17
Am hinteren Teil des Ohres, am Schädel

L-11
An der Seite des Daumens

M-44
An der Seite der 2. Zehe

Dü-7
In der Mitte des Unterarms

Abb. 62

2. Stellen Sie fest, ob eine Infektion vorliegt

Oft liegt irgendwo im Hals, im Kopf oder Körper eine Infektion vor, wenn ein Gerstenkorn auftritt.

3. Vorbeugung

a) Vermeiden Sie eine Überanstrengung Ihrer Augen.
b) Entspannen Sie sich!
c) Nehmen Sie die Vitamine A und D ein, essen Sie viel frisches Obst und Gemüse.
d) Wenn ein Gerstenkorn hartnäckig ist, gehen Sie zu Ihrem Hausarzt. Er verschreibt Ihnen vielleicht einen Impfstoff. Wenn sie jedoch die Akupressur richtig anwenden, wird das Gerstenkorn möglicherweise nie wieder auftreten.

LID-ENTZÜNDUNG

Die Lid-Entzündung ist eine Entzündung des Augenlides, die durch eine Schwellung, möglicherweise auch Eiterung und die Bildung von Krusten und Schuppen kompliziert wird.

Als ich Grace McG. zum ersten Mal sah, waren ihre Wimpernfollikel rot, und die Entzündung hatte bereits die Augenränder ergriffen. Eine Allergie hatte die Erkrankung ausgelöst. Bei anderen Menschen kann die Infektion Platz greifen, wenn die allgemeine Widerstandskraft nachgelassen hat. Auch unzureichende Kost kann diese Erkrankung auslösen. Die Augen brennen und jucken. Im fortgeschrittenen Stadium können die Wimpern ausfallen. Auch der Augapfel wird in Mitleidenschaft gezogen. Das Auge erträgt kein helles Licht mehr. Flache Geschwüre bilden sich an den Lidern und scheiden eine Flüssigkeit aus, die verkrustet und während der Nacht die Augenlider verklebt. Das ist sehr lästig und reagiert nicht allzugut auf normale Methoden. Anders bei der Akupressur. Sie wirkt schneller und besser.

Behandlungsanleitung

A	B	C	D	E	F	G	H	I	J
B-1, 2	Gb-1, 3 18, 20	D-10 13	Di-2 4	L-5	M-43	Dü-4	M-36	DE-10	H-3

Erläuterung der Kontaktpunkte (vgl. Abb. 63, S. 111)

1. B-1 an den inneren Augenwinkeln, B-2 an den inneren Enden der Augenbrauen.
2. Gb-1 an den äußeren Augenwinkeln, Gb-3 an der Schläfe, über dem Kiefergelenk, Gb-18 auf dem Schädel vier Finger breit über dem Ohr und Gb-20 auf der Rückseite des Halses, zwei Finger breit vom Warzenfortsatz zur Körpermitte hin.
3. D-10 auf der Wirbelsäule zwischen dem zweiten und dritten Lendenwirbel. D-13 zwischen dem neunten und zehnten Brustwirbel.
4. Zwischen Zeigefinger und Daumen liegt Di-4, Di-2 auf der Daumenseite des Zeigefingers beim dritten Gelenk.
5. L-5 liegt unmittelbar vor dem Ellenbogen.
6. M-43 liegt zwischen der zweiten und dritten Zehe.
7. Dü-4 liegt an der Außenseite der Hand.
8. M-36 befindet sich ungefähr vier Fingerbreit unter der Kniescheibe an der Außenseite des Beines.
9. DE-10 liegt leicht oberhalb und hinter dem Ellenbogen.
10. H-3 befindet sich auf der Innenseite jedes Ellenbogens.

SCHWERHÖRIGKEIT

Johnny V. spielte in einer Pop-Kapelle die elektronische Gitarre. Es war eine jener Gruppen, die ihrem Publikum einen gewissen Lärmpegel garantieren. Als Johnny die High School absolviert hatte, wurde er Berufsmusiker und kaufte sich eine noch lautere elektronische Gitarre. Mit einundzwanzig Jahren konnte er ein normal geführtes Gespräch nicht mehr hören. Ich stellte bei einer Untersuchung fest, daß seine Trommelfelle verhärtet waren. Sein Gehör war bereits das eines alten Mannes — ein Gitarren-Beethoven, jedoch ohne dessen Talent. Ich empfahl eine Operation, aber die Transplantation der Ohrtrompete mißlang. Deshalb empfahl ich ihm Akupressur. Er wollte mehr darüber wissen, und ich erzählte ihm, daß der britische Arzt Felix Mann 66 Prozent solcher Leiden heilte, und daß die chinesischen Ärzte sogar noch eine größere Erfolgsrate erzielten, und daß die Russen das gleiche taten. Ich sagte ihm auch, aus welchen Gründen man das Gehör verlieren kann.

Gehörverlust kann viele Gründe haben. Es können Veränderungen am Trommelfell, im Mittelohr, am äußeren Ohrkanal, an den Nerven und Blutgefäßen und sogar an den Ohrtrompeten eintreten. Schwerhörigkeit kann ihren Ursprung auch im Gehirn haben. Fremdkörper wie Ohrenschmalz, Bohnen oder Erbsen können den Gehörgang verstopfen. Taubheit kann die Nebenwirkung einer Streptomyzinbehandlung sein. Bei Frauen tritt sie zuweilen nach den Wechseljahren auf. Es können Geschwüre oder Verletzungen

Lid-Entzündung *(Kontaktpunkte)*

Innerer Augenwinkel Anfang der Augenbrauen	B – 1, 2
äußerer Augenwinkel an der Schläfe	Gb – 1, 3
Mittelfinger über dem Nabel	D – 10, 13
Außenseite des Ellenbogens	L – 5
An der Innenseite des Armgelenks	H – 3
An dem »Musikanten-Knochen« (Ellenbogen)	DE – 10
An der Handkante	Dü – 4
3. Gelenk am Zeigefinger; Gewebe zwischen Daumen und Zeigefinger	Di – 2, 4
Unter dem Knie; an der Oberseite des Fußes	M – 36 M – 43

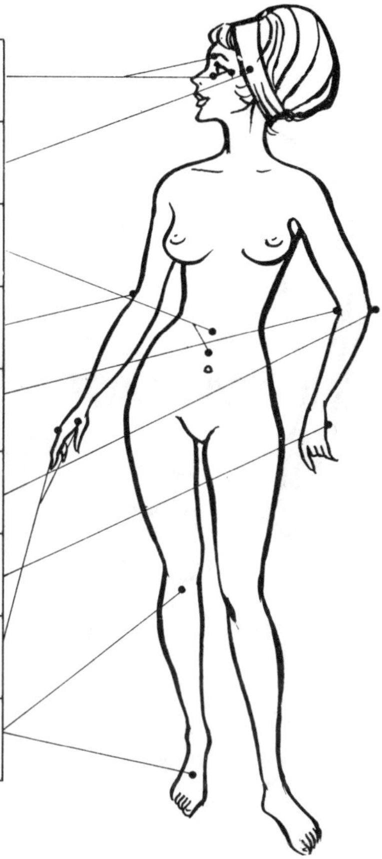

Abb. 63

im Ohr vorliegen. Die Ohrknöchelchen können verhärtet sein. Der achte Schädelnerv oder Gehirnnerv, der zum Gehirnzentrum führt, kann geschädigt sein, ebenso die Rückenmarksnerven, welche die Informationen zum Gehirn übermitteln. Alle diese Schädigungen können durch Infektionskrankheiten ausgelöst werden, aber auch durch ein Zuviel an Alkohol, Salizylaten, Arsenik oder Chinin. Das ist alles sehr kompliziert, und man muß etwas dagegen unternehmen. Das tat ich bei Johnny. Wir behandelten die folgenden Akupunkturpunkte und hatten damit Erfolg.

Behandlungsanleitung (vgl. Abb. 65, S. 113)

A	B	C	D	E	F	G
DE-17 18, 19 20	Dü-19	M-3	Gb-1, 2 3	N-5, 8	Di-4	L-5

Allgemeine Behandlung der Augen
(siehe S. 98, 104; passim)

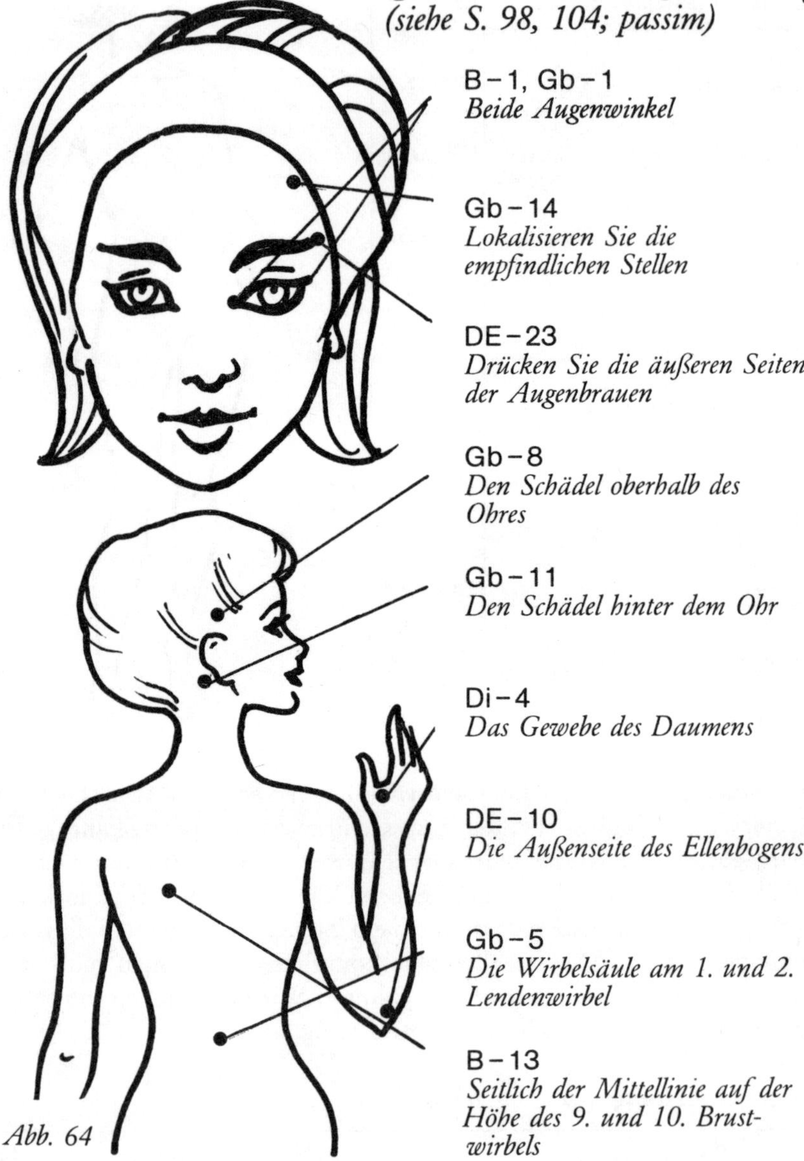

Abb. 64

OHRGERÄUSCHE

Eine häufige Erscheinung bei Erkrankungen des Ohres. Der Patient nimmt dabei Geräusche wahr, die nur er selbst hört. Dies rührt von Reizungen des äußeren und inneren Mittelohrs her.

Akupressurpunkte bei Taubheit

Chinesen, Japaner und Franzosen haben bei Gehör-Schäden mit Akupunktur bemerkenswerte Erfolge erzielt.

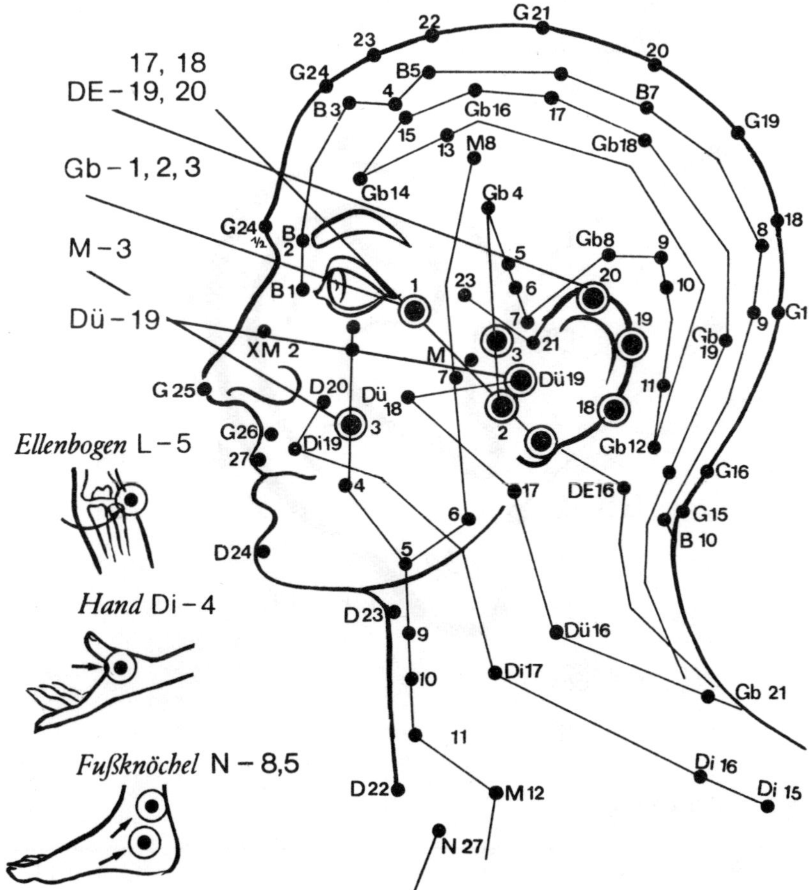

Siehe auch »Z«-Zone 9 am Fuß

Nur die eingekreisten Punkte drücken!

Abb. 65

Die Geräusche reichen von Brausen und Pfeifen bis zum Summen und Pochen. Sie können in ständigem Wechsel auftreten. Wer daran leidet, wird vielleicht von seinem Arzt erfahren, daß eine Verhärtung der Arterien, hoher Blutdruck oder sogar übermäßige Arzneimitteleinnahme daran schuld ist. Zahn- oder Kieferkrankheiten können Ohrgeräusche auslösen. Innersekretorische Drüsen können dazu beitragen. Auch Hysterie kann eine Rolle spielen. Manchmal ist lediglich verhärteter Ohrenschmalz die Ursache. Um diese „Geräusche“ zu bekämpfen, gehen Sie folgendermaßen vor (siehe Abbildung 66).

Akupressurpunkte bei ***Ohrgeräuschen***
(beide Ohren behandeln)

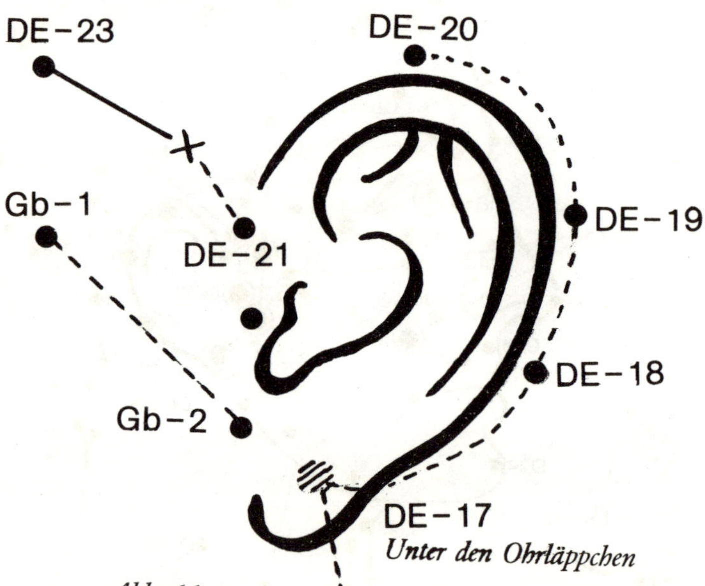

Abb. 66

Behandlungsanleitung

A	B	C	D	E	F	G	H
B-26	Cx-7	Gb-2, 7 8, 9, 20	N-1, 3	G-14 16, 19 20	Le-4	Dü-3 5, 16	DE-17 18

ZUSÄTZLICHE MASSNAHMEN BEI OHRENBESCHWERDEN

Behandlungsanleitung

Leiden	A	B	C	D
Ohrenschmalz	DE-17, 21	Di-4	Dü-18	
Plötzliche vollständige Taubheit	B-19	Dü-19	DE-5, 17	Gb-43

DER MUND

Einige chinesische Ausdrücke für Mundkrankheiten, die mit Akupressur und Akupunktur behandelt werden können, sind: „Kou Mi", „Kou Chuang" und „E Kou Chuang". Die chinesischen Akupunkturisten kannten genau die Notwendigkeit der richtigen Diagnose von Krankheiten. Heute stehen uns die Ergebnisse ihrer peinlich genauen Forschungen zur Verfügung. Vor Tausenden von Jahren waren sie bereits dem 20. Jahrhundert voraus. Sie besaßen Kenntnisse, die wir heute gerade zu erkennen beginnen. Wie wirksam Akupunktur und Akupressur sein kann, zeigen die folgenden Methoden für die Behandlung von Zahnfleischentzündung, Zahnschmerz, trockenem Mund und Husten.

ZAHNFLEISCHENTZÜNDUNG

Diese Erkrankung ist dadurch gekennzeichnet, daß das Zahnfleisch auf Druck hin oder beim Zähneputzen blutet, jedoch ohne deutlichen Schmerz.

Das Zahnfleisch kann aus vielen Gründen anschwellen und bluten, und sie haben nichts mit dem Zustand der Zähne zu tun. Zahnfleischentzündung kann auf eine zu harte Zahnbürste oder den Gebrauch von starken Mundwässern zurückgehen. Sie kann auch daher rühren, daß Zähne und Kiefer ungleichmäßig gewachsen sind. Unvollkommenes Kauen, Speisereste im Gebiß, schlecht eingepaßte falsche Zähne, Mundatmung und sogar Brücken oder Mundspangen können die Ursache sein. Ihr Hausarzt oder Zahnarzt wird vielleicht eine gründlichere Untersuchung vornehmen müssen, wenn die Zahnfleischentzündung anhält. Ich habe in meiner eigenen Praxis festgestellt, daß Zahnfleischentzündung als Anfangssymptom bei anderen Krankheiten auftritt. Sie kann auf Vitaminmangel zurückzuführen sein, aber auch auf Diabetes, Arzneimittelunverträglichkeit, Drüsenstörungen und sogar Allergien. Als Lorrie Layne C. eine Lebensversicherung abschloß und sich deshalb ärztlich untersuchen lassen mußte, erkundigte sie sich, was das rote Band an ihrem Zahnfleisch zu bedeuten habe. Es war einfach eine rote Linie über den Zähnen, die nicht wehtat, aber leicht blutete. Ich fand ihr Zahnfleisch entzündet, ödemisch und rosarot. An einigen Stellen war es zurückgezogen, so daß die Wurzeln einiger Zähne etwas freilagen und diese locker saßen. Ihre Zunge war hellrot und blaß, ihre Lippen rot und rissig. Sie sagte, ihr Mund fühle sich an, als hätte sie sich verbrüht, und sie scheue sich, ihren Freund zu küssen. Woran litt sie? Durch schlechte Eßgewohnheiten hatte sie Pelagra, einen schweren Vitamin-B-Mangel. Die Akupressur ist die richtige Methode, um mit diesem Problem fertigzuwerden. Hier ist die chinesische Methode (siehe Abbildung 67).

Zahnfleischentzündung

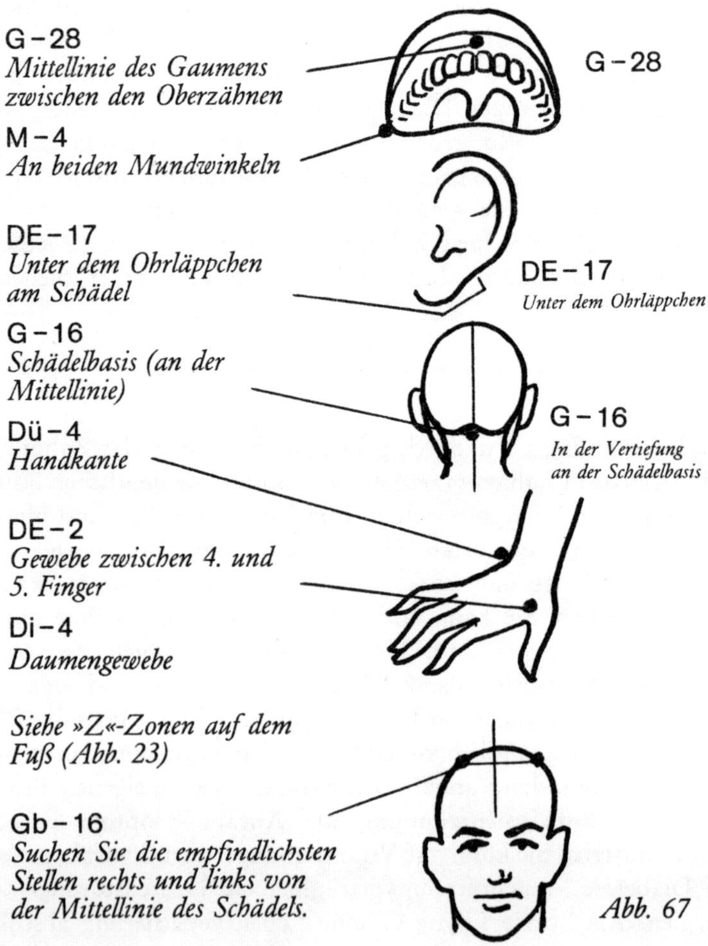

Abb. 67

Behandlungsanleitung

A	B	C	D	E	F	G
G-28	Gb-16	L-11	DE-2 17	M-4	Dü-4 8	Di-4

ERGÄNZENDE MASSNAHMEN

1. Niacinamid (mindestens 5 mg täglich).
2. Völlig ausgewogene Kost.
3. Viel Schlaf
4. Gesündere Lebensweise.

ZAHNSCHMERZEN

Zahnschmerz ist jener neuralgische Schmerz, der von einer Reizung, Infektion und/oder Entzündung der Zahnpulpa herrührt.

Ein Zahn ist kein Knochen. Er besteht aus Dentin, das mit Zahnzement umhüllt und von weißem Email bedeckt ist. Die Krone steht heraus. Die Wurzeln sitzen im Kiefer, und durch diese Wurzel führen Blutgefäße und Nerven in den Zahn. Allzuoft werden schmerzende Zähne gezogen. Allzuoft haben diese Zähne mit dem tatsächlichen Problem gar nichts zu tun. Die eigentliche Ursache war das Nervensystem. Wenn sich die Schmerzimpulse in einem bestimmten Körperteil konzentrieren, muß man sie beseitigen. Deshalb ist Akupunktur und Akupressur so wertvoll bei der Mundpflege. Hier sind die betreffenden Akupressurpunkte für den Notfall (siehe Abbildung 68).

Behandlungsanleitung

A	B	C	D	E	F	G
L-2	M-28	Gb-2 17, 37	Dü-18	Di-1 4	DE-21	B-69

Zahnschmerzen

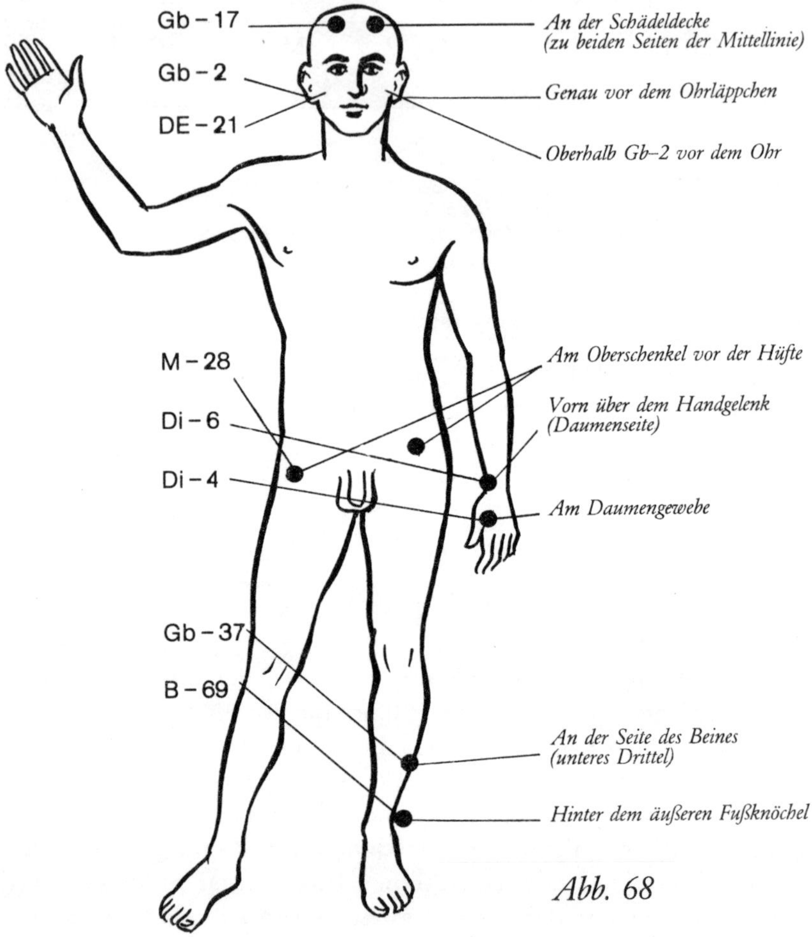

Abb. 68

ZUSÄTZLICHE MASSNAHMEN

1. *Physikalische Therapie*

a) Eis auf die Akupressurpunkte legen

b) Weitere Akupunkturpunkte, die behandelt werden sollten:

Druck auf die Schläfen: Legen Sie auf der Gesichtsseite, wo der Zahnschmerz auftritt, drei Finger an die Schläfe. Drücken, loslassen, mindestens fünfmal wiederholen. Druck auf DE-22, Gb-7 und XH-3.

Druck auf den Kiefer: Drücken Sie mit drei Fingern auf den betreffenden Kiefer ohne loszulassen, bis Sie bis fünfzig gezählt haben.

Druck über oder unter dem schmerzenden Zahn (je nach dem, ob es sich um den Ober- oder Unterkiefer handelt).

Halsschlagader: Hierbei muß man vorsichtig vorgehen. Wichtig: Drücken Sie nur auf der Seite, wo der Zahnschmerz auftritt, auf die Halsschlagader. Zählen Sie dabei auf drei und lassen Sie los. Wiederholen Sie dies dreimal.

2. *Nelkenöl*

Dies ist ein altes chinesisches Heilmittel, wenn Akupressur keine sofortigen Resultate bringt.

TROCKENER MUND

Trockener Mund rührt von einem völligen Aufhören der Speichelsekretion her (Aptyalismus).

Carrie litt an einem trockenen Mund. Carrie ist eine ältere Dame, der niemand sagte, was sie tun solle, und das galt auch für ihre Ärzte. Sie nahm keine Ratschläge an, sie wußte selbst immer alles am besten. Dann kamen einige Schicksalsschläge. Ihr Mann starb, ihre Tochter wurde getötet, und ihr Sohn war in Vietnam vermißt. Man konnte sie unter diesen Umständen für ihre Verfassung nicht verantwortlich machen, und ich schwieg, als ich sie untersuchte, nachdem eine Verwandte sie in meine Praxis gebracht hatte.

Ich stellte fest, daß ihre Zunge wie eine Krokodilshaut aussah — sie war rissig, rauh und dick. Carrie erklärte, ihre Zähne seien buchstäblich herausgefallen, und sie habe kein Geschmacksempfinden mehr. Ich gab ihr eine schriftliche Anweisung mit, die sie befolgen sollte. Nicht lange danach kam ein Telefonanruf von Carries Verwandtem, der erklärte, Tante Carrie sei wieder gesund. Sie könne jetzt besser spucken als alle anderen.

Behandlungsanleitung

A	B	C
G-28	Le-8	L-5

ERGÄNZENDE MASSNAHMEN

1. Für gut passenden Zahnersatz sorgen.
2. Ausgewogene Kost, zusätzliche Gaben von Vitaminen A, C und B-Komplex sowie Mineralstoffe.
3. Mundspülung mit Glycerin.

Chinesische Akupressur-Punkte bei

Trockenem Mund

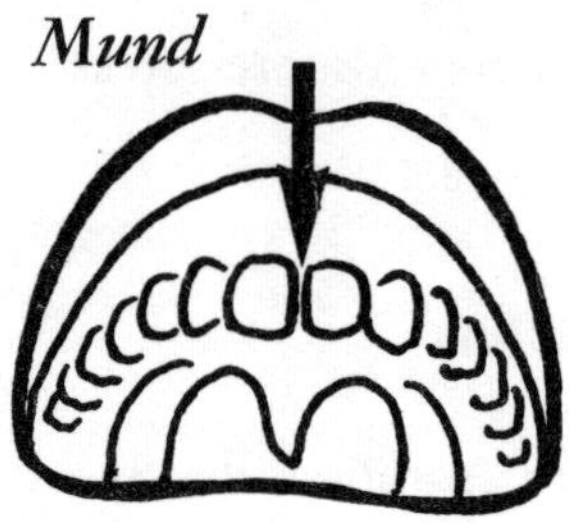

Ⓐ G-28

Berühren Sie zuerst die Mittellinie zwischen den Zähnen (oben)

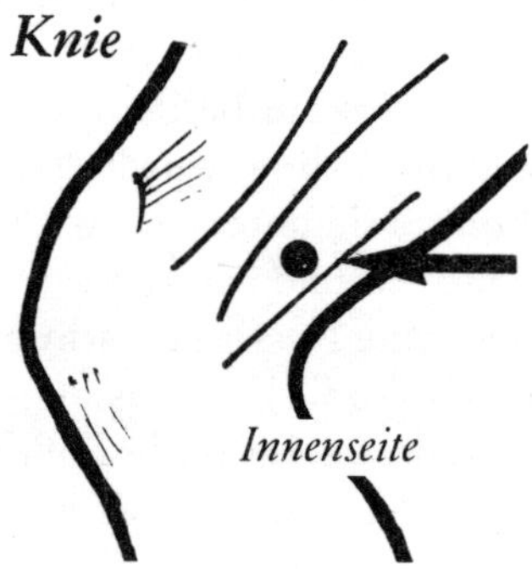

Ⓑ Le-8

Stellen Sie die emfindlichen Stellen fest. Behandeln Sie diese.

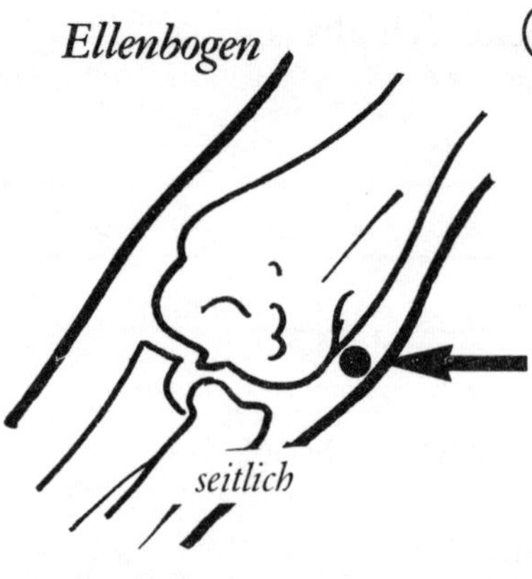

Ⓒ L-5

Wenden Sie kreisenden Druck an.

Abb. 69

HUSTEN

Husten ist jede kräftige Luftausstoßung in dem Bemühen, die Kehle zu reinigen.

Husten hat viele Ursachen. Es kann an zu großer Trockenheit ebenso wie an Feuchtigkeit liegen. Er kann Schleim zutage fördern oder auch nicht. Er kann von Asthma herrühren, von Herzbeschwerden oder von den Bronchien. Er kann vom Kehlkopf oder von der Schilddrüse ausgehen. Husten tritt auf bei Lungenentzündung und Diphtherie, als Reflexhusten bei Pertussis (Keuchhusten). Alle diese Formen beginnen mit einer örtlichen Reizung, ob es sich um eine gewöhnliche Erkältung, Masern oder Rachenkatarrh handelt. Der Husten ist ein Symptom, das alle gemeinsam haben.

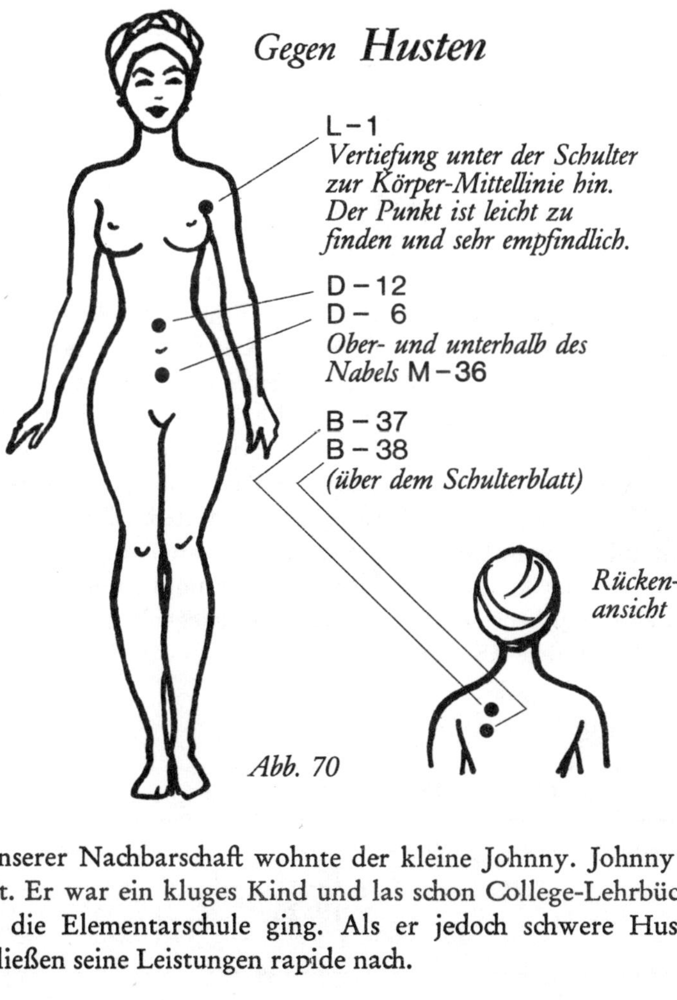

Abb. 70

In unserer Nachbarschaft wohnte der kleine Johnny. Johnny war zehn Jahre alt. Er war ein kluges Kind und las schon College-Lehrbücher, als er noch in die Elementarschule ging. Als er jedoch schwere Hustenanfälle bekam, ließen seine Leistungen rapide nach.

Da ich in der Nachbarschaft wohnte, hatte ich von Johnnys Hustenanfällen gehört. Aber ich lernte den Jungen erst kennen, nachdem er bei mehreren Spezialisten gewesen war. Als man ihn mir schließlich brachte, fiel mir der chinesische Ausdruck für Husten, „Ke Sou", ein. „Ke Sou" bedeutet „leere Lunge". Bei diesem Jungen lag Kurzatmigkeit vor. Schon ein kurzer Spaziergang brachte ihn in Atemnot. Er hatte einen trockenen Mund und klagte, seine Kehle sei wie ausgedörrt. Seine Stimme klang schwach und leise, sein Gesicht war blaß, die Haut trocken, fast verwelkt, der Puls fühlte sich schwach an. Ich konnte seinen Husten, der auf diese Zustände zurückzuführen war, beseitigen. Innerhalb weniger Tage war der Junge geheilt.

Behandlungsanleitung

A	B	C
L-1	D-6 12	B-37 38

DIE NASE
NASENBLUTEN

Der medizinische Ausdruck dafür lautet Epistaxis. Nasenbluten kann viele Ursachen haben. Es kann von einem Knochenbruch herrühren, von Nasenbohren, Fremdkörpern, Allergien, Tumoren, Sinusitis oder einem Schlag auf den Kopf. Auch organische Krankheiten können die Ursache sein. Hoher Blutdruck, Verhärtung der Arterien und Nierenbeschwerden können dazu führen. Wenn man aus einem Büro mit Klimaanlage in die Hitze eines Sommertages hinaustritt, kann Nasenbluten eintreten. Wenn Nasenbluten längere Zeit anhält, muß Ihr Arzt die Ursache feststellen und eine Therapie einleiten. Inzwischen können Sie folgende Akupunkturpunkte behandeln. Möglicherweise brauchen Sie dann in dieser Angelegenheit nie wieder einen Arzt aufzusuchen (Siehe Abbildung 71).

Behandlungsanleitung

A	B	C	D	E	F	G	H
L-5	Le-5	Dü-2 7	B-10 18	Di-4 10, 11 19, 20	G-14 15, 16 20, 21 24	Hb-8	Gb-12

Akupressur-Punkte bei

allgemeinen Nasenbeschwerden

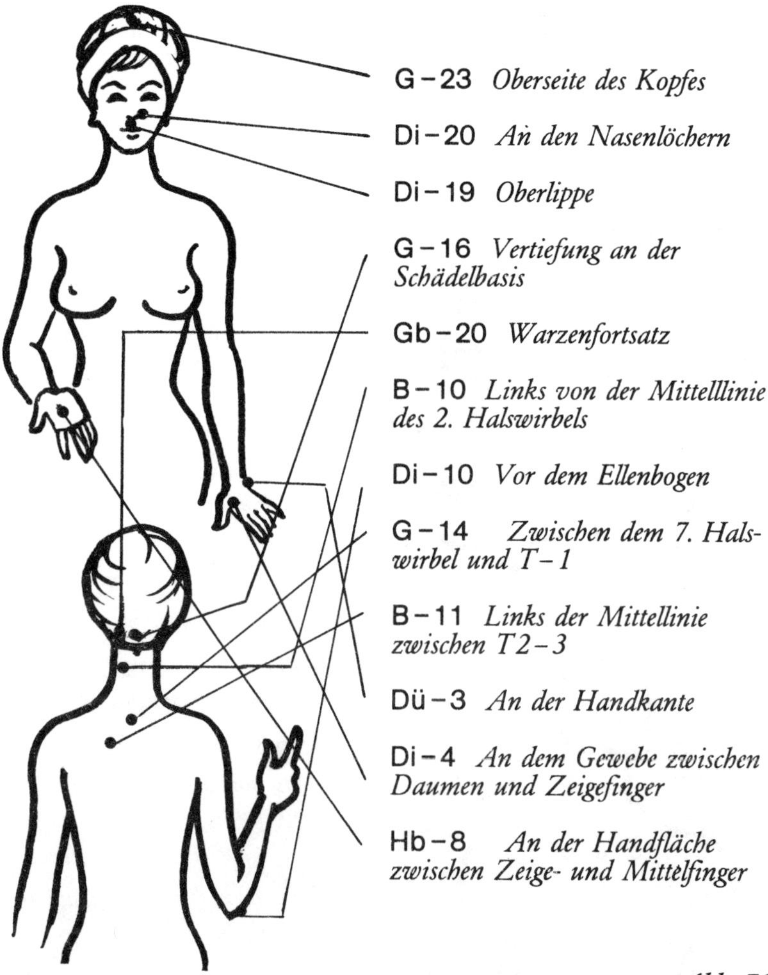

Abb. 71

ERGÄNZENDE MASSNAHMEN

Physikalische Therapie

a) Halten Sie Gaze an die betroffene Nasenseite.
b) Legen Sie Eisbeutel auf den Nasenrücken und ins Genick.
c) Sitzen Sie aufrecht mit zurückgelegtem Kopf.

d) Pressen Sie den Daumen in die Einbuchtung an der Schädelbasis, während Sie die anderen Finger auf die Stirn legen und dabei den Kopf nach hinten neigen, bis die Blutung aufhört (direkter Einfluß auf die Medulla oblongata). Anmerkung: Dies ist oft der einzige Akupunkturpunkt, den Sie brauchen. Die chinesische Bezeichnung ist Punkt 16 des „Gouverneurs“.

Akupressur-Punkte bei ***Sinusitis***

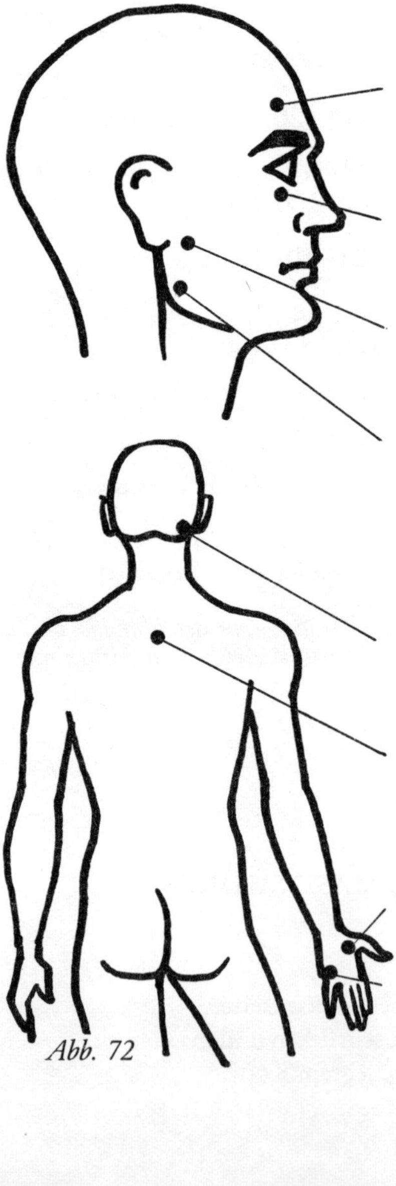

Gb-14
Etwa 2,5 cm oberhalb der Augenbraue über der Mitte des Auges

M-1
Unter dem Auge, am Augenhöhlenrand

M-7
In der Vertiefung in Höhe des Kieferknochengelenks

M-6
Am Kieferknochengelenk

N-22
Rechts von der Spitze des Brustbeines

Gb-20
Hinter dem Warzenfortsatz in Richtung zur Mittellinie

G-13
Wirbelsäule in Höhe des 2. und 3. Brustwirbels

Di-4
Im Gewebe zwischen Daumen und Zeigefinger

Dü-3
Oberseite der Vertiefung am kleinen Finger

Abb. 72

SINUSITIS

Sinusitis ist die Entzündung einer Gesichtshöhle, bei der auch die angrenzenden Höhlen in Mitleidenschaft gezogen werden können (Siehe Abbildung 72).

Eine katarrhalische Erkrankung der inneren Gesichtshöhlen kann jederzeit auftreten. Bei einer solchen Entzündung wird meist auch die Nase davon betroffen sein. Bei der akuten Sinusitis kann eine eitrige Entzündung entstehen mit Symptomen wie Kopfschmerzen, Schüttelfrost, Fieber und Schmerzen in der Gegend der direkt betroffenen Gesichtshöhle.

Als ich noch Boxsport trieb, erhielt ich oft genug Schläge auf den Kopf. Sie gehören zu den Ursachen, die zu Gesichtshöhlenkrankheiten führen. Meine Nasenscheidewand war verschoben, die Nasenmuschel vergrößert, die Gesichtshöhlen waren verstopft. Mein Sparrings-Partner Jodie F. litt an den gleichen Beschwerden. Jodie wog 150 Pfund, bewegte sich wie ein Panther und war vollkommen auf der Höhe, bis seine Nase getroffen wurde. Entzündete Gesichtshöhlen führten zu Kopfschmerzen, eitrigem Ausfluß und Schwindelgefühlen. Manchmal war der Schmerz so stark, daß sogar seine Zähne wehtaten.

Manche Leute bekommen eine akute Sinusitis durch Rhinitis (Entzündung der Naseninnenseite). Manche bekommen sie durch Allergien oder sogar durch Gefühlserregungen.

Ein Fall, der mir eine Zeitlang rätselhaft blieb, war der eines hübschen kleinen Mädchens mit einem dicken, eitrigen Ausfluß, der unaufhörlich aus ihrer Nase floß. Innen war die Nasenschleimhaut rot und geschwollen. Röntgenbilder brachten die Lösung: Sie zeigten eine kleine Metallkugel. Ein Chirurg entfernte sie. Cathy gestand, daß sie sich eine Bleikugel vom Luftgewehr ihres Bruders in die Nase gesteckt hatte. Nach der Operation wurde sie nach folgender chinesischer Methode behandelt, um die Entzündung zu bekämpfen.

Behandlungsanleitung

A	B	C	D	E	F
N-8	Le-8	G-16	Dü-1	M-1	B-2
		28	18	3	64
		26		7	
				40, 45	

ERGÄNZENDE MASSNAHMEN

1. *Physikalische Therapie:*

   a) Reinigen Sie die Innenseite der Nase mit Salzwasser (ein Eßlöffel Salz auf einen Liter Wasser).

   b) Eispackungen auf den Nasenrücken und im Genick.

2. *Kost*

   a) Frisches Obst und Gemüse.

   b) Vitamin A (eine Woche lang 1000 Einheiten täglich). Außerdem Vitamin C (aber keine Ascorbinsäure!). Es muß organisch gewonnen sein.

3. *Bettruhe*

4. *Viel Wasser, Obst- und Gemüsesäfte trinken.*

5. *Zusätzliche Akupressur gegen Sinusitis:*

   a) Drücken Sie die Nase mit Zeigefinger und Daumen vom Nasenrücken bis zur Nasenspitze, wobei Sie jedesmal auf drei zählen und dann loslassen und so allmählich die Nase herunterfahren.

   b) Druck mit drei Fingern auf die Stirn. Legen Sie die Fingerspitzen einer Hand in eine senkrechte Linie oberhalb der Nase auf die Stirn und drücken Sie. Danach verfahren Sie ebenso über beiden Augen.

   c) Schläfendruck. Legen Sie den Zeigefinger auf die Schläfe und suchen Sie die schmerzhafte Stelle. Drücken Sie darauf, bis der Schmerz verschwindet.

   d) Druck auf das Kiefergelenk. Suchen Sie den Punkt zwischen dem Kiefergelenk und dem Ohrläppchen. Diese Stelle ist bei Gesichtshöhlenkrankheiten oft außerordentlich empfindlich. Drücken Sie vorsichtig dreimal mit zunehmend stärker werdendem Druck.

   e) Druck auf Brustwirbelpunkte. Lehnen Sie sich an einen Türrahmen, stützen Sie sich mit den Füßen ab. Suchen Sie die schmerzhafteste Stelle zwischen Schulterblatt und Wirbelsäule und pressen sie diese gegen den Türrahmen. Machen Sie das gleiche auf der anderen Seite der Wirbelsäule. Wiederholen Sie das Ganze.

   f) Druck auf die Medulla oblongata-Gegend. Dadurch steigern Sie die Funktionstüchtigkeit des autonomen Nervensystems. Dies führt dazu, daß alles schneller heilt.

ZWEI SONDERTHERAPIEN

Die folgenden Abbildungen 73 bzw. 74 betreffen Methoden, die noch nicht ganz erprobt sind. Sie sind jedoch wirksam bei Beschwerden, die immer wieder auftreten, wie zum Beispiel bei

a. Heuschnupfen

b. Schluckauf

Anmerkung des Herausgebers (USA): Diese Therapien befinden sich noch im Erprobungsstadium. Der Autor hat mit beiden gewisse Erfolge erzielt, kann aber noch nicht über eindeutige „Heilungen" berichten. Versuchen Sie selbst eine Therapie, die zumindest keinen Schaden anrichten kann. Wenn keine Ergebnisse eintreten, gehen Sie zu Ihrem Arzt.

Was in diesen „zusätzlichen Therapien" vorgestellt wird, ist einfach eine moderne Version — ohne Nadeln — der Akupunkturmethoden, die seit Tausenden von Jahren benützt wurden, und eine viele tausend Jahre alte Tradition ist kaum zu widerlegen.

Akupressurpunkte gegen Heuschnupfen

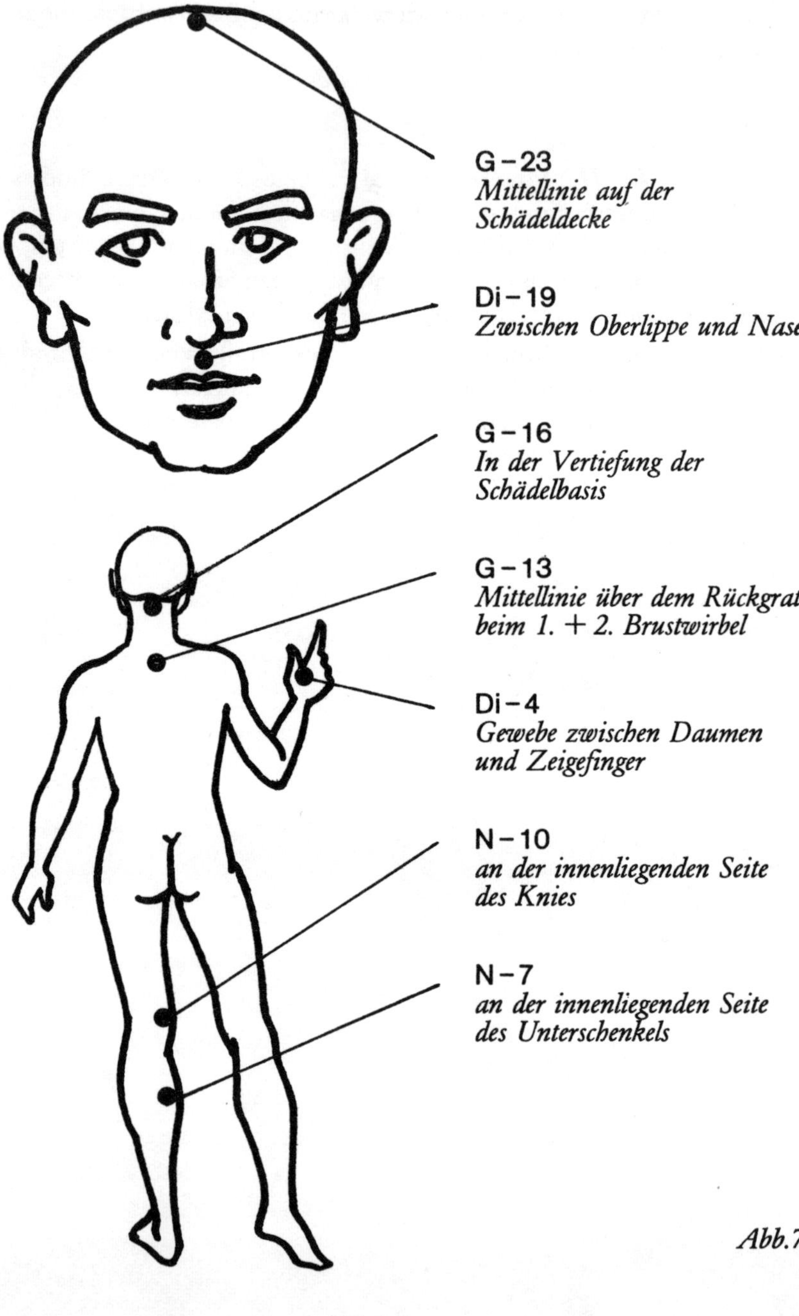

Abb.73

Akupressurpunkte gegen

Schluckauf

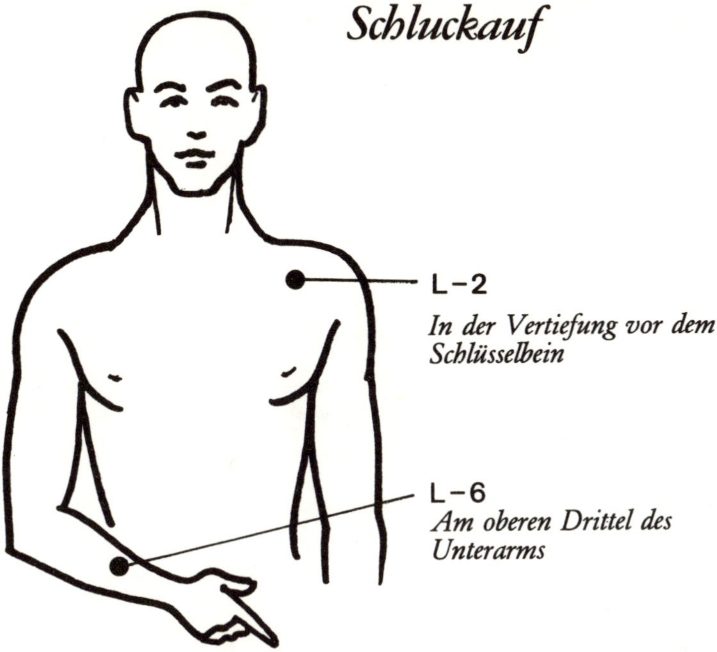

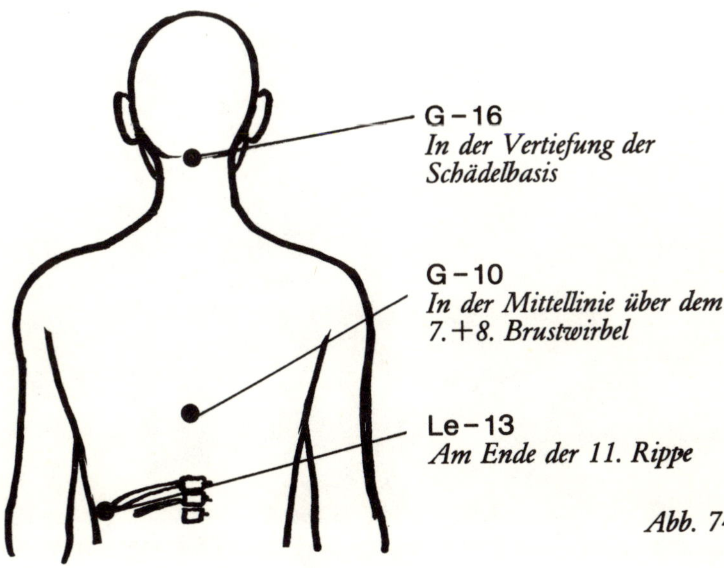

Abb. 74

V.

KRANKHEITEN DES HALSES

Im folgenden werden Akupressur-Techniken beschrieben für:

Blutdruckunregelmäßigkeiten
Kropf und andere Schilddrüsenstörungen
Kehlkopfentzündung
Rachenkatarrh
Geschwollener Rachen
Angina
Schiefhals

Außerdem sind zusätzliche Therapien geschildert für:

Unfähigkeit, den Hals nach hinten zu beugen
Schmerzen im Hals und in der Kehle
Rauher Hals (unbekannter Herkunft) oder hartnäckiger Husten bei Kindern
Steifer Hals

DER BLUTDRUCK UND DIE AKUPUNKTURPUNKTE AM HALS

Man macht meist zu viel Aufhebens vom „Blutdruck“, und zu oft bekommen Menschen eine falsche Vorstellung über hohen und niedrigen Blutdruck durch das, was Nachbarn, Freunde, allwissende Verwandte und manchmal Ärzte darüber sagen. Wenn beispielsweise niedriger Blutdruck vorliegt, so hat dies irgendeinen Grund, und dieser muß festgestellt werden.

NIEDRIGER BLUTDRUCK UND SEINE SYMPTOME

Wie können Sie ohne Blutdruckmesser feststellen, daß Sie an niedrigem Blutdruck leiden? Manche Menschen werden gar nichts davon bemerken.

Andere haben vielleicht Schwindelgefühle. Ihre Augen können leicht ermüden, sie werden leicht müde, haben Kopfschmerzen und können sich nicht konzentrieren. Es kann auch ein beengtes Gefühl in der Brust auftreten, und das Herz kann unregelmäßig schlagen. Die Energie läßt nach. Keines dieser Symptome muß sehr ausgeprägt sein, aber sie können mit der Zeit unangenehm werden. Es sind Warnzeichen, auf die man achten muß. Wie kann man mit Akupressur dem Problem zu Leibe rücken? Beginnen Sie mit dem Halskontrollpunkt namens Karotis-Sinus.

DIE KAROTIS-DRÜSE

Die Karotis-Drüse befindet sich an der Verzweigung der Hauptthalsschlagader zu beiden Seiten des Halses und ist leicht für die Akupressur zugänglich. Die dort befindliche Erweiterung der Wand der Halsarterie heißt Karotis-Sinus.

Schritt 1: Suchen Sie die Erweiterung an der inneren Halsschlagader (siehe Abbildung 75). Um sie rasch zu finden, gehen Sie von der Kuppe des Adamsapfels aus und fahren mit dem Finger zur Seite, bis Sie ein Pulsieren spüren. Dies ist die richtige Stelle! Diese wichtige Drüse reguliert den Blutdruck. Von ihr gehen sehr spezielle Nervenbahnen aus, welche die Fähigkeit haben, den Blutdruck zu heben und zu senken, und zwar durch ein Signal an die Medulla oblongata, die wiederum die Herztätigkeit beschleunigt oder dämpft. Drücken Sie auf den Karotis-Sinus. Dann folgt der nächste Schritt (siehe Abbildung 76).

Schritt 2: Suchen Sie eine empfindliche Stelle unmittelbar auf der Mittellinie der Schädeldecke. Manchmal ist dieser Punkt so empfindlich, daß man ihn nicht einmal mit dem Kamm berühren kann. Üben Sie auf diesen Punkt kreisenden Druck mit den Fingerspitzen beider Hände aus. Nun legen Sie drei Finger in einer Linie von diesem Punkt nach hinten in Richtung auf die Einbuchtung an der Schädelbasis zu. Legen Sie den Daumen in die Einbuchtung. Nun bewegen Sie die Kopfhaut auf der Schädeldecke vor und zurück.

Schritt 3: Jetzt drücken Sie mit dem Daumen in die Einbuchtung. Sie wird sehr empfindlich sein. An dieser Stelle liegt genau hinter der Schädeldecke die Medulla oblongata, und sie steht über Nervenbahnen in direkter Verbindung mit dem Gebiet, das Sie drücken.

Karotis - Sinus

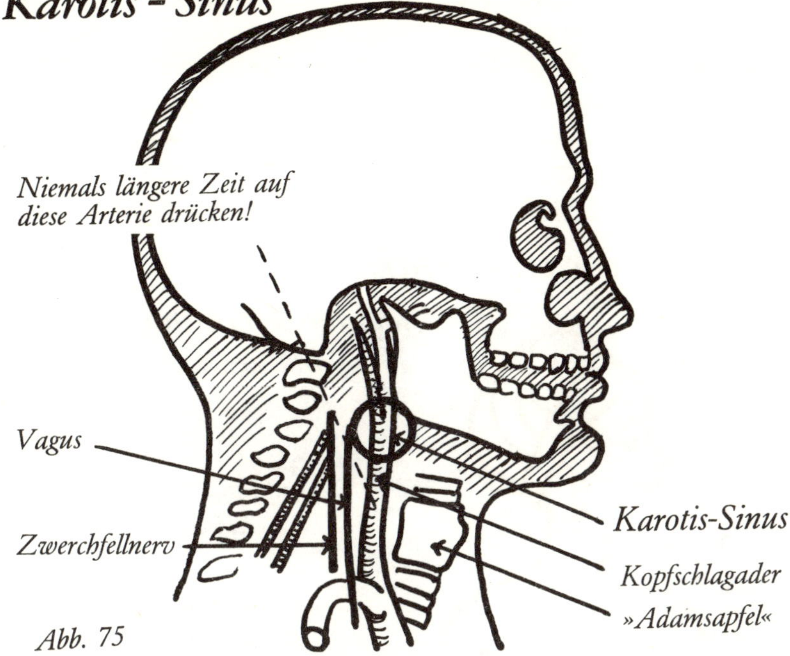

Abb. 75

Medulla Oblongata (Teil des Zentralnervensystems) und ihre Akupressurpunkte

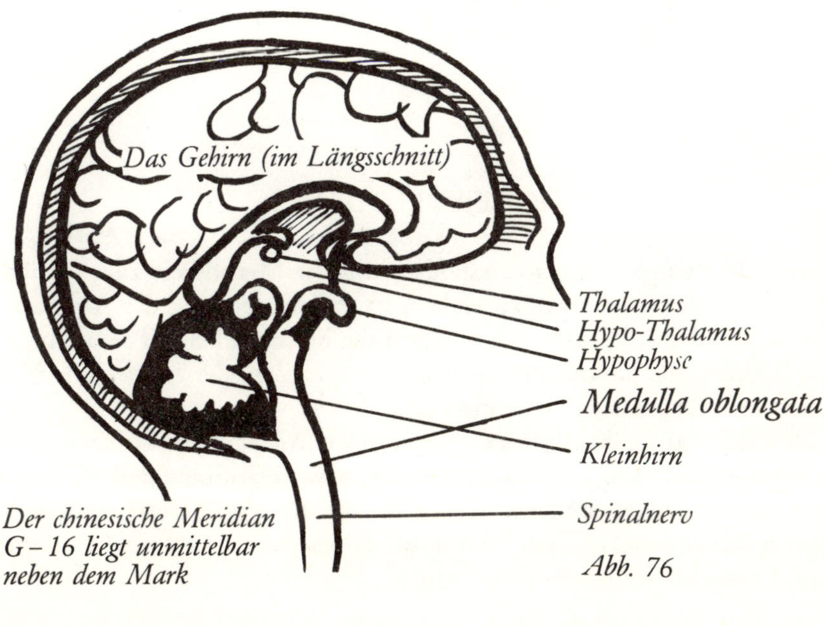

Abb. 76

Mit diesen drei Schritten beginnen Sie, den Blutdruck zu regulieren. Durch diese Methode werden Schwächen des Herzens behoben, ebenso Blutmangel im Kopf, der Kopf wird klar, das Schwindelgefühl verschwindet. Die Augen werden weniger leicht ermüden, und sobald alle diese Anzeichen und Symptome verschwinden, steigt auch der Blutdruck (siehe Abbildung 77).

Niedriger Blutdruck

und die chinesischen Akupunktur-Punkte

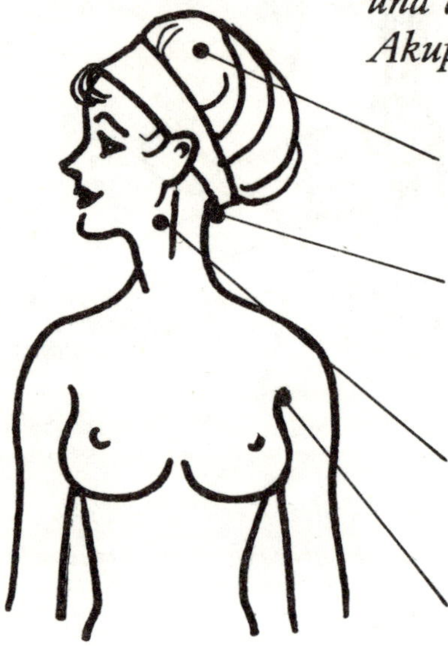
G-21
Mittellinie der Schädeldecke
G-16
In der Vertiefung der Schädelbasis (Mittellinie)
Karotis-Sinus, gerade über dem »Adamsapfel«
H-1
an der Achsel

Abb. 77

HOHER BLUTDRUCK

Eine der wunderbarsten Methoden, die der Menschheit zur Verfügung stehen, um hohen Blutdruck zu senken, ist die Anwendung der Akupunktur ohne oder auch mit Nadeln. Ich wende diese Methode bei mir selbst an, aber ich will Ihnen die Geschichte von Dawson erzählen, der in meinem Wartezimmer „tot umgefallen" zu sein schien.

Dawson war in meine Praxis gekommen. Als er im Wartezimmer saß, kippte er einfach um. Ich behandelte seinen Karotis-Sinus und die Spitzen seiner kleinen Finger. Er kam wieder zu sich. Er war äußerst erstaunt und betastete seinen Kopf. Er sah zu mir auf und sagte: „Es ist weg! Dieser verrückte Druck in meinem Kopf ist weg!"

Ich erfuhr, daß Mr. Dawson an hohem Blutdruck litt und daß eine Röntgenuntersuchung seines Herzens eine Verkalkung der Koronararterie gezeigt hatte. Ich erfuhr auch, daß der Chirurg eine Herzoperation für notwendig hielt. Sein Blutdruck war 260/140 . . . Solche Leute sehen Ärzte ungern in ihre Praxis kommen, weil sie bereits zu den wandelnden Toten gehören . . . und Dawson kam zu mir.

Einige Zeit später rief mich sein Hausarzt an. Er war offensichtlich verblüfft über die Veränderung, die mit Dawson vorgegangen war. „Was haben Sie mit ihm gemacht?", wollte er wissen. Ich schilderte ihm die unten angeführte Methode. Bei leichten Fällen von Bluthochdruck ist es eine ausgezeichnete Art der Selbsthilfe. Wer an chronischem hohen Blutdruck leidet, sollte sie nur in Notfällen anwenden und sofort den Hausarzt rufen.

AKUPRESSUR-TECHNIK GEGEN HOHEN BLUTDRUCK

Schritt 1: Fingerspitzendruck auf den Karotis-Sinus. Zählen Sie dabei langsam auf fünf. Atmen Sie tief ein. Drücken Sie noch einmal. Atmen Sie aus. Wiederholen Sie dies mindestens dreimal. Machen Sie es auf beiden Seiten des Halses. Man kann es auch rechts und links gleichzeitig ausführen.

Schritt 2: Suchen Sie die Knochenbrücke an der Schädelbasis. Diese Brücke läuft von Ohr zu Ohr. Tasten Sie sie mit den Fingerspitzen ab. Stellen Sie die schmerzhaften Stellen auf der darüberliegenden Kopfhaut fest. Üben Sie auf jede davon Druck aus. Wiederholen Sie dies mindestens dreimal, wobei der Druck an Stärke zunimmt (aber niemals zu stark wird).

Schritt 3: Druck auf das Sonnengeflecht. Legen Sie die Fingerspitzen beider Hände auf die Gegend des Sonnengeflechts. Stoßen Sie alle Luft aus den Lungen aus. Drücken Sie. Zählen Sie langsam auf fünf und lassen Sie los. Dreimal wiederholen.

Schritt 4: Reizen Sie den Herzbeutel-Meridian. Packen Sie die Fingerspitze Ihres linken Mittelfingers. Quetschen und ziehen Sie daran. Wiederholen Sie das abwechselnd fünfmal an jeder Hand.

Schritt 5: Druck auf das Medulla-oblongata-Gebiet an der Schädelbasis. Drücken und reiben Sie, bis die Empfindlichkeit auf der Kopfhaut und in dem darunterliegenden Gewebe verschwunden ist.

Ich habe diese Methode vielen meiner Patienten beigebracht, und sie hat in Notfällen schon mehreren Menschen das Leben gerettet. Lernen Sie diese Technik! Das Leben, das Sie eines Tages retten, könnte Ihr eigenes sein.

Anmerkung: Um hohen Blutdruck zusätzlich günstig zu beeinflussen, benützen Sie die folgende Behandlungsanleitung.

Behandlungsanleitung

A	B	C	D	E
B-54	N-1	DE-5	L-13	Hb-9

Hoher Blutdruck
und die chinesischen Akupunktur-Punkte

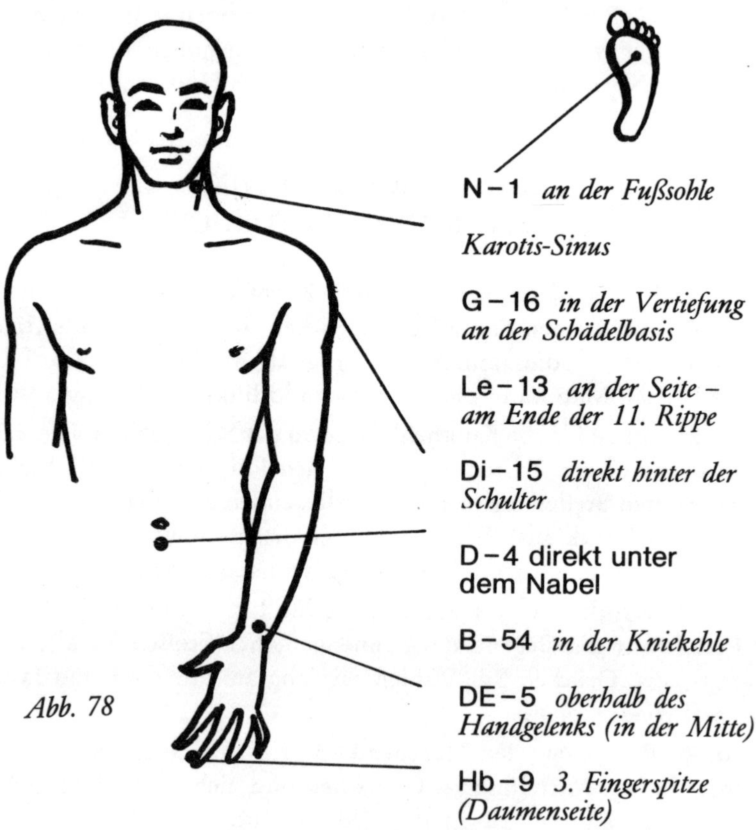

Abb. 78

STEIFER HALS

Zugluft, Klimaanlagen, Schlafen mit schiefgelegtem Kopf, Verletzungen (Schlag auf die Hals- oder Schultermuskeln) können einen „steifen“ Hals verursachen. Hier darf man keine Wärme und Massage anwenden! Wärme vergrößert nur die Beschwerden. Auch Massage der Muskeln trägt nur zu zusätzlichen Muskelkrämpfen bei. Wo liegt die Lösung? In der Akupressur, gefolgt von einer lokalen Eistherapie.

Berühren Sie die verkrampften Stellen. Lockern Sie diese durch Druck. Legen Sie den Daumen auf die betreffende Stelle, drücken Sie drei Sekunden lang, und lassen Sie los. Wiederholen Sie dies dreimal. Dann machen Sie kleine, kreisende Bewegungen, bis Sie spüren, wie die Verkrampfung unter Ihrer Fingerspitze verschwindet. Seien Sie dabei vorsichtig. Quetschen Sie diese Gewebe nie. Behandeln Sie sich auf diese Weise, sobald Sie die Beschwerden kommen spüren. Legen Sie danach einen Eisbeutel oder einen Eiswürfel auf die schmerzenden Stellen.

Chinesische Meridiane und Kontrollpunkte gegen
steifen Hals

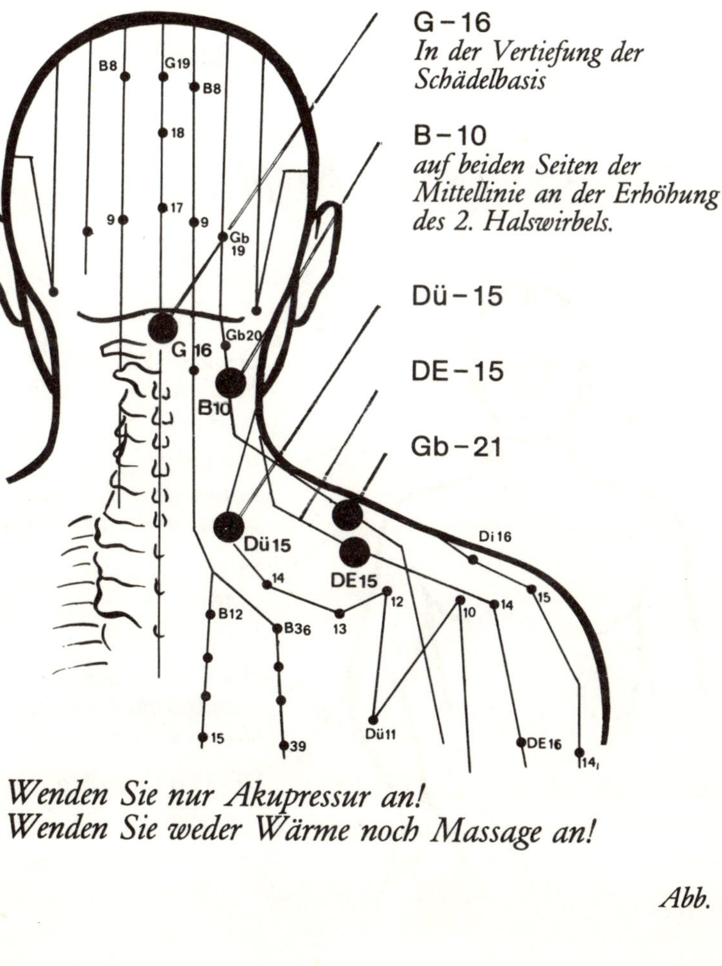

Wenden Sie nur Akupressur an!
Wenden Sie weder Wärme noch Massage an!

Abb. 79

Behandlungsanleitung

A	B	C	D	E
Dü-15	DE-15	Gb-21	B-10	G-16

KROPF

Die traditionellen chinesischen Ärzte glaubten, wenn sich vorn unten am Hals eine große, harte Schwellung befand — eine Schwellung, die sich weder bewegte noch bei Berührung schmerzte — rühre dies daher, daß das Ch'i gehemmt und das Blut im Inneren geronnen sei. Der heutige Arzt sieht in diesem Wachstum eine vergrößerte Schilddrüse und denkt sofort an ein gestörtes hormonales Gleichgewicht.

Der gewöhnliche Kropf ist auf Jodmangel zurückzuführen. Normalerweise ist er unsichtbar und ohne Symptome. Manchmal treten aber auch Komplikationen auf.

Akupressur-Punkte gegen **Kropf**

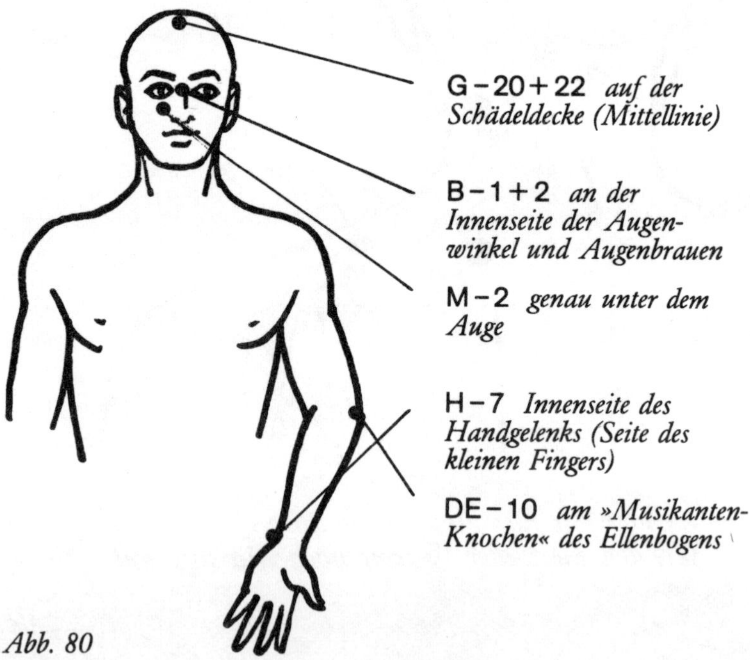

Abb. 80

In der Regel beginnt eine Schilddrüsenvergrößerung mit irgend einer Störung im Nervensystem. Angst oder Sorgen können diese Störung auslösen. Auch eine Infektion kann dabei eine Rolle spielen. Manchmal ist sie sogar angeboren.

Als Mary R. in meine Praxis kam, hatte sie nicht nur eine Kropfgeschwulst am Hals, sondern auch vorstehende Augen. Ihre Finger zitterten. Die Muskeln ihrer Hände und Arme zuckten. Sie hatte sich erbrechen müssen und litt an Durchfall. Ihr Herz schlug sehr rasch, sie war anämisch, und Laboruntersuchungen zeigten einen hohen Grundumsatz sowie Zucker im Urin. Aus allen diesen Anzeichen war zu entnehmen, daß Mary einen exophthalmischen Kropf hatte. Sie wollte sich nicht operieren lassen, und deshalb machte sie eine Kur mit Akupressur.

Behandlungsanleitung

A	B	C	D	E
G-20 22 38	B-1 2	M-2 11	H-7	DE-10

ERGÄNZENDE BEHANDLUNGEN

1. *Kost*

   a) Vermeiden Sie alle Produkte aus Sojabohnen und Kraut. Sie enthalten Zyanate, die die Kropfbildung begünstigen. Vermeiden Sie alle Medikamente, die diese Chemikalien enthalten.

   b) Verwenden Sie immer jodhaltiges Salz (falls Ihr Arzt nicht etwas anderes sagt).

   c) Kelp kann Ihre Kost ergänzen. Es enthält ebenfalls Jod.

2. *Weitere Akupunktur ohne Nadeln (siehe Abbildung 81).*

Zusätzliche Behandlungsanleitung

A	B	C	D	E
M-9 Druck auf Karotis-Sinus	D-22	G-15 14, 5	Gb-12	M-27

Akupressur-Punkte gegen Schilddrüsen-Störungen

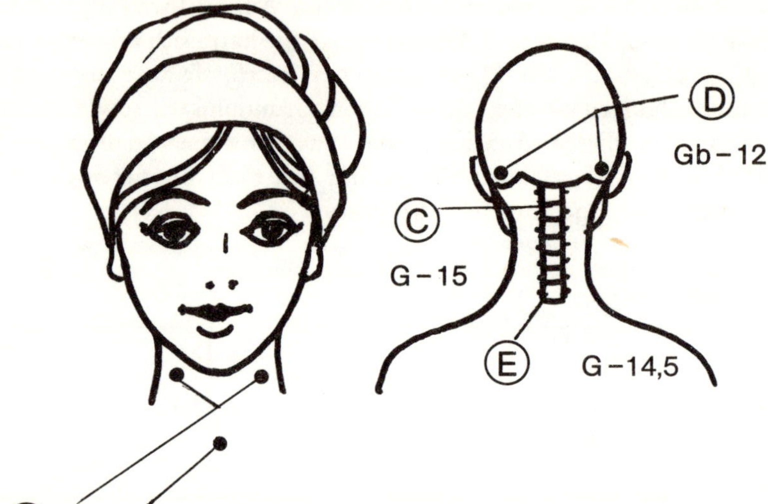

(A) *Karotis – Sinus* (M-9)

(B) *Unter dem »Adamsapfel«, in der Mittellinie* (D-22)

(C) G-15 *direkt über dem 2. Halswirbel (Mittellinie)*

(D) Gb-12 *hinter jedem Warzenfortsatz (Schädel)*

(E) G-14,5 *und direkt über dem 7. Halswirbel*

(F) M-27 *Unterleib – links und rechts der Mitttellinie – drei Finger breit unter dem Nabel.*

Abb. 81

3. *„Z"-Zonen-Therapie bei Schilddrüsenstörungen*

Obwohl die Chinesen auf der Fußsohle nur einen Akupunkturpunkt (Niere 1) nennen, ist der Fuß tatsächlich voller wichtiger Reflexzonen. Bei meiner Version der chinesischen Akupunktur nenne ich diese Reflexgebiete auf der Fußsohle „Z"-Zonen. Alle diese „Z"-Zonen sind ebenso wie die Akupunkturpunkte und Meridiane direkt mit den Organen und mit dem autonomen Nervensystem verbunden. Benützen Sie die „Z"-Zonen an Ihren Händen und Füßen. Benützen Sie sie, um die Energie freizusetzen, die in Ihnen liegt (siehe Abbildung 23).

Suchen Sie nun Reflexzonen für die Schilddrüse, die Hypophyse, die Zirbeldrüse, die Eierstöcke, die Hoden, die Nebennieren und die Nebenschilddrüsen, denn von ihnen hängt Ihr Wohlergehen ab.

Die Schilddrüsen-„Z"-Zone befindet sich unter dem ersten Mittelfußgelenkköpfchen an jedem Fuß. Wenn man darauf drückt, wird dies einen heftigen Schmerz auslösen. Machen Sie eine kreisende Bewegung darauf mit dem Daumen, bis der Schmerz verschwunden ist. Während der Schmerz nachläßt, wird die Schilddrüse angeregt.

Es ist nicht so, als ob Sie einfach eine schmerzende Stelle an Ihrem Fuß rieben! Das magische Thyroxin gelangt dadurch in den Blutstrom. Diese mächtigen Aktivatoren stehen zu Ihrer Verfügung. Sie brauchen nur die „Z"-Zonen zu drücken, und diese Aktivatoren beginnen zu arbeiten und bauen die Ansammlungen von Abfallstoffen in Ihrem Körper ab. Sie regen die anderen Drüsen an. Aber wenn Sie diese Aktivatoren nicht benutzen, wenn Sie es Ihrer Schilddrüse gestatten, einzuschlafen, dann werden Sie chronisch müde und lustlos und suchen ständig nach einem Platz, wo Sie sich hinlegen können. Denken Sie daran, daß Thyroxin eine magische Flüssigkeit ist. Es macht Sie aktiv, es macht Sie hellwach. In dieser kleinen Drüse an der Vorderseite Ihres Halses ist eine nie versiegende Energie eingeschlossen. Der Knopf, der diese Energie freisetzt — die „Z"-Zone — befindet sich an Ihrem Fuß!

KEHLKOPFENTZÜNDUNG

Kehlkopfentzündung kann akut oder chronisch auftreten und rührt gewöhnlich von Kälte oder Nässe her. Ihre Ursache kann das Einatmen von Staub oder chemischen Dämpfen sein. Nasen- oder Halsinfektionen können sie auslösen, Masern oder Husten stehen manchmal an ihrem Anfang. Außerdem kann in den Halswirbeln eine Nervenreizung auftreten, die das gleiche bewirkt.

Maudie B. war solch ein Fall. Ihr Kehlkopf war jahrelang chronisch entzündet. Sie wurde heiser, verlor ihre Stimme und konnte nicht mehr schlucken. Das beeinträchtigte ihre Karriere, denn unter einem anderen, exotischeren Namen kennen Sie Maudie als eine populäre Sängerin. Aber jedesmal, wenn sie sich anstrengte, nach Gefühlserregungen oder auch bei feuchtem Wetter, kam die Kehlkopfentzündung. Manchmal lösten Rauch oder Staub sie aus. Manchmal begann das Leiden, wenn sie eine Note höher als normal sang.

Maudie versuchte alles. Man verschrieb ihr Jodpräparate. Sie gab das Rauchen auf und trank keinen Alkohol mehr. Sie benützte medizinische Sprays und machte eine Inhalationskur. Sie wurde auf mögliche Infektionen der Nase und des Halses untersucht. Ihre Mandeln wurden galvanisch geätzt, und dann schlug ein Spezialist die Entfernung des oberen Kehlkopfnervs vor. Er wollte garantieren, daß sie dann wieder singen könne.

In diesem Stadium lernte ich Maudie kennen. Sie sagte, sie habe ein ständiges Kitzelgefühl im Hals und fortgesetzt das Bedürfnis, sich zu räuspern. Manchmal fühle sich ihr Hals wie geschwollen an, und das Schlucken falle ihr schwer. Die Untersuchung und die Fallgeschichte deuteten auf eine chronische Kehlkopfentzündung hin. Dann zeigte eine Röntgenuntersuchung, daß ihre Halswirbel verschoben waren. Maudie erinnerte sich, daß sie einmal bei einer Probe in Los Angeles von der Bühne gestürzt war und daß damals ihr Leiden begonnen hatte.

Maudie hielt sich an die folgende Behandlungsanleitung, nachdem die Halswirbel eingerenkt waren. Innerhalb einer Woche waren Maudies Symptome verschwunden.

Chinesische Akupressur-Punkte gegen
Kehlkopfentzündung

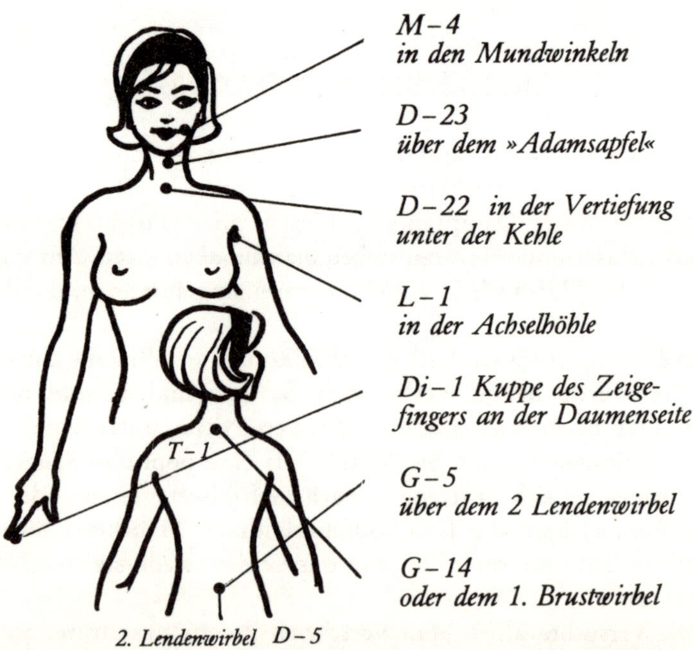

Abb. 82

A	B	C	D	E
D-23	G-13	Di-1	M-4	L-1
22	14		6	6
				8

ERGÄNZENDE MASSNAHMEN

1. Physikalische Therapie

a) Vermindern Sie Spannungen, indem Sie Hals- und Rückenmuskeln massieren. Massieren Sie auch die Muskeln an der oberen Brust.

b) Kompressen: Legen Sie sich eine kalte Kompresse ins Genick an die Schädelbasis und eine heiße Kompresse auf die Vorderseite des Halses.

c) Salzwasserklistiere (ein Eßlöffel Salz pro Liter), falls die Verdauung nicht funktioniert.

2. Kost

a) Nehmen Sie flüssige oder milde Kost, bis die Kehle geheilt ist.

3. Vollkommene Ruhe

a) Geben Sie Ihrem Geist, Körper und Ihrer Stimme Ruhe.

4. Lebensweise

a) Vermeiden Sie das Rauchen, alkoholische Getränke und Exzesse jeglicher Art.

RACHENKATARRH

Rachenkatarrh ist eine Entzündung, die gewöhnlich auch auf die Nase übergreift, wobei sehr oft auch die Stimme betroffen ist.

Ob dieser Zustand nun von Bakterien oder Chemikalien herrührt — die Natur reagiert darauf, indem sie Hilfstrupps schickt. Um der Natur dabei zu helfen, können Sie folgende Akupressurbehandlung anwenden:

Chinesische Akupressur-Punkte gegen

Rachenkatarrh

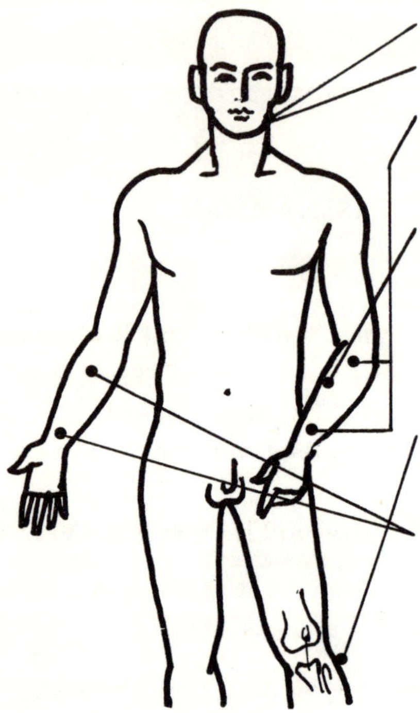

M–5 + 6 Unterkiefer
M–9 Unter dem Kiefer
Di–6 Unteres Drittel des Unterarms
Di–9 Oberes Drittel des Unterarms
DE–9 In der Mitte des Unterarms
DE–15 an der Schulter
D–16 am Nacken (s. Abb. 79)
B–17 Am Rücken, links und rechts am 8. Brustwirbel
Gb–20 am Nacken hinter dem Warzenfortsatz
Gb–34 Außenseite des Knies unter dem Kopf des Wadenbeins
L–6 Mitte des Unterarms
L–8 Handgelenk

Abb. 83

Behandlungsanleitung

A	B	C	D	E	F
Di-6	M-5	DE-9	B-17	Gb-20	L-6
9	6	15		34	8
	9	16			

ZUSÄTZLICHE MASSNAHMEN

1. *Physikalische Therapie*

   a) Kalte Packungen an der Rückseite des Halses, heiße Packungen an der Vorderseite.

2. *Kost*

   a) Nehmen Sie Vitaminpräparate (Vitamine A, D und C).
   b) Essen Sie leichte Kost (Suppen).

c) Meiden Sie Kaffee, Tee, Cola-Getränke und Milch. Ginger Ale dürfen Sie allerdings trinken. Trinken Sie keine tiefgekühlten oder fertigen Fruchtsäfte. Sie sind voller Konservierungsmittel.

GESCHWOLLENER HALS

Als ich die neunjährige Nancy zum ersten Mal sah, hatte sie ein Flanelltuch um den Hals gewickelt, und irgend eine erstaunlich kräftige Heilsalbe füllte den Raum mit dem seltsamen Geruch, der an Bärenfett erinnerte.

Chinesische Akupressur-Punkte gegen ***geschwollenen Rachen*** *(Akute Angina)*

Dü–17	*am Hals unter dem Ohr-*
–18	*läppchen unter dem Backenknochen*
D–22	*in der Vertiefung an der Basis der Kehle*
DE–10	*am »Musikanten-Knochen« (Ellenbogen)*
L–3	*am mittleren Drittel der*
–11	*Außenseite des Unterarms genau hinter dem Daumennagel*
M– 6	*Kiefergelenk*
–40	*Seite des Beines*
N–5	*unten an der Innenseite des Knöchels*
–1	*unter dem Fuße hinter dem 4. Mittelfußknochen*
Gb–38	*oberhalb an der Außenseite des Knöchels*
–40	*unten und vor der Außenseite des Knöchels*

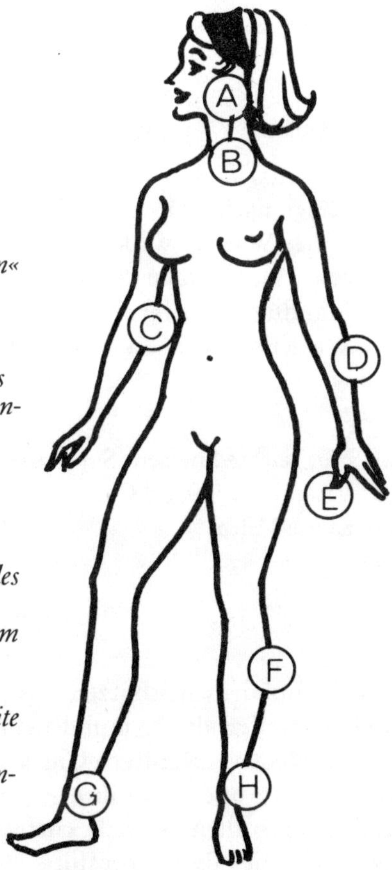

Abb. 84

Nancy hatte Schüttelfrost, Fieber und Kopfschmerzen. Ihr Körper schmerzte, ihr Hals tat beim Schlucken weh, und sogar die Lymphknoten in ihrem Hals waren empfindlich. Je mehr sie hustete, um so steifer wurde ihr Hals, und ihre Mutter flüsterte: „Bekommt sie Kinderlähmung?" Zum Glück bleibt die akute Angina meist lokal begrenzt, aber einige ernsthafte Komplikationen können sich daraus ergeben. Um diese Möglichkeit auszuschließen und dem geschwollenen Hals Erleichterung zu verschaffen, sollten Sie folgende Akupressurpunkte behandeln:

Behandlungsanleitung

A	B	C	D	E	F	G	H	I
Gb-38 40	M-6 40	Dü-17 18	Di-1 4 9, 11	B-12	L-3 11	D-22	N-1 5	DE-10

ERGÄNZENDE MASSNAHMEN

1. *Physikalische Therapie*

   a) Zweimal täglich kalte Packungen am Hals. Falten Sie ein Tuch der Länge nach so breit, daß es auf Ihren Hals paßt. Tauchen Sie es in kaltes Wasser. Wickeln Sie es sich um den Hals. Sobald es sich innen erwärmt (stecken Sie zur Probe einen Finger zwischen Hals und Handtuch), entfernen Sie es und tauchen es wieder in kaltes Wasser. Wiederholen Sie dies, so oft Sie es wünschen.

2. *Kost*

   a) Nur leichte Speisen (Suppen)
   b) Vitamin A, D und C
   c) Keine Milch

ANGINA

Die Lymphdrüsen schützen uns gegen Infektionen. Bei einer Infektion am Fuß schwellen die Lymphdrüsen in der Leiste an und bekämpfen die Infektion. Kein vernünftiger Chirurg wird sie entfernen, denn die Drüsen haben sich vergrößert, um ihre Aufgabe zu erfüllen. Dies gilt auch für die Mandeln. Sie sollten niemals entfernt werden, sofern sie nicht unheilbar krank sind. Die akute Tonsilitis bricht oft sehr plötzlich aus. Es kann

Schüttelfrost auftreten, das Fieber kann bis auf 41° C steigen, und der Patient fühlt sich matt. Kopf- und Körperschmerzen treten auf. Wenn diese Drüsen anschwellen, wird auch leicht der Hals steif. Die Mandeln vergrößern und röten sich, ein Belag bildet sich auf ihnen. Es kann sogar ein Abszeß auftreten, der sehr schmerzhaft ist. Bei der chronischen Mandelentzündung kann auch das Drüsengewebe selbst in Mitleidenschaft gezogen sein.

Eine gründliche ärztliche Untersuchung und eine Laboruntersuchung zeigte, daß Marybeth einfach geschwollene Mandeln hatte. Allerdings waren gewisse Akupunkturpunkte außerordentlich empfindlich. Marybeth zuckte zusammen, wenn man sie berührte. Sie bekam große Augen. „Was in aller Welt ist das?“ wollte ihre Mutter wissen, und ich erzählte ihr etwas über Akupunktur und wie die chinesischen Ärzte in solche Körperstellen Nadeln einführen und so die Gesundheit wiederherstellen.

„Wollen Sie mich mit Nadeln stechen?“ fragte Marybeth ängstlich, und ich schüttelte den Kopf. Ich erklärte ihr die Akupressur und heilte Marybeth. Sie können bei sich zu Hause das gleiche tun.

Chinesische Akupunktur-Punkte
Angina

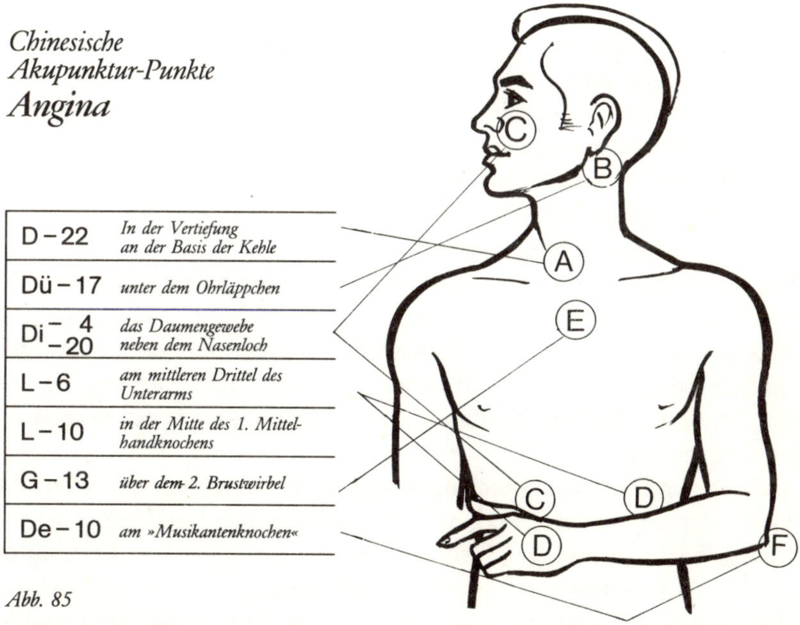

Abb. 85

Behandlungsanleitung

A	B	C	D	E	F
D-22	Dü-17	L-6 10	G-13	DE-10	Di-4 20

ERGÄNZENDE MASSNAHMEN

1. *Physikalische Therapie*

   a) Massage. Entspannen Sie alle Halsmuskeln vorsichtig.
   b) Kalte Packungen wie bei geschwollenem Hals vorgeschrieben. Diese Methode bringt rasch Erleichterung und fördert den Schlaf.
   c) Reinigung des Darms mit Salzwasser (ein Eßlöffel Salz pro Liter Wasser). Schnupfen Sie auch Salzwasser in die Nase.

2. *Kost*

   a) Halten Sie sich an leichte oder flüssige Kost.
   b) Trinken Sie Ginger Ale. Keine Milch!

SCHIEFHALS

Nach einem Auffahrunfall mit dem Auto können durch eine Schädigung des sympathischen Nervensystems viele Symptome auftreten, die oberflächlich betrachtet gar nichts mit Halsbeschwerden zu tun zu haben scheinen. Wenn nämlich Halsnerven oder Halswirbel verletzt werden, ergeben sich daraus zahlreiche Beschwerden. Das Sehvermögen kann dann beeinträchtigt sein, Gleichgewichtsstörungen treten auf, Kopfschmerzen, Schwellungen und Steifheit der Finger, Sehnenentzündung.

Bei einem Auffahrunfall werden nicht nur die Sehnen gedehnt, die die Halswirbel miteinander verbinden, sondern auch die Muskeln, die die Wirbelsäule stützen. Auch Nervenstränge werden dabei geschädigt. Die Symptome können spontan auftreten, manche zeigen sich auch erst nach Jahren, wenn der Betreffende den Unfall, der zu diesen Beschwerden führte, längst vergessen hat.

Jack D. war in einen Massenauffahrunfall verwickelt gewesen. Als ich ihn kennenlernte, war sein Hals vom Kopf bis zu den Schultern geschwollen. Außerdem hatte er noch eine Menge anderer Beschwerden. Er konnte den Kopf nicht richtig bewegen, damit gingen Kopfschmerzen, Benommenheit und Ohnmachten einher. Manchmal war er verwirrt. Kopf, Hals und Schultern „fühlten sich schwer“ an. In seinen Armen, Schultern, Händen, Füßen und Beinen trat Gefühllosigkeit auf.

Seine Persönlichkeit veränderte sich. Er bekam Ohrensausen, war kurzatmig, es wurde ihm leicht übel, und er litt häufig an Brechreiz. Im unteren Rücken traten Schmerzen auf, ebenso zwischen den Schulterblättern. Er hatte kalte Hände und Füße und schwitzte leicht. Und das war noch nicht alles.

Es stellten sich Gedächtnisstörungen ein. Er konnte sich nicht mehr daran erinnern, was bei dem Unfall geschehen war. Er konnte sich nicht konzentrieren, war leicht niedergeschlagen und dauernd ängstlich. Sein Herz schlug rasch, und er kniff ständig die Augen zusammen, als sei er geblendet. Er konnte nicht schlafen. Er machte die Hölle durch und ging von Arzt zu Arzt in der Hoffnung auf Hilfe. Die meisten von ihnen hielten seine Beschwerden für eingebildet. Einer sagte, er sei einfach übergeschnappt.

Chinesische Akupressur-Punkte bei

Schiefhals (Torticollis)

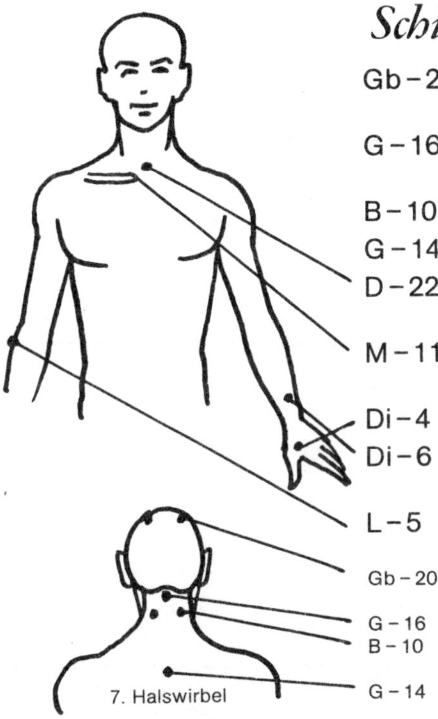

Gb-20 *Seitlich von der Mittellinie des Schädels*

G-16 *in der Vertiefung an der Schädelbasis*

B-10 *an der Rückseite des Halses*

G-14 *über dem 7. Halswirbel*

D-22 *in der Vertiefung an der Basis der Kehle*

M-11 *über dem Anfang des Schlüsselbeins*

Di-4 *am Daumengewebe*

Di-6 *am unteren Drittel des Unterarms*

L-5 *an der Außenkante des Ellenbogens*

Abb. 86

Neurochirurgen behandelten ihn, und nach einem Krankenhausaufenthalt ging es ihm immer noch nicht besser. Nach sechs Monaten kam er zu mir. Eine eingehende Untersuchung ergab Cervico myofascitis — ein ausgezeichneter Fall für Akupunktur. Obwohl in Jacks Fall Nadeln benutzt wurden, bekam er ein Diagramm mit den gleichen Akupunkturpunkten, die er zu Hause behandeln konnte. Innerhalb eines Monats war er wieder an seinem Arbeitsplatz, innerhalb einer Woche schlief er die ganze Nacht, und seine Schmerzen verschwanden allmählich. Das sympathische Nervensystem regenerierte sich. Hier ist die Behandlungsanleitung, der wir folgten:

A	B	C	D	E	F	G
D-22	M-11	G-14	G-20	B-10	Di-4	L-5
		16			6	
		20				
		22				

Siehe Abbildung 86

TORTICOLLIS

Mit Torticollis bezeichnet man eine Versteifung des Halses, die durch eine Kontraktur von Halsmuskeln verursacht wird. Der Hals wird dabei nach einer Seite gezogen.

Chinesische Akupunktur-Punkte bei **steifem Hals**

5 Kontaktzonen

B-2	*an der Innenseite der Augenbrauen*
Gb-7	*vor dem Ohr*
Gb-12	*hinter dem Ohr (Warzenfortsatz)*
DE-16	*hinter und unter dem Ohr*
N-18	*links und rechts von der Körpermitte und 2,5 cm über dem Nabel*
Di-14	*auf den Bizeps*
DE-12	*am Unter- und Oberarm*
DE-15	*an der Rückseite der Schulter*
Dü-11	*über dem Warzenfortsatz*
Dü-3	*an der Seite des 5. Handwurzelknochens (Handkante)*
B-64	*an der Seite des Fußes bei der Basis des 5. Mittelfußknochens*

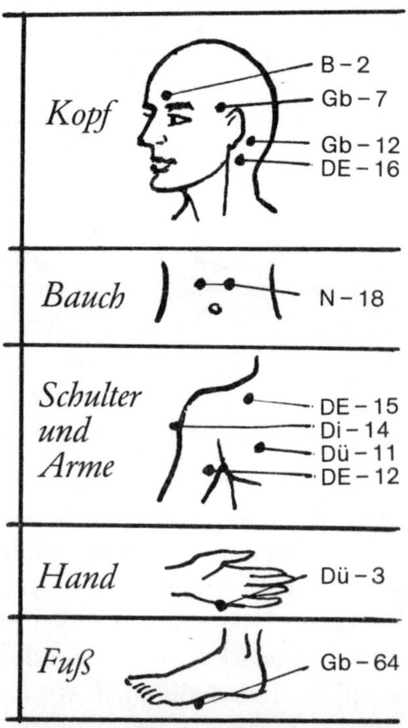

Abb. 87

Das Leiden beginnt manchmal langsam und unmerklich. Es kann auch plötzlich auftreten. Der Trapezmuskel, der Riemenmuskel des Kopfes, der Kopfnicker und Riemenmuskel des Halses ziehen sich zusammen, und der Kopf wird zur Seite gedreht. Wenn dies längere Zeit anhält, verdicken und verkürzen sich die Halsmuskeln auf der betroffenen Seite.

Der Fall Mrs. „X"

Röntgenaufnahmen von Mrs. X's Hals zeigten, daß der erste Halswirbel, auf dem der Schädel sitzt, nicht in seiner normalen Position war. Jahrelange Muskelkontraktionen machten es schwierig, diese Lageveränderung zu beheben. Deshalb begannen wir mit einer vorsichtigen Massage an Hals, Schultern und Brust. Außerdem sollte die Patientin nach jeder Massage am Hals und am oberen Rücken kalte Packungen auflegen. Dies machten wir zwei Wochen lang täglich. Die Muskeln begannen sich zu lockern, und die Akupunktur ohne Nadeln begann.

Einen Monat später schickte ich Mrs. X wieder zu ihrem Chirurgen. Er schüttelte nur den Kopf und wunderte sich, wie sehr sich ihr Zustand gebessert hatte. Er wollte wissen, wie dies möglich geworden war. Sie sagte es ihm. Hier ist die Behandlungsanleitung, an die wir uns hielten:

Behandlungsanleitung

A	B	C	D	E	F	G
G-14 16 20 22	Gb-20	L-5	D-22	M-11	B-10	Di-4 6

Siehe Abbildung 86

ZUSÄTZLICHE MASSNAHMEN

1. *Physikalische Therapie:*

   a) Massieren Sie täglich Hals-, Schulter- und Brustmuskeln.
   b) Machen Sie mindestens einmal täglich kalte Kompressen auf Genick und Schultern.
   c) Beseitigen Sie die Ursache.

d) Druck auf die Medulla oblongata. Um das gesamte autonome Nervensystem anzukurbeln, legen Sie den Daumenballen in die Vertiefung an der Schädelbasis. Suchen Sie die schmerzhafte Stelle an diesem wichtigen Akupunkturpunkt (G-16) und drücken Sie darauf, bis der Schmerz nachläßt.

e) Von Ohr zu Ohr an der Schädelbasis verläuft das Hinterhauptbein. Stellen Sie die empfindlichen und geschwollenen Stellen fest, die sich darauf befinden. Das sind wichtige Behandlungspunkte. Machen Sie darauf mit dem Daumen kreisende, massierende Bewegungen — fest, aber nicht zu stark. Wenn der geringste Verdacht auf eine Halswirbelverletzung besteht, wenden Sie sofort Akupressur an. Es gibt keine Kontraindikationen!

Weitere Therapien für andere Halsbeschwerden

Abbildungen 87 bzw. 88 zeigen die Akupressurpunkte für:

1. Steifen Hals
2. „Z“-Zonen zur Entspannung von Hals und Schultern

Fuß-Druckpunkte zur Linderung von

Muskelspannungen in Nacken und Schulter

mit Hilfe der »Z«-Zonen

3 Schritte

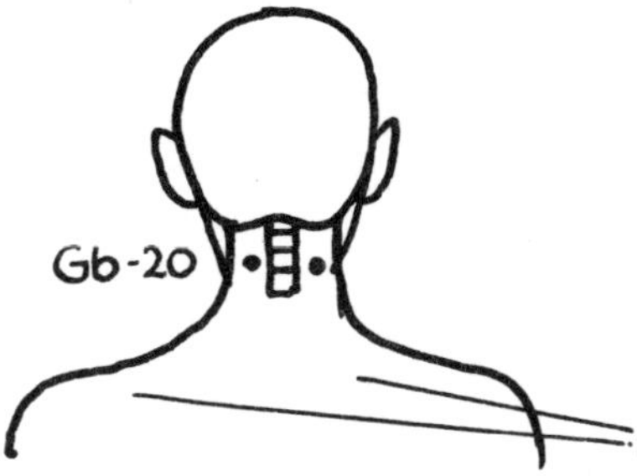

① *Den Kappenmuskel beider Schultern massieren*

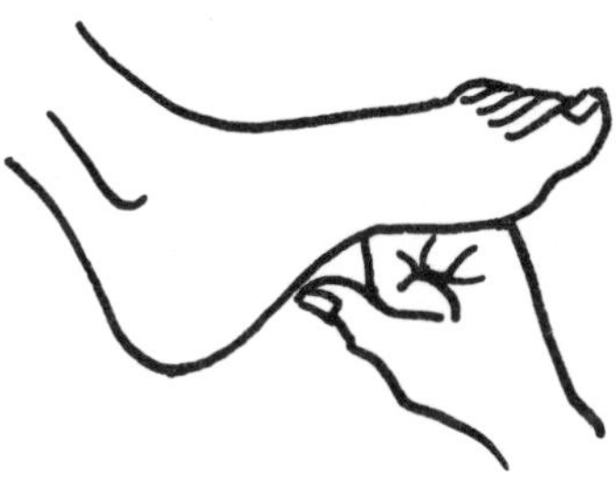

② *Fußbeschwerden tragen zu Spannungen in Nacken und Schultern mit bei. Die Fäuste dicht hinter dem Mittelfuß an die Fußsohle pressen.*

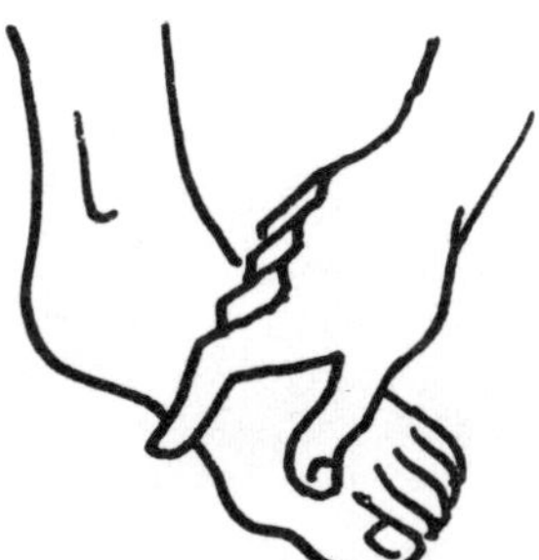

③ *Drücken Sie auf die Wurzel des großen Zehens*

Abb. 88

VI.

KRANKHEITEN DER BRUST

In diesem Kapitel finden Sie Akupressurpunkte für:

- Asthma
- Bronchitis
- Herzbeschwerden
  - Angina pectoris
  - Bradykardie
  - Perikarditis

Außerdem zusätzliche Maßnahmen gegen Grippe
Brustmuskelkrämpfe

SCHMERZEN IN DER BRUST UND IHRE URSACHEN

Marilyn M. hatte Schmerzen. Sie sagte: „Der Schmerz sitzt in meinen Lungen." Sie wußte nicht, daß Lungengewebe kaum schmerzempfindlich ist. Dadurch war ihre Selbstdiagnose etwas unwahrscheinlich, aber manchmal ist es eben schwierig, die Quelle eines Schmerzes zu identifizieren, wenn man über den menschlichen Körper nicht genau Bescheid weiß.

Aber sie hatte in der Tat Schmerzen, und es war unsere Aufgabe, herauszufinden, woher sie kamen.

Schmerzen in der Brust können viele Ursachen haben. Diese können in der Brusthöhle, im Gewebe oder in den Knochen zu finden sein. Sie können auch von anderen Körperteilen dorthin ausstrahlen. Schmerzen in der Brusthöhle beispielsweise können von Rippenfellentzündung ausgehen. Sie können auch von den Bronchien herrühren. Pleuritis (Brustfellentzündung) kann sich unter den Rippen bemerkbar machen. Bei der Lungenentzündung tritt der Schmerz unter Umständen gar nicht in den Lungen auf, sondern strahlt in den Bauch aus. Wenn das Rippenfell betroffen ist, kann der Schmerz in der linken Schulter auftreten oder oberhalb vom Schlüsselbein. Dies alles muß man bei der Anwendung der chinesischen Akupunktur in Betracht ziehen.

Um viel Zeit und lange Erklärungen zu ersparen, machen die folgenden Abbildungen die Zusammenhänge deutlich. Sie sollten nicht versuchen, Ihre Brustbeschwerden zu diagnostizieren. Wenn die Diagnose bereits bekannt ist, können Sie Akupunktur ohne Nadeln zu Ihrem Vorteil anwenden. Hier befassen wir uns mit Beschwerden wie Asthma, Bronchitis und Herzkrankheiten (siehe Abbildungen 89 a und 89 b).

Ursachen von Brustschmerzen

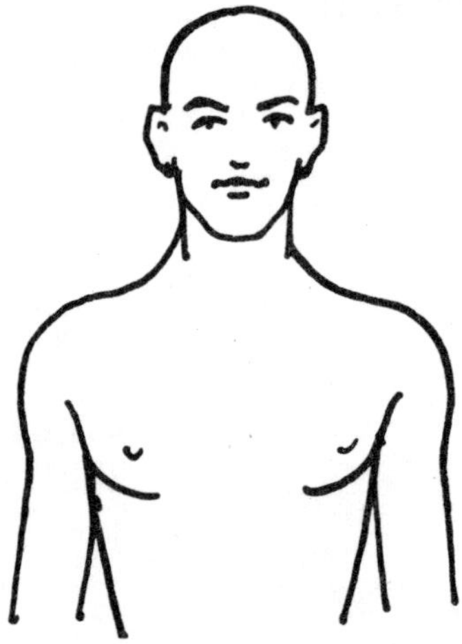

Von der Seite des Brustkastens gehen aus:

Rippenfellentzündung
Lungenentzündung
Anämie
Neuralgische Schmerzen zwischen den Rippen
Pleuritis
vergrößerte Bronchien
Gürtelrose
Mediastinaltumor

Vom Brustbein gehen aus:

Aneurysma
Bronchitis
Magenbeschwerden
Tumor
Abszesse
Knochenkrankheiten

Von der Herzgegend gehen aus:

Herzbeutelentzündung
Magenneuralgie
Angina pectoris
Anämie
Magenbeschwerden
Blutvergiftung

Abb. 89a

ASTHMA

Asthma kann durch eine Allergie oder eine entzündliche Veränderung in den Bronchien ausgelöst werden. Allergien können von Staub, Nahrungsmitteln und Bakterien verursacht werden. Die Neigung zu Asthma ist

Akupressurpunkte für

Brust-, Arm- und Schulterschmerzen

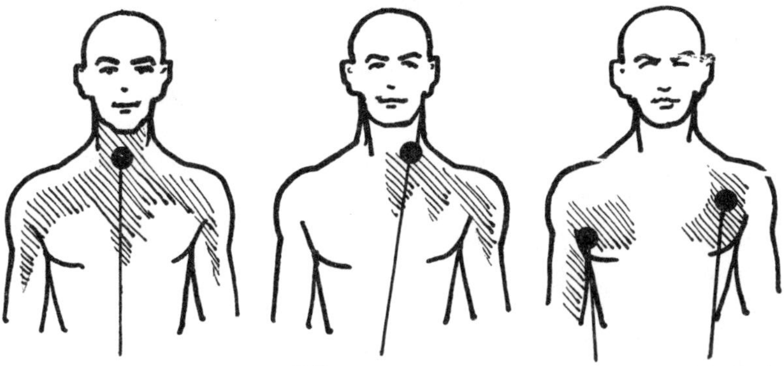

Erklärung:

● *Hier behandeln!* ////// *Hier Wirkung verspüren!*

Abb. 89b

manchmal auch vererbt. Erschöpfung und Gemütserregungen können es auslösen, feuchtkaltes Wetter verschlimmert die Krankheit. Ich beobachtete, wie Asthma bei einer jungen Mutter während ihrer ersten Schwangerschaft auftrat. Nach der Geburt war es wieder verschwunden. Eine andere junge Dame namens Della sagte, sie leide seit ihrer Kindheit an Asthma. Während der Anfälle mußte sie sich erbrechen, und es juckte sie am ganzen Körper. Asthma kann plötzlich auftreten oder sich unbemerkt einschleichen. Als Jean es zum ersten Mal bekam, hatte sie gleichzeitig Blähungen, fror und war niedergeschlagen. Ihre Nase und ihr Hals juckten. Das Atmen wurde immer schwieriger, und ein Erstickungsgefühl stellte sich ein. Auffällig an Jeans Fall war die Tatsache, daß zwischen den Anfällen alle Symptome vollständig verschwanden. Die Akupressur, die wir anwandten, um sie wieder gesund zu machen, war folgende:

Behandlungsanleitung

A	B	C	D	E	F	G
G-12	Di-4, 14	Mi-8, 9	Le-2	M-4	Dü-4	L-1

Siehe Abbildung 90

Chinesische Akupressur-Punkte bei **Asthma**

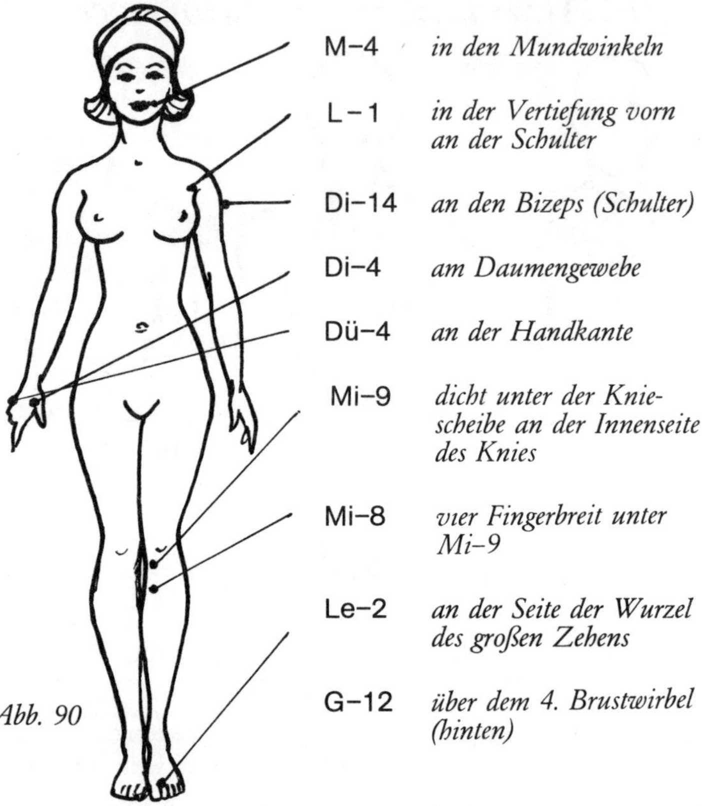

Abb. 90

ZUSÄTZLICHE MASSNAHMEN

1. *Physikalische Therapie*
   a) Wärme oder warme Packungen auf den Brustwirbeln, wenn der Anfall in der Nacht auftritt. Einmal in der Woche eine kalte Packung auf der gleichen Körperstelle.
   Zeit: 30 Minuten.
   b) Dreimal wöchentlich Muskelmassage an Rücken, Hals und Brust.

2. *Kost*

   Nehmen Sie niemals schwere Mahlzeiten zu sich. Essen Sie am Abend überhaupt nichts. Meiden Sie Süßigkeiten und blähende Speisen.

BRONCHITIS

Im Anfangsstadium dieser Krankheit tritt anfallartig ein quälender, trockener, rauher Husten auf. Da die Schleimhäute austrocknen, entsteht ein

Gefühl des Unbehagens und der Beengung in der Brust. Das Atmen wird schwierig. Brustschmerzen sind das zweite schwere Symptom. Dies kann ein „kribbelnder" Schmerz sein, beim Husten treten stechende Schmerzen auf. Das Fieber kann bis auf 39,5° C steigen. Kopfschmerzen können dazukommen.

Wie ein Fabrikarbeiter geheilt wurde

Bronchitis kann chronisch oder akut auftreten. Als der Fabrikarbeiter Tom T. an einer akuten Bronchitis erkrankte, sagte er, er fühle sich müde, schlapp und habe Atemnot. Er hatte ein wundes Gefühl im Brustkorb. Das Husten war anfangs schmerzhaft. Es war ein trockener Husten. Später zeigte sich dabei ein Auswurf, als die Entzündung nachließ. Tom probierte mehrere Therapien, aber seine Bronchitis wurde chronisch. Bei der chronischen Bronchitis hält der Husten an. Im Laufe der Zeit bekam er Atembeschwerden, aber er hatte dabei kein Fieber. Mit Akupunktur und Akupressur erzielten wir sofort gute Ergebnisse, und innerhalb eines Monats waren alle Symptome verschwunden.

Behandlungsanleitung

A	B	C	D	E
G-12	D-21	Mi-16	L-1, 8	H-3

ZUSÄTZLICHE MASSNAHMEN

1. *Physikalische Therapie*

   a) Heißes Senffußbad.
   b) Mildes Senfpflaster auf der Brust (alle acht Stunden erneuern).
   c) Täglich Hals-, Brust- und Rückenmuskeln massieren.
   d) Warme, feuchte Luft gegen den trockenen Husten. Benutzen Sie aber keine medizinischen Dämpfe. Alle ätherischen Öle reizen die Schleimhäute.

2. *Kost*

   a) Viel Flüssigkeit (Säfte).
   b) Leichte Kost (Suppen).

Chinesische Akupressur-Punkte bei **Bronchitis**

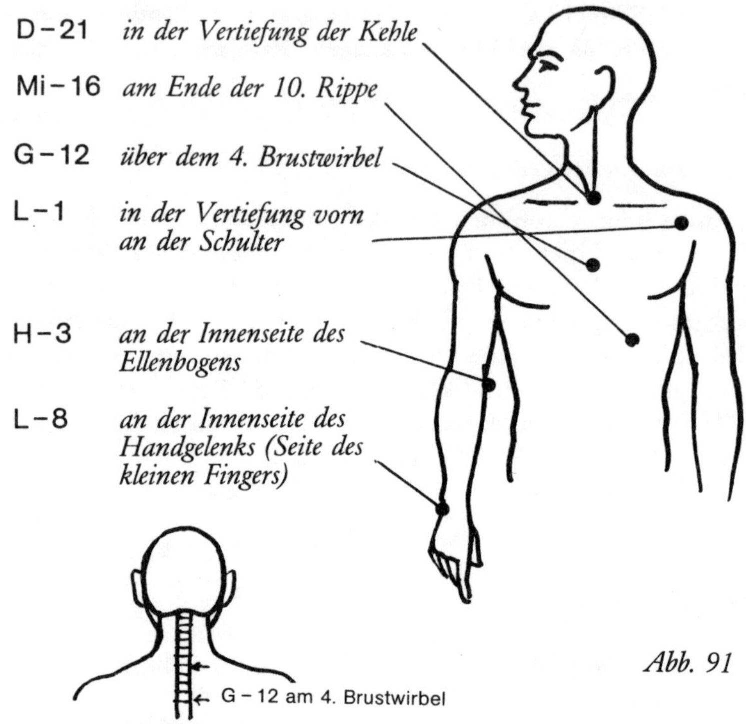

Abb. 91

3. *Weitere Maßnahmen*

   a) Darm und Nieren aktiv halten.
   b) Bettruhe während der Anfälle, auch wenn kein Fieber auftritt. Fenster offenhalten.
   c) Rauch, Staub, Dämpfe vermeiden.
   d) Extreme an Kälte, Wärme und Feuchtigkeit vermeiden.

4. *Ergänzende Maßnahmen*

   a) Bei gleichzeitigem Schnupfen und Kältegefühlen behandeln Sie Akupunkturpunkt L-8.
   b) Bei schwerem Husten, schmerzhaftem Atem, Auswurf und Brustschmerzen behandeln Sie die Akupunkturpunkte L-5, 8 und 9. Wenn die Wirkung eintritt, können Sie L-1 prüfen. Dieser Punkt wird schmerzlos sein, wenn die Behandlung erfolgreich war.

HERZBESCHWERDEN

Allzu oft ziehen wir wegen unseres Unwissens keinen Nutzen aus den Akupunkturpunkten, mit deren Hilfe wir unsere Gesundheit wiederherstellen können. Bei Herzkrankheiten gilt das besonders.

In den Anfangszeiten der Akupunktur kannten die Chinesen über 650 dieser Akupunkturpunkte. Als ich selbst diese kleinen Auslösepunkte untersuchte, stellte ich fest, daß diese Punkte — die in der Haut oder dicht darunter sitzen — sich nicht immer über der gleichen Art von Gewebe befinden. Manche Akupunkturpunkte können als kleine Vertiefungen getastet werden, andere befinden sich über Muskelkontraktionen, manche über Nervensträngen, über Vergabelungen von Venen oder über den Venenklappen. Die letzteren sind für den Herzpatienten die bedeutsamsten.

Bei der Untersuchung von Patienten mit Herzbeschwerden stelle ich immer fest, daß sie äußerst empfindliche Stellen über der linken Brust, in der linken Armbeuge und am linken Arm in der Nähe des Handgelenks haben.

Bei Experimenten an mir selbst — ich leide an Angina pectoris — fand ich diese Auslösepunkte an Brust und Arm. Eingehende Untersuchungen zeigten, daß diese Punkte über Venenklappen lagen. Die Klappen waren offensichtlich geschlossen, und sobald sie durch Akupressur angeregt wurden, hörte der Herzschmerz auf.

Wenn Sie Ihre Brust nach diesen Stellen abgesucht haben, tasten Sie zwischen den Rippen. Beseitigen Sie jede kleine Verhärtung, die Sie finden. Machen Sie dies vorsichtig. Jetzt tasten Sie an der Drosselader am Hals entlang. Auch hier werden empfindliche Stellen sein, wenn Sie an Herzbeschwerden leiden.

Wie Rosemary D. geheilt wurde

Rosemary D. hatte häufig Anfälle, die der eine Arzt für asthmatisch hielt, während der andere meinte, es handle sich um Herzattacken. Vierzig Jahre lang war die alte Dame gutgläubig mit ihrem „Asthma" zu Ärzten gegangen. Es war ihr Kreuz, das sie zu tragen hatte. Die Anfälle traten meist plötzlich auf. Wenn sie kamen, hatte sie ein beengtes Gefühl in der Brust, und sie keuchte wie ein krankes Rennpferd. Manchmal dauerte dies tagelang, dann kam ein Husten mit dickem Auswurf. Danach fühlte sie sich erleichtert. Bei einer stethoskopischen Untersuchung ihres Herzens und ihrer Lunge waren rauhe, zischende und tiefe Geräusche zu hören, die sich nicht identifizieren ließen.

Auf der Brust hatte sie viele kleine Verhärtungen unter der Haut. Diese reichten bis tief in das Gewebe hinein. Sie verschwanden unter sanfter Akupressur. Noch erstaunlicher war die Tatsache, daß gleichzeitig das „Asthma" verschwand.

Deshalb prüfte ich an ihrem linken Fuß die wichtige „Z"-Zone für die Herzgegend. Sie war außerordentlich empfindlich. Ich rieb den Schmerz aus dieser Stelle und drückte danach die zweiten und dritten Zehen zusammen.

Die Dame lächelte und sagte: „Ich weiß zwar nicht, was Sie da machen, aber ich kann jetzt viel leichter atmen."

Ich sagte ihr, wie sie die Akupressurpunkte behandeln mußte und wie sie bei der Selbstdiagnose auch auf die kleinen venösen Verhärtungen achten mußte. Seitdem ist ihr Asthma verschwunden. Kaum glaublich? Ja, aber was bei ihr wirksam war, hat sich bei allen Patienten mit den gleichen Beschwerden bewährt.

ANGINA PECTORIS

Angina pectoris ist ein drückender Schmerz in der Herzgegend und unter dem Brustbein, der zur Schulter und zum linken Arm ausstrahlt. Ursache: Irgendeine Erkrankung der Koronararterien, der Herzscheidewand oder der Herzklappen auf der Aortaseite.

Wer diese Schmerzen empfindet, kann auch an Furcht und sogar an Todesangst leiden. Sein Gesicht kann bläulich oder auch fahl sein. Sein Puls geht rasch, der Blutdruck steigt an. Der Schmerz kann ein paar Sekunden dauern oder eine scheinbare Ewigkeit. Um ihm sofort zu begegnen, behandeln Sie die empfindlichen Stellen an Ihrer Brust und am Arm. Dann wenden Sie Akupressur an folgenden Punkten an:

Behandlungsanleitung

A	B	C	D	E
M-15	B-12 21	D-14	Gb-42	N-1

ERGÄNZENDE MASSNAHMEN

1. *Physikalische Therapie*

a) *Muskelmassage:* Lassen Sie die Muskeln am oberen Rücken und am Hals von jemandem massieren. Achten Sie darauf, welche Stellen besonders empfindlich sind. Diese markieren Sie. Es sind die Akupunkturpunkte. Mit dem Daumen darauf drücken. Loslassen. Behandeln sie jede einzelne Stelle, bis sich die Spannung löst.

b) Legen Sie die Fingerspitzen der rechten Hand in die Höhlung hinter dem linken Schlüsselbein. Blicken Sie nach unten. Jetzt heben Sie den linken Arm seitwärts. Wiederholen Sie dies fünfmal, trotz der Empfindlichkeit. Nun machen Sie das gleiche auf der anderen Körperseite. Heben und senken Sie den rechten Arm fünfmal.

2. *Kost*

a) Nehmen Sie zusätzlich Vitamin E, aber nur aus natürlichen Quellen.
b) Fasten Sie mindestens einen Tag in der Woche. Wenn Sie nicht ohne Nahrung auskommen, essen Sie Trauben. Essen Sie Trauben, soviel Sie wollen.

Chinesische Akupressur-Punkte bei **Angina Pectoris**

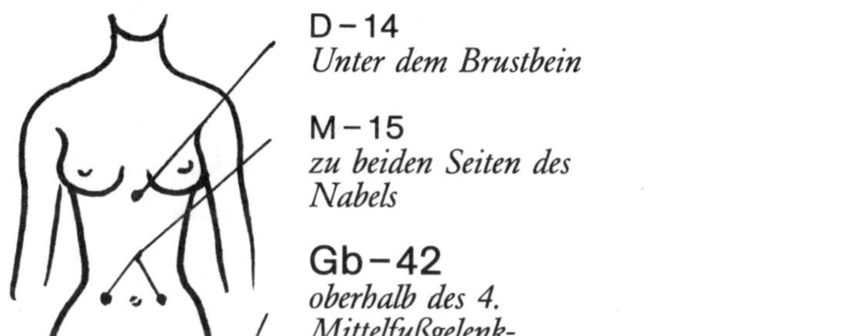

Abb. 92

Wie Sie Ihr Herz kräftigen

Wer an Angina pectoris oder an einer anderen Herzkrankheit leidet, sollte sich für eine Methode interessieren, die das Herz und den Körper für die harten Anforderungen des täglichen Lebens stärken kann.

Das moderne Leben belastet das menschliche Herz stark, und man sollte alles tun, um seine Funktionsfähigkeit zu erhalten.

Es gibt allerdings auch Schmerzen, die nur scheinbar vom Herzen kommen und sehr irreführend sein können. Dabei kann es sich um Herzklopfen und Beengungsgefühle in der Herzgegend handeln. Alle diese Symptome mögen recht eindeutig erscheinen, und doch kann alles von einem Ungleichgewicht im autonomen Nervensystem verursacht sein.

Die Akupressur beeinflußt direkt das autonome Nervensystem und wird deshalb nicht nur das Herz kräftigen, sondern auch dem Streß entgegenwirken. Sie ist eine Hilfe bei neurotischen Beschwerden, die sowohl das Herz schädigen, als auch den Stoffwechsel und andere Körperfunktionen stören.

Akupressur kann sogar die Hypothalamusdrüse im Mittelhirn steuern. Durch die Beeinflussung des Hypothalamus läßt Akupressur gewöhnlich die Symptome verschwinden. Herzklopfen und andere Unregelmäßigkeiten hören auf, der Atem normalisiert sich, die Beengung in der Brust verschwindet.

Aber ob die Schmerzen echt sind oder ob sie durch eine Neurose ausgelöst werden — Akupressur ist auf jeden Fall die richtige Behandlung. Sie haben damit eine Geheimwaffe für die Aufrechterhaltung Ihrer Gesundheit und die Verlängerung Ihres Lebens. Sie haben eine Möglichkeit, aktiv zu bleiben und Ihre Arbeit zu tun, ob Sie nun ein Manager oder Hausfrau sind.

Tägliche Zehn-Minuten-Übung

1. *Anregung des Herzmeridians:* Ergreifen Sie die Spitze des kleinen Fingers und schütteln Sie sie durch. Pause. Ziehen Sie am kleinen Finger, beugen Sie ihn zur Handfläche, und dann schütteln Sie ihn wieder. Fünf Sekunden genügen. Jetzt drücken Sie die Spitzen der beiden Mittelfinger. Festhalten. Dreimal pressen.
2. *Druck auf die „Z"-Zonen im linken Fuß:* Eine wichtige Reflexzone befindet sich dicht hinter dem vierten Gelenkköpfchen auf der linken Fußsohle. Behandeln Sie sie regelmäßig jeden Morgen nach dem Aufstehen.
3. *Beseitigen Sie den Akupunkturpunktschmerz in der Brust:* Suchen Sie alle empfindlichen Stellen auf der linken Brustseite. Auch auf der rechten Seite werden Sie vielleicht einige finden. Knötchenartige Verhärtungen werden im Brustmuskel sein, normalerweise oberhalb der Brustwarzen. Drücken Sie vorsichtig darauf, bis sie verschwinden. Nach der gleichen Methode suchen Sie die „Knötchen" in der Achselhöhle und an der Innenseite des linken Arms. Prüfen Sie auch den rechten Arm. Drücken Sie in Abständen auf den Herzmeridian am Arm bis hinab zum kleinen Finger.

4. *Legen Sie die Fingerspitzen beider Hände auf das Sonnengeflecht.* Drücken Sie drei Sekunden lang. Loslassen. Tief einatmen, loslassen. Noch einmal drücken. Fünfmal wiederholen.
5. *Anregung des Wirbelsäulennervs:* Stellen Sie sich mit dem Rücken an die Kante des Türrahmens. Suchen Sie zuerst auf einer Seite die empfindlichen Stellen zwischen dem Schulterblatt und der Wirbelsäule. Drücken Sie sich dagegen. Dabei regen Sie den Rückenmarksnerv an, der zum Herzen führt. Sie übermitteln dadurch automatisch eine Botschaft an das Gehirn, das wiederum dem Herzen befiehlt, mit erneuter Kraft zu arbeiten.
6. *Behandeln Sie den „Gouverneur“:* Auf Ihrer Schädeldecke werden Sie eine empfindliche Stelle feststellen. An der Mittellinie entlang zum Rückgrat hin können noch mehrere sein. Drücken Sie alle diese „Knöpfe“, denn diese geben Ihnen neue Energie.
7. *Nun wenden Sie sich dem großen Hauptschalter, der Medulla oblongata, zu:* Akupunkturpunkt G-16 ist der Punkt, den Sie drücken müssen. Dieser Punkt liegt in der Vertiefung an der Schädelbasis. Nehmen Sie Daumen oder Mittelfinger. Massieren Sie die Stelle, bis der Schmerz verschwunden ist. Dann tasten Sie mit den gleichen Fingern an beiden Seiten der Wirbelsäule hinab und beseitigen die Muskelspannungen.

Sie haben keine zehn Minuten gebraucht, sich gegen den Streß des modernen Lebens und seine Anforderungen an das Herz zu wappnen. Machen Sie diese Übungen täglich, es wird Ihr Leben verlängern.

BRADYKARDIE

Mit Bradykardie bezeichnet man eine krankhafte Verlangsamung der Herztätigkeit. Das Herz schlägt weniger als 50mal pro Minute. Bei der Sinusbradykardie treten häufig auch Ohnmachten und Schwindelanfälle auf. Diese Störung kann auch im Schlaf auftreten, die Ursache ist zuweilen eine Infektion oder eine andere Erkrankung, die das Herz belastet. Die Akupressur-Behandlung ist die gleiche wie bei Angina pectoris.

ERGÄNZENDE MASSNAHMEN

1. Legen Sie sich hin, wenn Sie Schwächegefühle spüren.
2. Tragen Sie niemals beengende Kleidung oder enge Kragen.

3. Machen Sie heiße Wickel (trocken oder feucht) auf der Wirbelsäule zwischen dem zweiten und sechsten Brustwirbel (eine Stunde täglich). Wenn das Herz seine Tätigkeit beschleunigt, machen Sie dies nur noch dreimal wöchentlich, und dann setzen Sie die Behandlung allmählich ab.

PERIKARDITIS

Perikarditis ist eine Entzündung des Herzbeutels. Oft werden Menschen davon befallen, die ein rheumatisches Fieber oder eine Nierenkrankheit durchgemacht haben. Eine Hauptursache ist eine Infektion (Lungenentzündung, Angina, Scharlach, Tuberkulose usw.).

Bobby Joe C. war Eisenbahnschaffner. Er freute sich auf seine Pensionierung, die in wenigen Jahren bevorstand. Allerdings litt er an Brustschmerzen, und er fürchtete, daß sein Firmenarzt etwas davon erfahren und er daraufhin vorzeitig entlassen würde, und daß sich das ungünstig auf seine Altersrente auswirken würde. Seine Schmerzen begannen unmittelbar am Brustbein. Manchmal strahlten sie bis in den Bauch aus. Es war ein scharfer, stechender Schmerz wie bei Angina pectoris, und der Husten verschlimmerte ihn noch. Die Arbeit fiel ihm täglich schwerer. Schließlich wurde der Brustschmerz so schlimm, daß Bobby Joe ärztliche Hilfe suchte. Akupunktur und Akupressur hatten Erfolg. Er schaffte es! Jetzt ist er pensioniert und fühlt sich so gesund, daß er sich eine jüngere Frau nahm.

Behandlungsanleitung

A	B	C	D
H-1 7, 8	D-14	N-1	B-1

ZUSÄTZLICHE MASSNAHMEN

1. *Physikalische Therapie*

   a) Vollständige Ruhe für Herz, Körper und Geist.

   b) Zweimal täglich drei Minuten Eisbeutel zwischen dem sechsten Hals- und dem sechsten Brustwirbel auflegen.

   c) Eisbeutel auf das Herz (eine Stunde täglich).
   Wichtig: Entfernen Sie den Eisbeutel alle fünfzehn Minuten, reiben Sie die Haut, bis sie rot wird, legen Sie den Eisbeutel wieder auf.

Chinesische Akupressur-Punkte bei
Herzbeutelentzündung

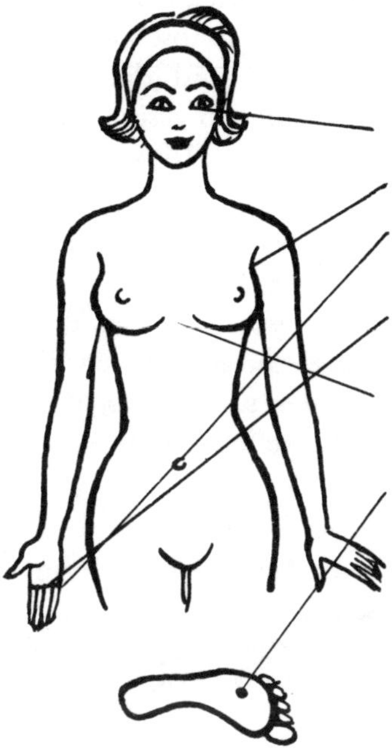

B-1 *an den inneren Augenwinkeln*
H-1 *in der Achsel*
H-7 *am kleinen Finger, an der Handkante*
H-8 *zwischen dem 4. + 5. Mittelhandknochen (Handfläche)*
D-14 *dicht am äußersten Ende des Brustbeins*
N-1 *dicht unter und hinter dem 4. Mittelfußgelenkköpfchens*

Abb. 93

d) Heiße Wickel auf die linke Halsseite (Vagus-Nerv) — dreimal wöchentlich jeweils 30 Minuten.
e) Täglich tiefe Bauchmassage. Lassen Sie sich auch den oberen Rücken und den Hals massieren.

2. *Vermeiden Sie jede Aufregung.*
3. *Halten Sie Nieren, Darm und Leber aktiv.*
4. *Verbote:*

a) Gehen Sie allen Problemen aus dem Weg.
b) Essen Sie nichts Schweres. Nehmen Sie hauptsächlich Suppen und Flüssigkeiten zu sich.
c) Meiden Sie Rauchen, Alkohol und körperliche Anstrengung.

Zusätzliche Hilfen

Abbildung 94 (S. 169) zeigt die Akupressur-Technik bei Grippe (sofern die Lungen beteiligt sind).

OBERE EXTREMITÄTEN
DIE SCHULTER

Die Schulter ist ein Gelenk, das sehr leicht verletzt werden kann. Es bleibt nur so lange intakt, als die Sehnen, die Gelenkkapsel, die Bänder und die Blutzufuhr, das Lymphsystem, die Muskeln und die Akupunktur-Meridiane in Ordnung sind. Wenn irgend etwas davon geschädigt ist, treten Schmerzen dieser oder jener Art auf. Die folgenden Illustrationen zeigen Ihnen, was zu tun ist.

Es gibt bestimmte Schulterschmerzen, die hauptsächlich bei Erschöpfung und Neurasthenie auftreten. Schlanke Menschen haben gewöhnlich keine derartigen Probleme. Schwere, muskulöse Menschen neigen dagegen zur Steifheit, und ihre Schulterbewegung ist eingeschränkt. Wenn ein Gelenk chronisch betroffen ist, dann verkümmern oder schrumpfen die Muskeln leicht, die es steuern. Die Verkümmerung des großen Deltamuskels ist charakteristisch bei einer steifen Schulter.

Wenn die Schultern und die oberen Extremitäten schmerzen oder direkt oder indirekt verletzt sind, dann sind auch die Gewebe und Knochen dieses Körperteils betroffen! Keine Verletzung ist lokal beschränkt. Kein Schmerz ist auf eine bestimmte Stelle beschränkt. Es ist eine alte Weisheit: Wenn einem die Füße weh tun, dann tut einem alles weh! Wenn Sie Kopfschmerzen haben, fühlen Sie sich rundum unwohl.

Da die folgenden Illustrationen für sich selbst sprechen, sind ihnen keine Erklärungen beigefügt. Wenden Sie regelmäßig Akupressur an.

Physikalische Therapie:

a) Heiße Wickel.
b) Massage, gründlich aber sanft und niemals direkt auf der geschädigten Stelle.
c) Körperliche Übungen, bis der Arm mühelos eine vollständige Kreisbewegung ausführen kann.

Es folgen noch zwei Methoden der Schmerzbekämpfung:

1. Die folgenden Illustrationen (Abbildungen 95 bis 97 b) zeigen genau, wo die Akupressurpunkte liegen.
2. Suchen Sie die Symptome auf der Tabelle. Betrachten Sie die sie begleitenden Illustrationen.

Chinesische Akupressur-Punkte bei **Grippe**

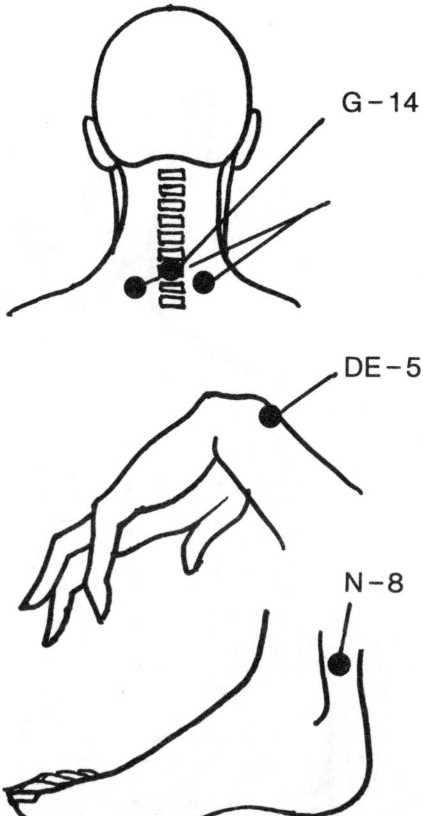

über dem 7. Halswirbel

zu beiden Seiten des 2. Brustwirbels (2,5 cm auf beiden Seiten)

drei fingerbreit über dem Handgelenk

5 cm oberhalb und hinten an der Innenseite des Fußknöchels

Abb. 94

Vorderansicht der Schulter und ihre Chinesischen Akupressur-Punkte und Meridiane

Chinesische Meridiane

L – *Lunge*
Dü – *Dünndarm*
M – *Magen*
Hb – *Herzbeutel*
Mi – *Milz*
N – *Nieren*
Di – *Dickdarm*

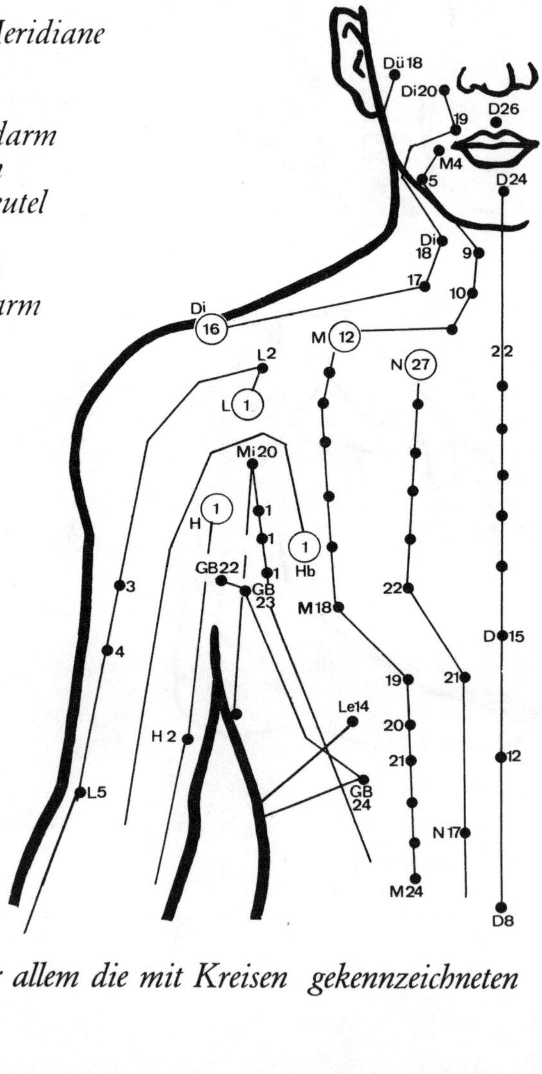

Beachten Sie vor allem die mit Kreisen gekennzeichneten Punkte.

Abb. 95

Rückansicht der Schulter und ihre chinesischen Akupressur-Punkte und Meridiane

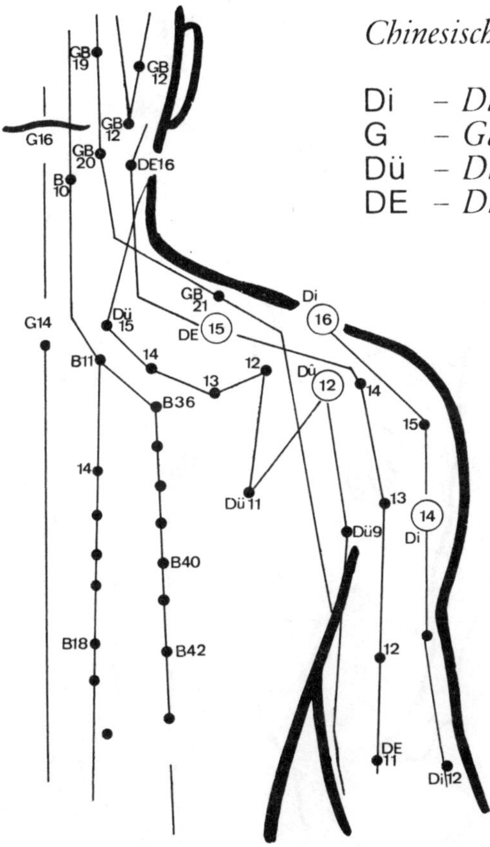

Chinesische Meridiane

Di – *Dickdarm*
G – *Gallenblase*
Dü – *Dünndarm*
DE – *Dreifacher Erwärmer*

Beachten Sie vor allem die mit Kreisen gekennzeichneten Punkte.

Abb. 96

Übersicht über die Akupressur-Punkte zur Behandlung
von Beschwerden an den oberen Gliedmaßen

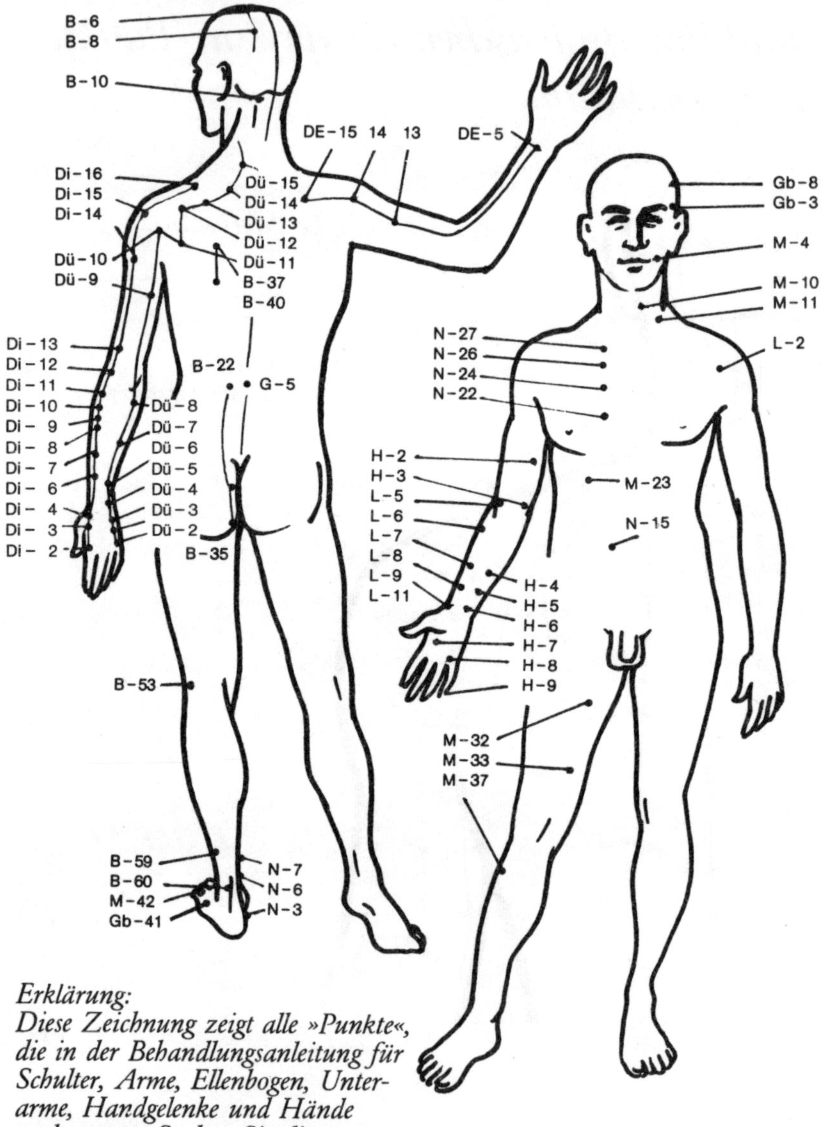

Erklärung:
Diese Zeichnung zeigt alle »Punkte«, die in der Behandlungsanleitung für Schulter, Arme, Ellenbogen, Unterarme, Handgelenke und Hände vorkommen. Suchen Sie die entsprechenden Punkte. Behandeln Sie sie. Stellen Sie die Gesundheit mit Hilfe der Meridiane her.

Abb. 97 a

Akupressur-Punkte zur Behandlung von

Schmerzen in der Schulter und den oberen Gliedmaßen

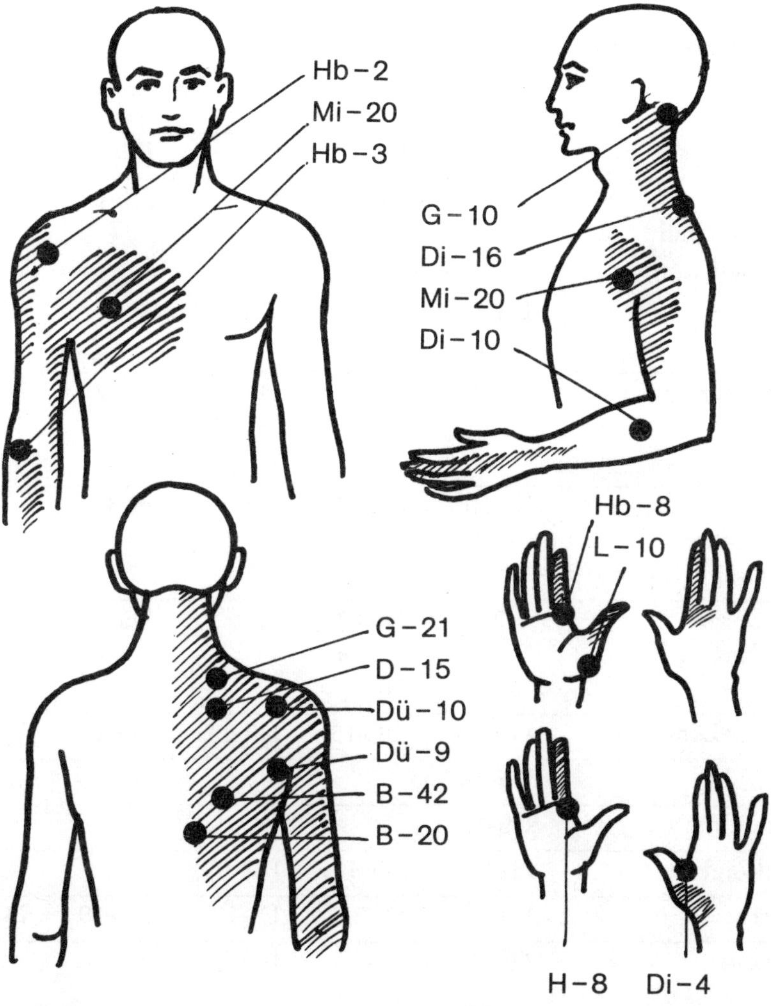

Erklärung:

● *Hier behandeln* ▨ *Hier Erfolg verspüren!*

Abb. 97 b

METHODEN ZUR BEHANDLUNG DER SCHULTER

Stellen Sie Ihre Symptome fest, suchen Sie die Akupunkturpunkte und drücken Sie! (Siehe Abbildung 95/96.)

Behandlungsanleitung

Symptome	Akupunkturpunkte				
	A	B	C	D	E
Achselhöhle geschwollen und schmerzhaft	B-53	Hb-1	Hb-5	Hb-6	L-9
Arthritis	Dü-3, 10 12	B-60	Gb-3, 8 41	M-4 42	DE-5
Brachialneuralgie	N-27	L-2	Di-3, 4 11, 14 16	Dü-2 13	B-10 35, 40 60
Bursitis (Schleimbeutelentzündung)	Di-10	G-5, 5	L-5	H-3	
Arm läßt sich nicht heben	L-2	Di-10 12, 14 16	H-1	Dü-2, 9 10	N-22
Kapsuläre Lähmung	DE-13	DE-15	Dü-11	Dü-15	Di-16
Kältegefühl	Dü-14				
Hitzegefühl	Dü-13				
Gefühllosigkeit	H-8	Dü-40	Dü-13		
Schmerz	L-6	Di-2	Di-12	Dü-10	Dü-14
Schmerz in „Schulterpunkt" und Arm	Di-15	B-6	B-37		
Rheumatismus	B-8				
Krampf (Muskeln)	H-3	H-8	Dü-7	Dü-14	B-35
Steifheit	DE-14	B-22			
Schwellung	Dü-10				

Spannung (Muskeln)	Dü-10	Dü-11
Schwäche	Dü-10	

METHODEN ZUR BEHANDLUNG DES OBERARMS

Stellen Sie Ihre Symptome fest, suchen Sie die Akupunkturpunkte und drücken Sie! (Siehe Abbildung 97 a)

Behandlungsanleitung

Symptome	Akupunkturpunkte				
	A	B	C	D	E
Arm läßt sich nicht rückwärts bewegen	DE-13	Di-16			
Arm läßt sich nicht heben	L-2	Di-10 12, 14, 16	H-1	Dü-2, 9	N-22
Kältegefühl	Dü-14				
Kältegefühl mit Krämpfen (Muskeln)	L-2, 5	(Siehe auch Abbildung 40)			
Hitzegefühl	L-2				
Verlust der Sinnesempfindung	H-4	(Siehe auch Abbildung 40)			
Neuralgie	Di-6	Di-7	H-5	Dü-9	N-3
Gefühllosigkeit	Di-12				
Schmerz im Innern des Arms	Hb-2				
Lähmung	Di-13	B-30	Hb-1		
Mangelhafte Zirkulation	Di-10	(Siehe auch Abbildung 40)			
Zittern	L-9	(Siehe auch Abbildung 40)			
Krämpfe	L-10	H-5	Dü-3, 7	Hb-7	Di-15
Schwellung	N-7				

METHODEN ZUR BEHANDLUNG DES ELLENBOGENS

Stellen Sie Ihre Symptome fest, suchen Sie die Akupunkturpunkte und drücken Sie! (Siehe Abbildung 97 a)

Behandlungsanleitung

Symptome	Akupunkturpunkte				
	A	B	C	D	E
Arthritis	H-4	Dü-4			
Ellenbogen läßt sich nicht beugen	Dü-7	H-6			
Schmerz mit Steifheit, Muskelerschlaffung, Arm läßt sich unvollkommen heben	DE-13 15	Dü-11	Dü-15	Di-4	Di-16
Gefühllosigkeit	Di-12				
Krampf der Muskeln, die das Ellenbogengelenk bewegen	H-3		DE-15	Dü-11 15	Di-16

METHODEN ZUR BEHANDLUNG DES UNTERARMS

Stellen Sie Ihre Symptome fest, suchen Sie die Akupunkturpunkte und drücken Sie! (Siehe Abbildung 97 a)

Behandlungsanleitung

Symptome	Akupunkturpunkte				
	A	B	C	D	E
Atrophie (Muskelschwund)	M-32				
Arm läßt sich nicht heben	M-37	H-2, 3	Dü-5	Dü-6	B-59
Kältegefühl	M-23	H-1			
Gefühllosigkeit	L-11	M-33	H-8	H-9	Di-9
Schmerz (Neuralgie)	H-1, 2	H-4, 8	Dü-5, 6 11	N-3 24	Hb-4
Lähmung des Armes	H-1	Dü-6	Hb-1		
Krampf (Muskeln)	H-2	Dü-3	Dü-4	Dü-7	
Schwellung	N-7				
Zittern	Hb-3				

METHODEN ZUR BEHANDLUNG DES HANDGELENKS

Stellen Sie Ihre Symptome fest, suchen Sie die Akupunkturpunkte und drücken Sie! (Siehe Abbildung 97 a)

Behandlungsanleitung

Symptome	Akupunkturpunkte				
	A	B	C	D	E
Arthritis					
Schmerz (Neuralgie in Handgelenk und Fingern)	Dü-10	Dü-11			
Steifheit	Dü-10	Dü-11 15	Di-16	DE-15	

METHODEN ZUR BEHANDLUNG DER HAND

Stellen Sie Ihre Symptome fest, suchen Sie die Akupunkturpunkte und drücken Sie! (Siehe Abbildung 97 a)

Behandlungsanleitung

Symptome	Akupunkturpunkte				
	A	B	C	D	E
Arthritis	H-4	Dü-4			
Finger lassen sich nicht biegen	Dü-4				
Finger können nichts festhalten	Dü-7				
Kalte Hände	L-7	H-3	H-7	N-26	
Eingeschränktes Tastgefühl	Dü-4				
Kontraktionen	H-8	Hb-8			
Steife Finger	N-6				
Gefühllosigkeit	L-11	H-9			
Handflächen warm und schmerzhaft	L-7	L-8	H-8		
Schmerz zusammen mit Schwellung	N-15				
Schmerz (Neuralgie in den Fingern)	H-9	N-3	Hb-4	M-10	M-11
Krampf (Muskeln)	Di-15				
Steifheit	Drücken Sie 2,5 cm und 10 cm seitlich der Brustwirbel 1 bis 8				
Schwellung ohne Schmerz	N-7				
Zittern	Di-7	M-33	H-3	Dü-8	
Geschwür	Di-7				
Schreibkrampf	Hb-8	B-10			

VII.

KRANKHEITEN DES RÜCKENS UND DES RÜCKGRATS

Alle Rückenschmerzen beginnen mit einer Reizung. Diese kann die unterschiedlichsten Ursachen haben. Es kann sich um etwas harmloses handeln wie Niesen oder um etwas dramatisches wie einen Kopfsprung ins Wasser. Die Reizung beeinflußt die Rückennerven, und die Komplikationen beginnen. Die gleichen Nerven können auch von Bakterien gereizt werden, durch direkte oder indirekte Verletzungen, durch plötzliche Temperaturveränderungen, körperfremde Stoffe und Krankheiten. Der Schmerz kann in andere Körperteile ausstrahlen. Es können angeborene Mißbildungen vorliegen. Manchmal handelt es sich auch gar nicht um ein körperliches Leiden, sondern die Psyche spielt eine verhängnisvolle Rolle bei der Entstehung von Rückenschmerzen.

Wenn Sie an Rückenschmerzen leiden, zeigen sich meist auch andere Symptome. Achten Sie auf Blaumäler, Verfärbungen, Schwellungen, unnormale Knochenerhebungen, Einbuchtungen verschiedenen Grades, Fußbeschwerden, Verletzungen der Wirbelsäule, des Kreuzbeins, des Kreuzbein-Darmbein-Gelenks, Muskelverkrampfungen und „Knoten" unter der Haut. Dies alles kann zu Rückenschmerzen führen.

NEUN HAUPTGRÜNDE FÜR RÜCKENMUSKELSCHMERZEN

Schmerzen in den Rückenmuskeln können ausgelöst werden durch:

1. Einen direkten Schlag und die darauf folgende Verkrampfung,
2. indirekte Schläge, wie zum Beispiel durch einen Sprung,
3. Kreislaufstörungen,
4. Ernährungsfehler,
5. emotionale Anspannungen,

6. Verkrampfungen durch Haltungsschäden, angeborene Mißbildungen und ausgerenkte Wirbel, die Nerven einklemmen,
7. Zugluft und Wetterwechsel,
8. ungeschickte Körperbewegungen,
9. organische Krankheiten der Brust, des Bauches und des Beckens.

Alle diese Faktoren beeinflussen die Meridiane und die Akupunkturpunkte. Zur Verdeutlichung folgt nun eine Reihe von Illustrationen (siehe Abbildungen 98, 99 und 100). Hier werden das Gehirn und das Rückenmark gezeigt, weil das Nervensystem bei der Akupunktur so wichtig ist. Achten Sie auf die direkten Zusammenhänge zwischen dem Rückgrat und den betreffenden Organen und Körperteilen. Beachten Sie auch, wie das sympathische Nervensystem parallel zum Rückgrat verläuft, und denken Sie daran, daß

Der Rücken gibt Hinweise auf

Schmerzursachen (*Reflexe*)

Die eigentlichen Ursachen von Rückenschmerzen sind folgende:

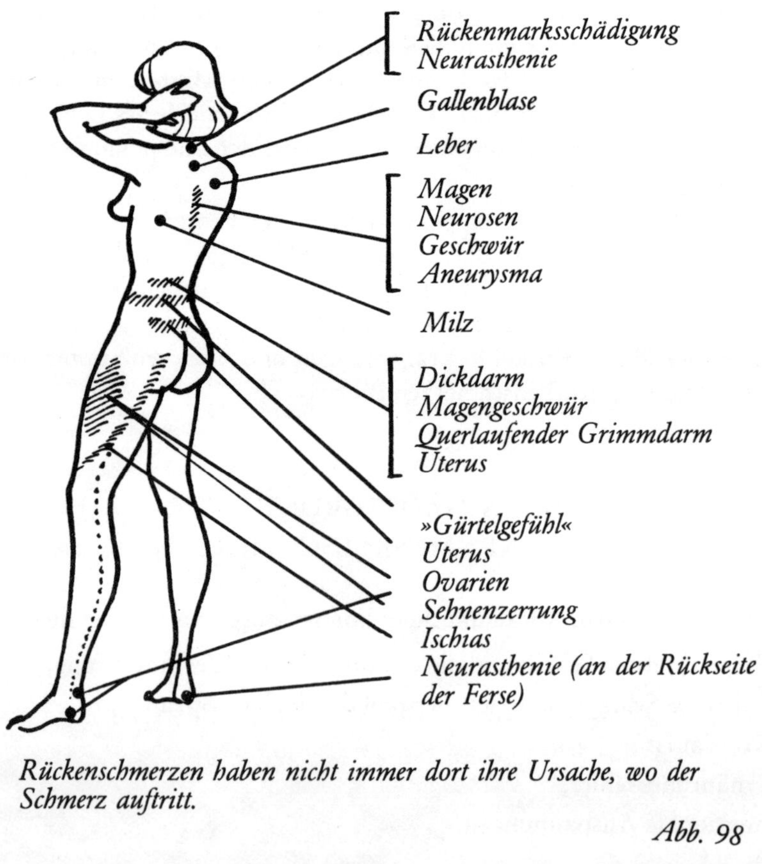

Rückenschmerzen haben nicht immer dort ihre Ursache, wo der Schmerz auftritt.

Abb. 98

das autonome Nervensystem alles kontrolliert. Die Akupunkturpunkte sind die Schlüssel, um die Gesundheit in den betroffenen Geweben zu erneuern. Jeder chinesische Meridian spielt dabei eine Rolle. Einige dieser Meridiane stehen untereinander in Verbindung, und was den einen beeinflußt, beeinflußt alle.

Abbildung 98 zeigt, daß die Ursachen von Rückenschmerzen oft nicht dort liegen, wo sie auftreten. Wenn ein Spinalnerv „abgeschnitten" ist, so ist auch der Körperteil geschädigt, mit dem er in Verbindung steht.

HEXENSCHUSS

Hexenschuß ist ein dumpfer Schmerz, der quer über den Rücken verläuft. Seit undenklichen Zeiten plagt er die Menschheit, und nur im Osten wußte man ein Mittel dagegen. Aus dem Osten kommt auch unsere Version der Akupressur, und wie wirksam sie ist, zeigte sich im Fall des jungen John Ray R., der von Schmerzen im unteren Rücken gepeinigt wurde, bis man Akupressur anwandte.

Johnny hatte sich beim Fußballspiel den Rücken verletzt. Er konnte sich nicht mehr aufrichten und umdrehen. Er konnte nicht einmal mehr ein Bein heben, ohne daß er Schmerzen empfand. Er bekam abwechselnd Opiate und Salizylate. Er trug ein Gipskorsett und dann einen Metallgürtel, bis Akupunktur und Akupressur ihn von seinen Beschwerden befreiten. Aber wir wollen zwei andere Menschen mit dem gleichen Problem betrachten.

Wie das Leiden einer Verkäuferin geheilt wurde

Bei Janet R. hatte der Hexenschuß eine andere Ursache. Es war eine alte Geschichte: Medikamente und mehrere Operationen an Rücken und Becken hatten den Schmerz nicht beseitigt. Man hatte ihr die Eierstöcke, die Gebärmutter und den Wurmfortsatz entfernt. Sie war mit Röntgenstrahlen und Radium behandelt worden, und als sie ihrem Arzt vorwarf, er wisse nicht, was er tue, wurde dieser zornig und nannte sie eine Simulantin. Er überzeugte sie davon, daß sie tatsächlich eine Simulantin war, und sie ging zum Psychiater, so wie sie vorher von den Chirurgen überzeugt worden war, daß sie operiert werden müsse.

Bei Johnny, dem Fußballspieler, hatte ein direkter Schlag auf den Rücken den Schmerz verursacht. Bei Janet stellte sich der Hexenschuß als Folge eines Nierenleidens heraus. Sie war gegen alles mögliche, nur nicht dagegen behandelt worden. Man hatte die Symptome und nicht die Ursache behandelt. Niemand hatte die Akupunkturpunkte geprüft, die das Rätsel Jahre früher gelöst hätten.

Ihr Nieren-Meridian war warm, und nach der traditionellen chinesischen Lehre steuern die Nieren das Feuer des Tores zum Leben. Mangel am Nieren-Yang bewirkt, daß der Milz-Yang mangelhaft ist. Ch'i wurde dem Herzen entzogen, und es begann zu pochen. Die Schwäche des Lungen-Chi bewirkte Atembeschwerden. Wegen der Yang-Leere schwitzte sie leicht. Der Körper versuchte den Ärzten dies alles zu sagen, aber sie wollten es nicht wissen. Keiner hatte das alte chinesische Wissen benutzt, das darauf hindeutete, daß alle diese Symptome die Folgen einer Niereninsuffizienz waren.

Rückenmark, Gehirn und Sympathikus

mit denen die chinesischen Meridiane eng verbunden sind

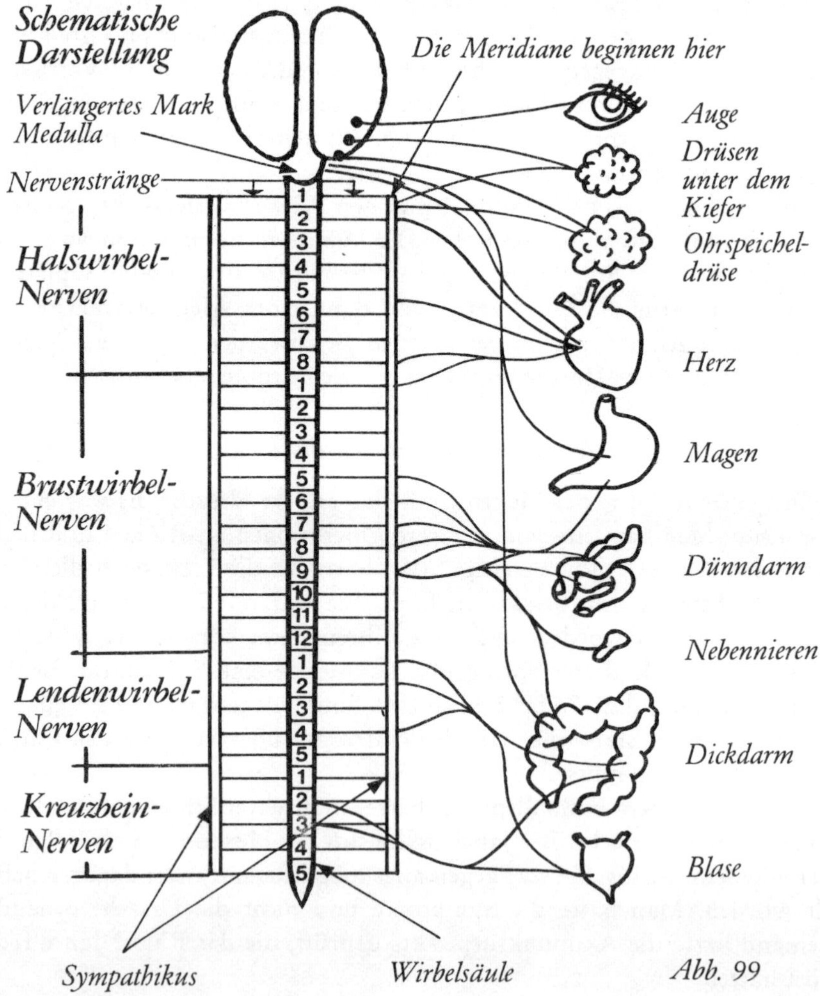

Abb. 99

Ein alter Herr wird vom Hexenschuß geheilt

Willie litt an periodisch auftretenden Schmerzen im unteren Rücken. Als ich die Familie zum ersten Mal besuchte, lag Willie unter Bettflaschen und Heizkissen — das Schlimmste, was man bei Rückenschmerzen dieser Art tun kann.

Sein Hausarzt hatte zwei Wochen vorher sein Leiden als „Hexenschuß" bezeichnet und ihm ein Schmerzmittel verschrieben. Nach zwei Wochen hatte Willie immer noch Schmerzen. Man hatte sich nicht die Mühe gemacht festzustellen, ob die Krankheit durch Bakterien oder Viren verursacht war und ob es sich überhaupt um Hexenschuß handelte. Man hatte weder Willies Krankengeschichte erkundet, noch seine körperliche Verfassung untersucht. Niemand dachte an Willies Kriegsverletzung oder daran, daß seine Beschwerden durch einen Haltungsschaden verursacht sein konnten, der von seinem durch eine Operation verkürzten Bein herrührte. Da Willies Becken schief und das Rückgrat verkrümmt war, hatten sich seine Muskeln verkrampft. Diese Verkrampfung wurde erst durch Akupressur und Akupunktur behoben. Ich ließ ein Stück Sperrholz unter Willies Matratze legen, damit sein Rücken nicht durchhing, und ein Kissen unter ein Knie, um die Muskelspannung zu mildern. Nach dem Abschluß der Behandlung konnte Willie wieder schlafen.

Andere Ursachen von Schmerzen im unteren Rücken

Bei Schmerzen im unteren Rücken muß man mehrere auslösende Faktoren in Betracht ziehen:

1. Jede Infektion oder Entzündung im Körper kann sich als Rückenschmerz äußern (zum Beispiel fieberhafte Erkrankungen). 2. Schmerzen, deren Ursache im Bauch oder Becken liegt, können auf den unteren Rücken ausstrahlen (zum Beispiel bei Kolitis, Prostata und Harnröhrenkrankheiten, Eierstock- und Uterusbeschwerden — sie alle können Schmerzen im Rücken auslösen. Rückenschmerzen können auch mit Nierensteinen und Blasenentzündung zusammenhängen). 3. Haltungsschäden. 4. Direkte oder indirekte Verletzungen.

In Willies Fall lag kein Hexenschuß vor. Es war sein verkürztes Bein, das den Schmerz auslöste. Ein Teil des Oberschenkelknochens war zerschossen worden, und die Operation hatte dazu geführt, daß sich die darüberliegenden Gewebe zusammengezogen hatten.

Dann war da Jeff J. Er war ein Mann in mittleren Jahren, der von seinen Familienpflichten fast erdrückt wurde. Er war Zementmischer. Er litt seit langem an Rückenschmerzen, und alle Ärzte in unserer Stadt hatten ihn schon irgendwann einmal behandelt. Jeff suchte gehorsam das Krankenhaus

Die Wirbelsäule und ihre Verbindungen zu den Geweben, Drüsen, Organen

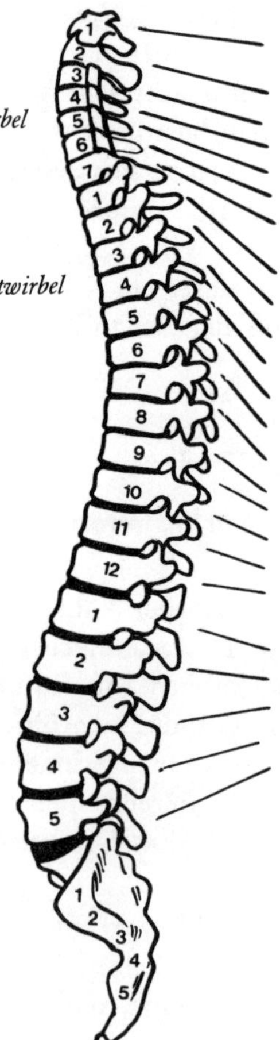

1 Schädel, Gesicht; Blutzufuhr zum Kopf, Gehirn, Ohren, Sympathikus
2 Gesichtshöhlen, Augen, Stirn, Zunge, Sehnerv
3 Wangen, Zähne, Ohren, Gesichtsknochen
4 Mund, Lippen, Nase, Ohrtrompete
5 Stimmbänder, Rachenhöhle, Halsdrüsen
6 Halsmuskeln, Mandeln, Schultern
7 Schulterschleimbeutel, Ellenbogen, Schilddrüse

1 Unterarm und Hand, Luftröhre, Speiseröhre
2 Herzklappen, Herzkranzgefäße
3 Brustkorb, Lungen, Brüste, Bronchien
4 Gallenblase und Gallengänge
5 Leber, Blut, Sonnengeflecht
6 Magen
7 Zwölffingerdarm, Bauchspeicheldrüse
8 Milz, Zwerchfell
9 Nebennieren
10 Nieren
11 Harnröhren und Nieren
12 Dünndarm, Eileiter, Blutkreislauf

1 Dickdarm
2 Bauch, Appendix, Oberschenkel, Blinddarm
3 Geschlechtsorgane, Blase, Knie
4 Ischias-Nerv, untere Rückenmuskeln, Prostata
5 Bein, Fußknöchel, Fuß
Hüfte, Gesäß
Mastdarm, After

Abb. 100 a

Leiden, die von den entsprechenden Teilen der Wirbelsäule aus beeinflußt werden können

Kopfschmerzen, Nervosität, Schlaflosigkeit, hoher Blutdruck

Taubheit, Ohrenschmerzen, Blindheit, Gesichtshöhlenbeschwerden
Akne, Ekzeme, Neuralgie, Neuritis
Allergien (Heufieber), Polypen, Katarrh
Kehlkopfentzündung, Heiserkeit, Halsschmerzen
Mandelentzündung, Krupp, Steifer Hals, Schmerzen in den Armen
Erkältungen, Kropf, Schleimbeutelentzündung

Asthma, Husten, Schmerzen in Unterarm und Hand
Herzbeschwerden, Brustschmerzen
Rippenfellentzündung, Lungenentzündung, Bronchitis, Grippe
Gallenschmerzen, Gürtelrose, Gelbsucht
Leberbeschwerden, niedriger Blutdruck, Anemie, Arthritis
Magenbeschwerden, Verstopfung, Verdauungsstörungen
Magenbeschwerden, Verstopfung, Verdauungsstörungen
Magengeschwür, Diabetes, Gastritis
Schluckauf, Magenbeschwerden
Allergien (Hautausschläge etc.)
Arterienverkalkung, Nierenbeschwerden, Müdigkeit
Akne, Furunkel, Ekzeme, Autointoxikation
Rheumatismus, Blähungen, Unfruchtbarkeit

Kolitis, Verstopfung, Durchfall, Bruch
Krämpfe, Übersäuerung, Blinddarm, Krampfadern
Blasenbeschwerden, Kniebeschwerden
Hexenschuß, Ischias, schmerzhafter oder häufiger Harndrang
Plötzliche Schwellung von Beinen und Füßen, mangelhafter Kreislauf
Rückgratverkrümmung, Kreuzbein-Darmbein-Beschwerden
Hämorrhoiden, Jucken, Sitzbeschwerden

Abb. 100 b

Chinesische Akupressur-Punkte bei Hexenschuß

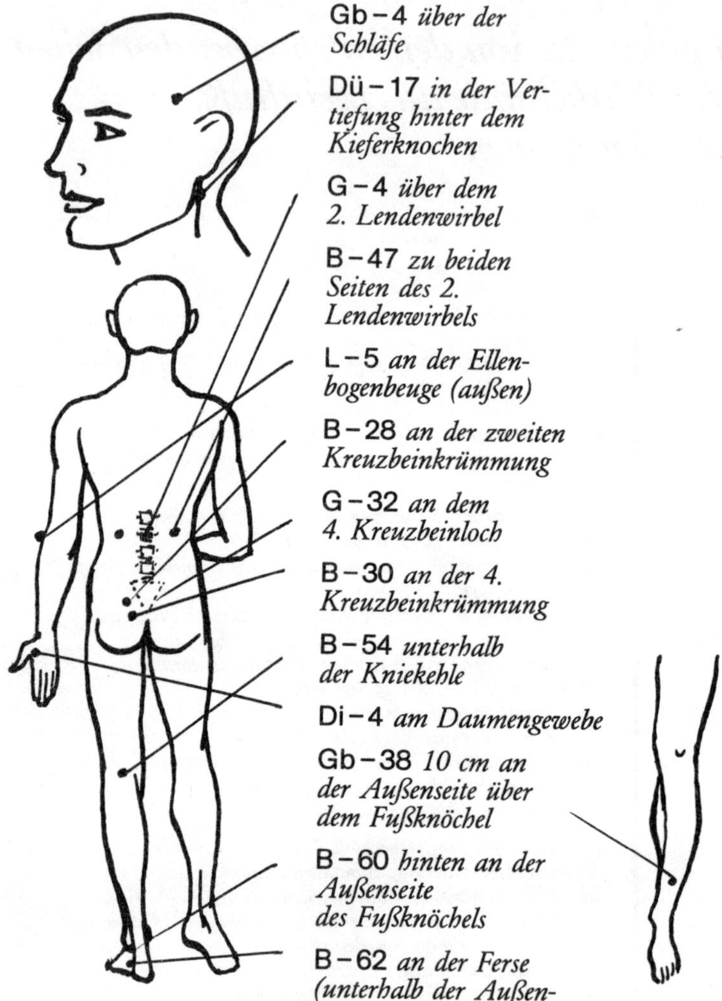

Abb. 101

auf und ließ sich wegen eines Bandscheibenschadens operieren. Er nahm alle Medikamente, die man ihm verschrieb und hielt sich an die ärztlichen Anweisungen, aber die Schmerzen wurden nicht besser. Als ich Jeff zum ersten Mal sah, war er in einem verheerenden Zustand. Zwei Söhne trugen ihn in mein Sprechzimmer. Nach einer gründlichen Röntgenuntersuchung war der Fall klar. Es handelte sich um eine angeborene Verformung des fünften Lendenwirbels. Der lateinische Ausdruck dafür lautet Spondylolisthesis, und Akupressur und Akupunktur waren in diesem Fall zunächst einmal nutzlos.

Nur eine Behandlung dieses Knochens konnte Erleichterung bringen. Dies geschah. Heute hat Jeff Ruhe.

Erwarten Sie also von der Akupressur nicht, daß sie ein Allheilmittel ist. Etwas derartiges gibt es nicht. Sie können jedoch kleine Wunder erwarten, die Sie Tag für Tag erleben und Sie auf folgende Weise von Schmerzen im unteren Rücken befreien:

Behandlungsanleitung für Hexenschuß

A	B	C	D	E	F	G	H
B-31 33, 34 41, 54 60, 62	Gb-4	Dü-17	Mi-2 8 19	B-1	L-5	Di-4	Siehe auch „Z"-Zonen des Fußes (Abb. 23)

ERGÄNZENDE MASSNAHMEN

1. *Physikalische Therapie*

   a) Eispackungen auf die schmerzenden Punkte. Keine Wärme anwenden! Physiologisch gesehen brennt beim Hexenschuß sowieso schon ein Feuer. Das Ziel ist es, dieses zu löschen.

   b) Massieren Sie alle Muskeln am Rücken und an den Schenkeln sanft, aber tief.

   c) Kalte Packungen von der Rückenmitte bis herab zur Basis des Rückgrats.

   Methode (nach dem zweiten Tag):

   1. Fünfzehn Minuten kalter Umschlag.
   2. Fünfzehn Minuten warmer Umschlag.
   3. Dreißig Minuten kalter Umschlag.
   Dreimal wiederholen. Dies wird Sie müde machen, also schlafen Sie ein.

2. *Beseitigen Sie die Ursache!*

3. *Beheben Sie Haltungsschäden.*

4. *Treiben Sie Gymnastik, um die Rückenmuskeln zu stärken (Abbildung 102).*

Anmerkung: Machen Sie die in Abbildung 102 gezeigten Übungen, solange es notwendig ist. Wenn Sie auf dem Rücken liegend vor- und zurückschaukeln, führen Sie dabei Akupressur auf die Akupunkturpunkte am Rükken aus. Diese Übungen kann man bei allen Beschwerden des unteren Rückens machen, wenn die Entzündung und die Verkrampfung abgeklungen sind.

Übungen, die den unteren Rücken stärken

Auf dem Bauch liegen

Kopf, Arme und Beine in die Höhe heben.

Auf dem Bauch liegen

Hinter dem Rücken in die Hände klatschen. Die Beine liegen am Boden, Kopf und Brustkorb anheben.

Auf dem Bauch liegen

Den Kopf auf die Arme legen, die Beine anheben.

Auf dem Rücken liegen

Die Arme hinter dem Kopf verschränken, Rumpf beugen, die Beine anheben.

Auf dem Rücken liegen

Die Knie an den Brustkorb drücken, strecken, ausruhen, wiederholen.

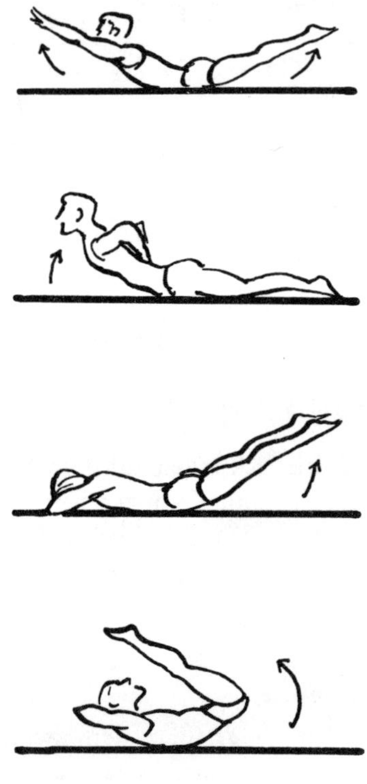

Abb. 102

SCHMERZEN IM DARMBEIN-KREUZBEIN-GELENK

Diese Schmerzen treten gewöhnlich auf einer Seite des unteren Rückens auf und erstrecken sich am Ischiasnerv entlang bis ins Bein.

Außer einer direkten Verletzung der genannten Gelenke gibt es eine Reihe anderer Ursachen von Schmerzen im Darmbein-Kreuzbein-Gelenk. Knochenbrüche können zu einer Verformung des Beckens führen. Schwangerschaft und lange Bettlägerigkeit kommen als Ursache in Frage. Attacken können auf so triviale Dinge wie Niesen folgen. Schwerwiegendere Leiden werden manchmal durch zu schweres Heben oder Körperdrehungen ausgelöst. Es kann damit beginnen, daß man aus dem Bett oder einem weichen Sessel aufsteht. Haltungsfehler tragen dazu bei. Der Schmerz wird verstärkt, wenn man an der betroffenen Seite das Bein hebt, sich in der Hüfte beugt oder nach der Seite oder nach vorn lehnt.

So war es bei Major Haley, dessen Beschwerden begannen, als er sich in der Hüfte drehte, während er an der Wandkarte etwas demonstrierte. Der Schmerz schoß seinen Rücken hinunter. Major Haley wurde behandelt und nahm die folgende Behandlungsanleitung mit nach Hause:

Behandlungsanleitung für Kreuzbein-Darmbein-Schmerzen

A	B
B-28	Gb-27
29, 60	30

Siehe Abbildung 103

ERGÄNZENDE MASSNAHMEN

1. *Physikalische Therapie*

a) Schlafen Sie mit einem Kissen unter den Knien und einem unter dem Rücken.
b) Massieren Sie die Muskeln am unteren Rücken und am Oberschenkel. Massieren Sie aber nicht direkt auf dem schmerzenden Gelenk.
c) An den ersten beiden Tagen kalte Umschläge auf dem schmerzenden Gelenk. Danach warme Umschläge, falls der Schmerz anhält.
d) Stützende Bandagen sind vorübergehend nützlich.

ISCHIAS

Ischias ist eine Entzündung des Ischiasnervs, wobei die Schmerzen bis zum Fuß hinab reichen können, wenn das Leiden chronisch wird.

Als zum Beispiel Kate L. ihr erstes Kind bekam, konnte sie ihr linkes Bein nicht mehr heben. Eine Röntgenaufnahme von Kates Becken zeigte, daß der Kopf des Fötus auf das Gebiet des Ischiasnervs drückte. Nach der Geburt war der Schmerz sofort verschwunden. Das Bein des alten John R. „wurde lahm“, als sich seine Prostata vergrößerte. Rennfahrer Danny L. bekam jedesmal „Automobil-Ischias“, wenn er ein 100-Meilen-Rennen fuhr. In allen Fällen löste Druck auf den Ischiasnerv das Leiden aus. Beim Ischias kann jede Schädigung der benachbarten Knochen infolge einer Gelenkkrankheit den Schmerz auslösen. Beim neuritischen Ischias tritt der Schmerz gewöhnlich nur auf einer Seite auf. Er kann brennen, stechen oder reißen. Oft befindet sich der Schmerz an der Rückseite des Oberschenkels. Manchmal ist er auf die Außenseite des Beines beschränkt, auf die Gegend hinter dem Knie oder auf den Fuß. Jeder, der daran leidet, kann den Finger darauf legen, und jede einzelne dieser Schmerzzonen ist ein Akupunkturpunkt!

Überempfindliche Stellen können in der Mitte des Schenkels liegen (B-51), in der Ischias-Kerbe des Beckenknochens (B-48), beim fünften Lendenwirbel (G-2 und 3), an der Kuppe des Darmbeins (B-47), an den äußeren Knöcheln (B-60) und in der Kniekehle (B-54). Wichtig beim Ischias ist die Schmerzlinderung, und diese wird durch die folgende Behandlung erreicht. Der zweite Schritt ist es dann, die Ursache herauszufinden, denn gleichgültig welche Behandlung Sie anwenden, wenn die eigentliche Reizung bleibt, werden auch die Schmerzen wiederkehren.

Behandlungsanleitung für Ischias

A	B	C
Gb-30	B-30	G-2
31, 32	47, 48	3
35, 38	51, 54	
	60	

Siehe Abbildung 104

ERGÄNZENDE MASSNAHMEN

Die Behandlung hängt davon ab, ob der Ischiasschmerz akut ist (zum ersten Mal auftritt), oder ob es sich um ein chronisches Leiden handelt.

Akutes Stadium:

1. *Physikalische Therapie*
   a) Kalte Umschläge entlang dem betroffenen Nerv, wobei mit Decken die allgemeine Körperwärme aufrechterhalten wird.
   b) Legen Sie das Glied mit Kissen ruhig, ein Kissen liegt unter dem Knie.

Chinesische Akupressur-Punkte bei

Darmbein-Kreuzbein-Schmerzen

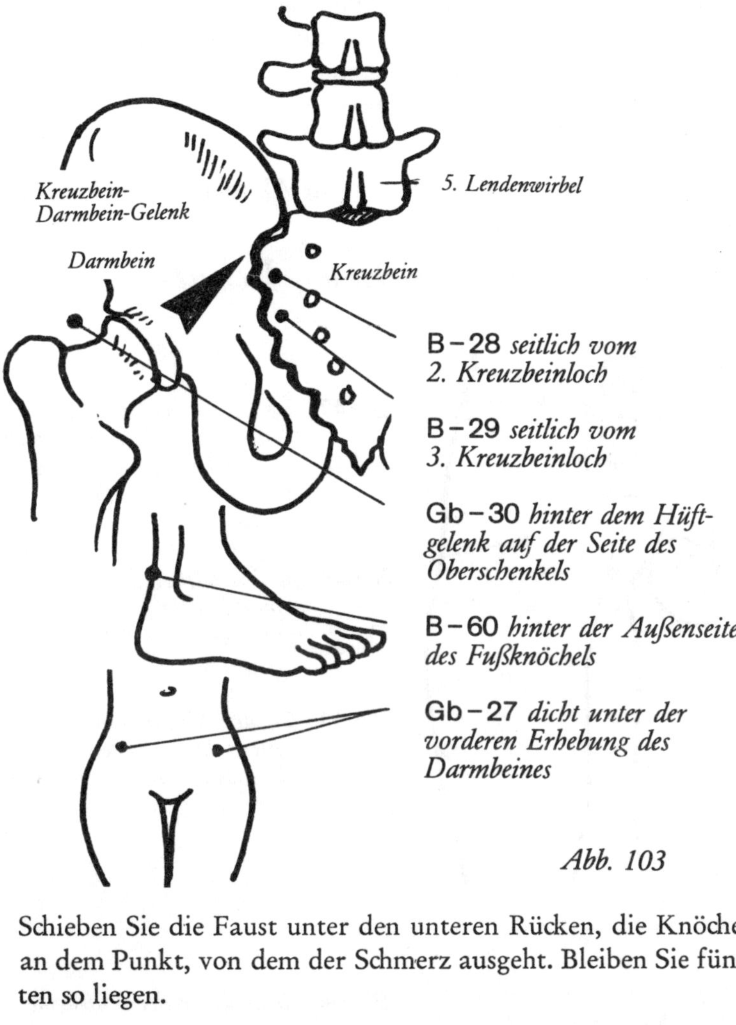

Abb. 103

c) Schieben Sie die Faust unter den unteren Rücken, die Knöchel liegen an dem Punkt, von dem der Schmerz ausgeht. Bleiben Sie fünf Minuten so liegen.

2. *Kost*

   a) Nahrhafte Speisen, sofern nicht Rheumatismus oder Gicht eine solche Kost verbietet.

3. *Sorgen Sie für tägliche Verdauung.*

Chronisches Stadium:

1. *Physikalische Therapie*

   a) Wechselbäder, um den Kreislauf anzuregen. Bewegen Sie das Bein, während Sie es in die Wanne halten.

b) Milde Massagen — aber nicht auf dem Ischiasnerv oder anderen schmerzenden Stellen. Beginnen Sie den Nerv zu aktivieren, indem Sie das Bein vorsichtig ausstrecken.

Denken Sie daran: Ob chronisch oder akut — stellen Sie die Ursache fest! Verhüten Sie, daß das Leiden wiederkehrt.

Weitere Therapien:

Es folgt eine ganzseitige Illustration mit Akupunkturpunkten, die man bei Rückenschmerzen behandeln kann.

Chinesische Akupressur-Punkte bei **Ischias**

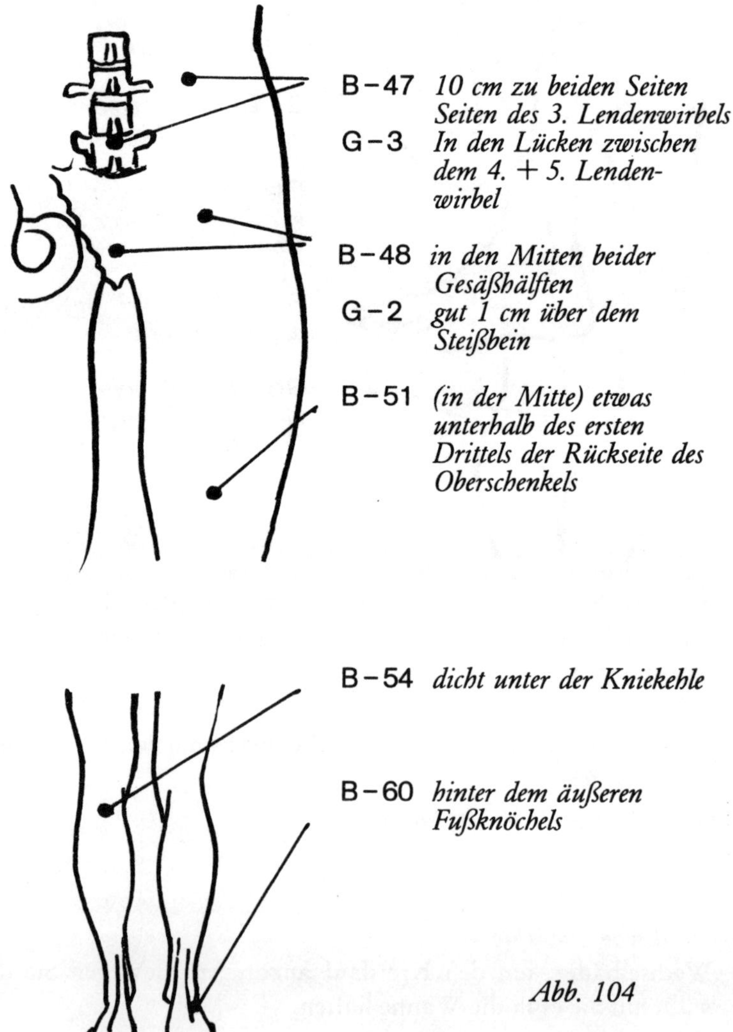

Abb. 104

Massagepunkte, die in der westlichen Medizin zur Behandlung von ***Rückenschmerzen*** *dienen*

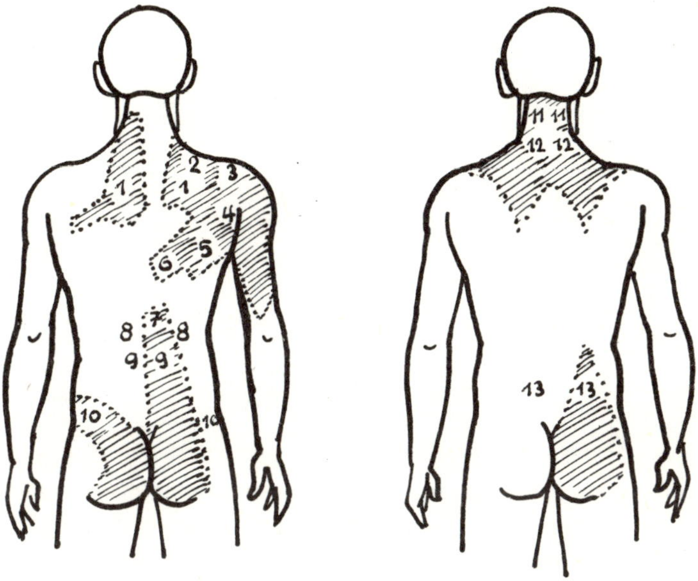

Die schraffierten Körperteile sind die Gebiete, auf die durch die Akupressur-Punkte eingewirkt wird. Behandeln Sie beide Seiten des Rückgrats und des Rückens.

Erklärung: *»Massage-Punkte«*

Die Nummern entsprechen den folgenden chinesischen Akupressur-Punkten

1.	Dreifacher Erwärmer	15	8.	Blase	47
2.	Gallenblase	21	9.	Blase	24
3.	Dünndarm	10	10.	Gallenblase	30
4.	Dickdarm	16	11.	Blase	10
5.	Dünndarm	11	12.	Dünndarm	15
6.	Blase	16	13.	Blase	24
7.	Blase	22			

Abb. 105

VIII.

DIE BEHANDLUNG
DER GESCHLECHTSORGANE

AKUPRESSUR FÜR EIN DYNAMISCHERES SEXUALLEBEN DES MANNES

Die Akupressur hat sich von unschätzbarem Wert für Männer erwiesen, die über Impotenz, Mangel an Sexualtrieb und den „Verlust ihrer Männlichkeit“ klagen. Manche Männer schreiben ihr Problem irgendeiner Kinderkrankheit wie zum Beispiel dem Mumps zu. Andere erklären, sie hätten einmal einen Schlag auf die Geschlechtsteile erhalten. Andere sagen offen, daß es psychisch bedingt ist.

John G., ein Architekt mit einem Hang zum Dramatischen, klagte über den Verlust seiner Potenz. Er sei steril, unfruchtbar, und dies beeinträchtige sowohl seine Karriere als auch sein Leben. Er fragte, was das Leben noch sei ohne ein ordentliches Geschlechtsleben.

Ich sagte ihm, die beste Lösung seines Problems biete die Akupressur. Ich erklärte ihm, daß ihm die Beeinflussung des autonomen Nervensystems zu einem dynamischeren Geschlechtsleben verhelfen konnte, und daß er nach der Behandlung in meinem Sprechzimmer sich selbst zu Hause mit Hilfe einer Behandlungsanleitung kurieren konnte. Durch die Anwendung dieser erstaunlichen östlichen Methode würde die Jugend wiederkehren. Indem er die richtigen Akupunkturknöpfe drückte, würde das geschlechtliche Vergnügen wieder geweckt werden.

Wenn Sie innerhalb weniger Wochen Ihr Geschlechtsleben verbessern wollen wie John G., wenden Sie die folgende Akupressur-Behandlung an. Sie wird den Verlauf Ihres Lebens verändern.

Wie man das Geschlechtsleben mit Akupressur verbessert.

1. *Hodendruck*. Ergreifen Sie den Hodensack mit einer Hand. Drücken Sie ihn 25mal täglich fest.

2. *Druckpunkte am Perineum.*

   a) Diese Stelle liegt zwischen dem Hodensack und dem After. An diesem Punkt beginnt der „Direktor". Akupunkturpunkt D-1 ist bei Mann und Frau ein Stimulationszentrum.

   b) Nun wenden Sie Druck um den Rand des Afters an.

   c) Suchen Sie G-1. Dies ist das Stimulationszentrum, das genau zwischen dem After und der Spitze des Steißbeins liegt. Drücken Sie fünfmal darauf.

3. *Schamgegend.* Unmittelbar unter der Stelle, wo rechtes und linkes Schambein zusammenstoßen, liegt ein wichtiger Punkt für die Stimulation. Links und rechts der Schamgegend liegen weitere Zonen. Wenn Sie hier Akupressur anwenden, regen Sie die Milz-, Magen-, Nieren-Meridiane sowie den Direktor an. Üben Sie kreisenden Druck auf die verschiedenen Punkte aus, die im Abstand von 2,5 cm horizontal von der Mittellinie aus liegen (Mi-12, M-29, N-12, D-3).

4. *Anregung der Bauchorgane.* Kranke innere Organe beeinträchtigen das Geschlechtsleben. Die Libido ist gestört, wenn Sie krank und abgespannt sind. Deshalb müssen Sie:

   a) Verstopfung beseitigen. Üben Sie Druck auf den Nabel aus.

   b) Anregung der Leber. Legen Sie die Fingerspitzen beider Hände unter den rechten Rippenbogen. Drücken. Loslassen. Tief atmen und fünfmal wiederholen.

   c) Druck auf das Sonnengeflecht. Pressen Sie die Fingerspitzen beider Hände auf die Gegend unter dem Brustbein. Loslassen. Tief atmen und fünfmal wiederholen.

5. *Druck bei den unteren Lendenwirbeln.* Legen Sie die Hände auf die Hüften, die Daumen nach hinten. Drücken Sie die Daumen in die Vertiefungen zu beiden Seiten der Wirbelsäule. Drücken Sie tief. Loslassen. Bei den unteren drei Lendenwirbeln wiederholen (fünfmal).

6. *Medulla oblongata.* Ihr wenden wir uns zum Abschluß jeder Behandlung zu. Die Medulla oblongata ist der Dynamo für die Vitalität und ein Sex-Stimulator. Sie brauchen nichts weiter zu tun, als die Mittelfinger beider Hände in die Vertiefung an der Schädelbasis zu drücken. Fünfmal wiederholen.

   Führen Sie diese Behandlung täglich durch. Die wenigen Augenblicke, die Sie mit diesen östlichen Geheimnissen verbringen, werden Ihre Vitalität wiederherstellen.

PROSTATA-LEIDEN

Die Prostata-Drüse beim Mann ist ein teils drüsenhaftes, teils muskelartiges Gebilde, das den Anfang der Harnröhre am Blaseneingang umgibt. Sie hat ungefähr die Größe einer Kastanie. In den mittleren Lebensjahren vergrößert sie sich häufig und behindert dann das Wasserlassen.

Ungefähr 40 Prozent aller Männer über sechzig Jahre haben eine vergrößerte Prostata. Die Hälfte dieser Männer haben keine Beschwerden. Manchmal ist die Vergrößerung auf Tumore zurückzuführen. Aber was diese Vergrößerung auch verursacht — wenn sie eintritt, kann dies zu einer Blaseninfektion führen, zu einer Ausdehnung der Blase, zu Harnverhaltung, zur Bildung einer Darminfektion und zu Blasensteinen. Das Leiden kann zu hohem Blutdruck führen und sogar zu Blutvergiftung durch Urämie. Oft tritt starker Harndrang auf, ohne daß der Patient Wasser lassen kann. Manchmal ist dieses Gefühl auch nur ein falscher Alarm, zuweilen tritt beim Wasserlassen ein brennendes Gefühl auf. Oft wird dabei die Blase nie ganz entleert, und auch dies ist eine Ursache der Reizung.

Der Fall eines Prostata-Patienten

Ich erinnere mich an einen älteren Herrn, den wir Joe nennen wollen. Er kam die Viertelmeile vom Pflegeheim zu Fuß in meine Praxis. Sein Blutdruck war hoch, und er war geistig verwirrt. Er sagte, er könne nicht mehr schlafen, weil er nachts fortwährend zur Toilette gehen müsse. Die Harnverhaltung durch Prostata war noch nicht vollständig, aber der Urin staute sich bereits im Harnsystem und vergiftete sein Blut.

Wir behandelten die Akupressurpunkte an den Knöcheln, ebenso andere Punkte, die Sie in der Behandlungsanleitung finden (siehe auch Abbildung 106). Ich gab ihm eine Abschrift dieser Anleitungen, damit er sich selbst behandeln konnte. Bald danach rief er mich an. Er war sehr glücklich. Offensichtlich war die Selbstvergiftung behoben. Die nächtlichen Gänge zur Toilette hatten aufgehört.

Behandlungsanleitung für Prostata-Leiden

A	B	C	D	E	F	G
Mi-6	D-1	N-5	Le-9	G-1	B-31	Prostata
15	4	7			32	„Z"-Zonen
	6	27			65	am Fuß
	7					

Chinesische Akupressur-Punkte bei

Prostata-Beschwerden

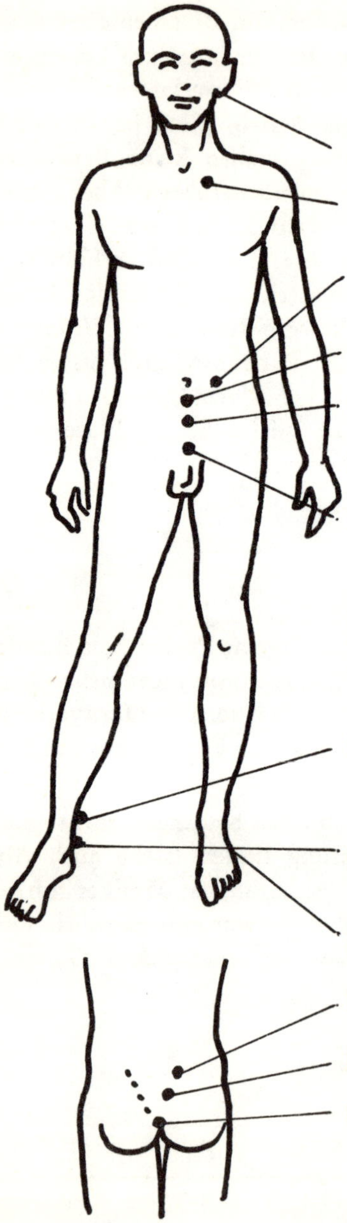

Mi–6 *an der Kante des Kieferknochens*

N–27 *unter dem Kopf des Schlüsselbeins*

Mi–15 *am Bauch – in gleicher Höhe mit dem Nabel*

D–7 *2,5 cm unter dem Nabel*

D–6 *5 cm unter dem Nabel*

D–4 *7,5 cm unter dem Nabel*

D–1 *an der Symphyse*

Anmerkung:
Beachten Sie auch die »Z«-Zonen am Fuß zur Anregung der Geschlechtsdrüsen.

N–7 *oberhalb der Innenseite des Fußknöchels*

N–5 *hinter der Innenseite des Fußknöchels*

B–65 *an der Seite des Fußes*

B–31 *über dem 1. Kreuzbeinloch*

B–32 *über dem 2. Kreuzbeinloch*

D–1 *am äußersten Ende des Steißbeines*

Abb. 106

IMPOTENZ

Impotenz ist die Unfähigkeit des Mannes, eine Erektion zu erreichen. Impotenz ist für viele Männer ein quälendes Problem, das den Verlauf ihres Lebens verändern kann. Die Chinesen, die dieses Leiden mit Akupunktur behandeln, haben festgestellt, daß die durch Impotenz ausgelösten Verkrampfungen schließlich das Herz und die Milz schädigen. Wenn ein Mann ein lebhaftes sexuelles Verlangen unterdrücken muß, so schädigt dies seine Leber. Von den 145 impotenten Patienten, die ein chinesischer Forscher behandelte, wurden jedoch 137 vollkommen geheilt.

Wie ein Lastwagenfahrer geheilt wurde

Meist sind psychische Gründe für die männliche Impotenz verantwortlich. Trotzdem muß der Arzt eine gründliche Untersuchung vornehmen. Er muß die Drüsen prüfen und sich nach früheren Infektionen oder Krankheiten der Geschlechtsorgane erkundigen. Eine der vielen möglichen Ursachen, die zur Impotenz führen, zeigte sich im Fall von Pete W. Pete war Taxifahrer. Vorher hatte er einen Lastwagen gefahren. Taxi- und Lastwagenfahrer sind wegen des langen Sitzens für die traumatische Prostatitis anfällig. Dies war bei Pete der Fall. In der Prostata lag die Ursache seiner Impotenz. Um sie zu beheben, wurden folgende Akupressurpunkte behandelt, und heute ist Pete ungeheuer stolz auf sich. Er hat von seiner dritten Frau drei Kinder (Siehe auch Abbildung 107).

Behandlungsanleitung bei Impotenz

A	B	C	D	E	F	G
N-2	B-15	Mi-6	D-2	L-7	M-30	H-8
10	31, 32		6			
12	35, 38					
	47, 49					

SPERMATORRHOE

Spermatorrhoe ist eine nächtliche Samenausstoßung mit oder ohne Träume.

Als ich einen chinesischen Arzt bei der Behandlung von fünf verschiedenen Männern mit diesem Leiden beobachtete, sah ich — als er Fragen stellte und die Meridiane und empfindlichen Akupunkturpunkte als Anhalt benutzte —, daß bei diesen Männern eher physische als psychische Gründe

Chinesische Akupressur-Punkte bei

Impotenz des Mannes

Beachten Sie:
Alle Akupressur-Punkte (außer denen an der Körpermitte, müssen auf beiden Körperhälften gleich behandelt werden.

Anmerkung:
Drücken Sie nicht auf Krampfadern!

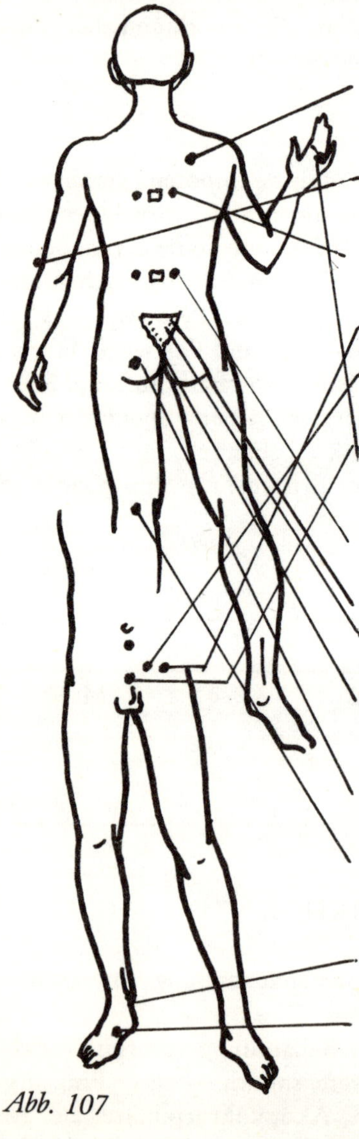

B-38 *Über den Schulterblättern*
D-6 *unter dem Nabel*
L-7 *an der Außenseite des Ellenbogens*
B-15 *zu beiden Seiten des 6. Brustwirbels*
M-30 *am Unterbauch*
N-12 *5 cm rechts und links oberhalb der Schamgegend*
D-2 *über der Symphyse*
H-8 *am Gewebe zwischen dem 4. +. 5. Finger*
B-47 *7,5 cm links und rechts vom 3. Lendenwirbel*
B-31 *über dem 1. Kreuzbeinloch*
B-32 *über dem 2. Kreuzbeinloch*
B-35 *zu beiden Seiten des Steißbeins*
B-49 *in der Mitte der Gesäßhälften*
N-10 *in der Kniekehle*
Mi-6 *an der Innenseite über dem Fußknöchel*
N-2 *an der Innenseite von beiden Fußgewölben*

Abb. 107

Chinesische Akupressur-Punkte bei Spermatorrhoe

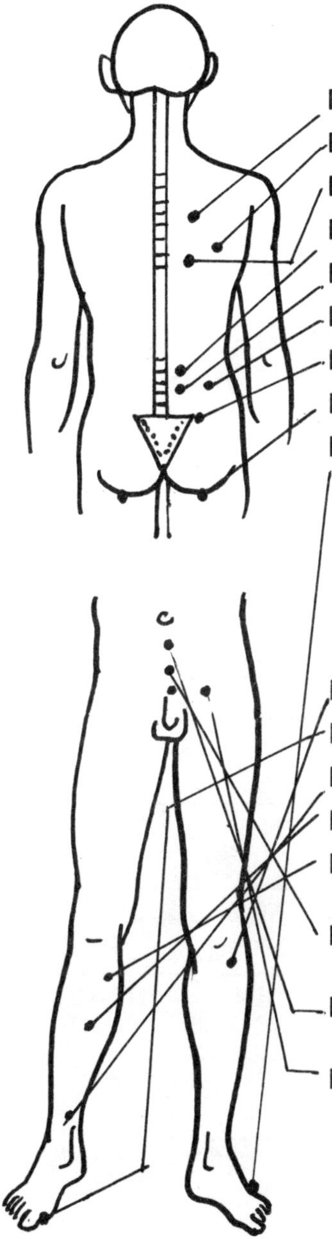

B-12	*5 cm seitlich vom 3. Brustwirbel*
B-38	*10 cm seitlich vom 5. Brustwirbel*
B-15	*5 cm seitlich vom 6. Brustwirbel*
B-21	*5 cm seitlich vom 12. Brustwirbel*
B-23	*5 cm seitlich vom 3. Lendenwirbel*
B-47	*10 cm seitlich vom 3. Lendenwirbel*
B-31	*über dem 1. Kreuzbeinloch*
B-50	*in der Mitte der Gesäßfalte*
B-67	*an der Seite des kleinen Zehens*
M-36	*unter dem Knie*
Mi-2	*am Gelenk des großen Zehens*
Mi-6	*10 cm über dem Fußknöchel*
Mi-8	*am oberen Drittel des Beines*
Mi-9	*an der Innenseite unter der Kniekehle*
D-3	*in der Mitte 5 cm über der Symphyse*
D-4	*in der Mitte 10 cm über der Symphyse*
N-12	*2,5 cm über und seitlich der Symphyse*

Abb. 108

vorlagen. In einem Fall war der Patient blaß, ausgemergelt, sein Puls war schwach. Ein anderer litt an starkem Herzklopfen und klagte über Schlaflosigkeit, Schwäche und Appetitlosigkeit. Auch sein Gesicht war ausgezehrt. Der dritte konnte nicht zusammenhängend denken, sein Puls war schwach, die zwei anderen waren dick, und auch sie hatten keinen Appetit. Ihr Puls war kräftig. Obwohl keiner dem anderen ähnelte, wurden bei allen die gleichen Akupunktur- und Akupressurbehandlungen angewandt (Siehe Abbildung 108).

Behandlungsanleitung für Spermatorrhoe

A	B	C	D	E
Mi-2	D-3	M-36	B-12, 15	N-12
6	4		21, 23	
8			31, 38	
9			47, 50, 67	

Zusätzliche Therapien (Abbildung 109 bis 113)

Leiden	A	B	C	D	E
Frigidität	N-7	M-29	M-1 6	D-4	
Mangel an Verlangen	Le-8	Dü-5	DE-4	G-1, 2	
Sterilität des Mannes	Mi-5	B-32 33	N-5	De-10	
Schmerzen im Penis	L-7	M-29 30	Mi-6	B-47 50	
Vorzeitige Ejakulation	M-27	B-23	Di-4	DE-10	N-5

VERJÜNGUNGSMETHODEN, NUR FÜR FRAUEN!

Lange verborgen gewesene Geheimnisse, die jetzt durch Akupressur zugänglich werden, machen es möglich, die sexuelle Reaktionsfähigkeit zu steigern und das Leben zu verschönern. Sie können länger jung bleiben und

Chinesische Akupressur-Punkte bei **Frigidität**

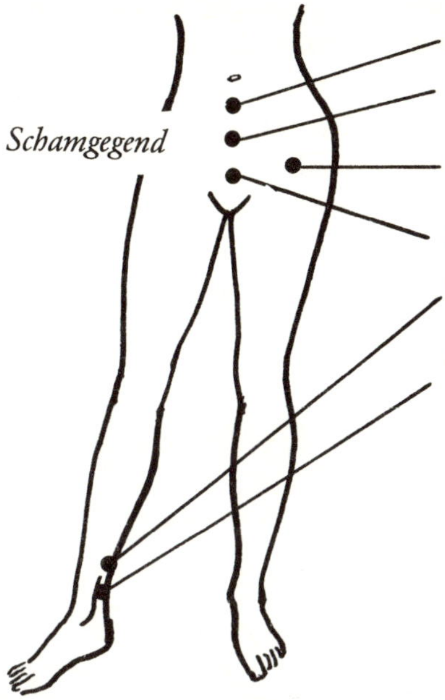

D-6	*5 cm unter dem Nabel*
D-4	*in der Mitte zwischen Nabel und Symphyse*
M-29	*am Bauch über dem Schambeinhöcker*
D-1	*an der Symphyse*
Mi-6	*ein wenig oberhalb von N-7*
N-7	*leicht oberhalb der Achillessehne an der Innenseite hinter dem Fußknöchel*

Anmerkung:
Beachten Sie auch die »Z«-Zonen Abb. 24 + 25

Abb. 109

länger leben, Sie können länger Freude am Geschlechtsleben haben, das so viel für eine Frau bedeutet, wenn sie spürt, daß sie älter wird. Um Ihnen in dieser Hinsicht zu helfen, habe ich aus dem Osten acht Techniken mitgebracht, die Ihr Leben verändern können.

Akupressur, der Schlüssel zur sexuellen Vitalität

1. Lehren Sie den Mann. Lassen Sie ihn wissen, wo Ihre erogensten Zonen liegen! Im Osten wenden die Frauen diese Methode ganz offen an.
2. Daumendruck auf die unteren Lendenwirbel. Die Arme in die Seiten gestemmt und die Hände auf die Hüften gelegt, drücken Sie die Daumen in die Vertiefungen zu beiden Seiten der Lendenwirbel. Wenn Sie hier ein Fettpolster haben, legen Sie sich auf Ihre Faust oder einen Golfball. Wiederholen Sie dies am Darmbein.
3. Druck auf das Sonnengeflecht. Hier liegt ein wichtiges Nervengeflecht. Drücken Sie mit den Fingerspitzen beider Hände unmittelbar unter dem Brustbein. Tief atmen und fünfmal wiederholen.
4. Reizen der Brustwarzen. Die Brustwarzen stellen hochempfindliche Akupunkturpunkte dar. Dies ist Punkt 17 des Magen-Meridians. Sie können ihn täglich behandeln, nicht nur, um das sexuelle Verlangen zu wecken, sondern auch um den Busen zu verschönern.

5. Anregung der Schilddrüse. Druck auf die Akupunkturpunkte am Hals ist sehr wichtig für die geschlechtliche Anregung. Der wichtigste Punkt ist M-10. Er regt nicht nur das sexuelle Verlangen an, sondern auch die Reaktionsfähigkeit.
6. Leistengegend. Legen Sie die Hände mit den Handflächen nach unten an die Stelle zwischen Oberschenkel und Unterleib. Fünf- bis zehnmal wiederholen.
7. Medulla oblongata. Die Mittelfinger beider Hände in die Vertiefung an der Mittellinie der Schädelbasis drücken. Kreisende Bewegungen ausführen, bis die Empfindlichkeit verschwunden ist.

Chinesische Akupressur-Punkte bei **Triebmangel**

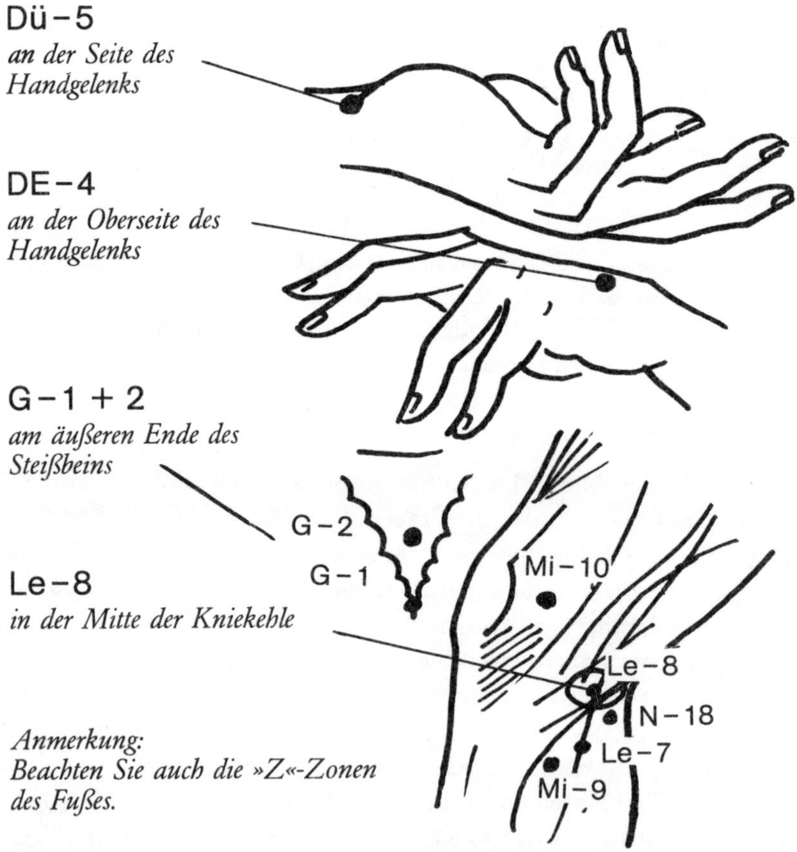

Anmerkung:
Beachten Sie auch die »Z«-Zonen des Fußes.

Abb. 110

Chinesische Akupressur-Punkte bei

Sterilität des Mannes

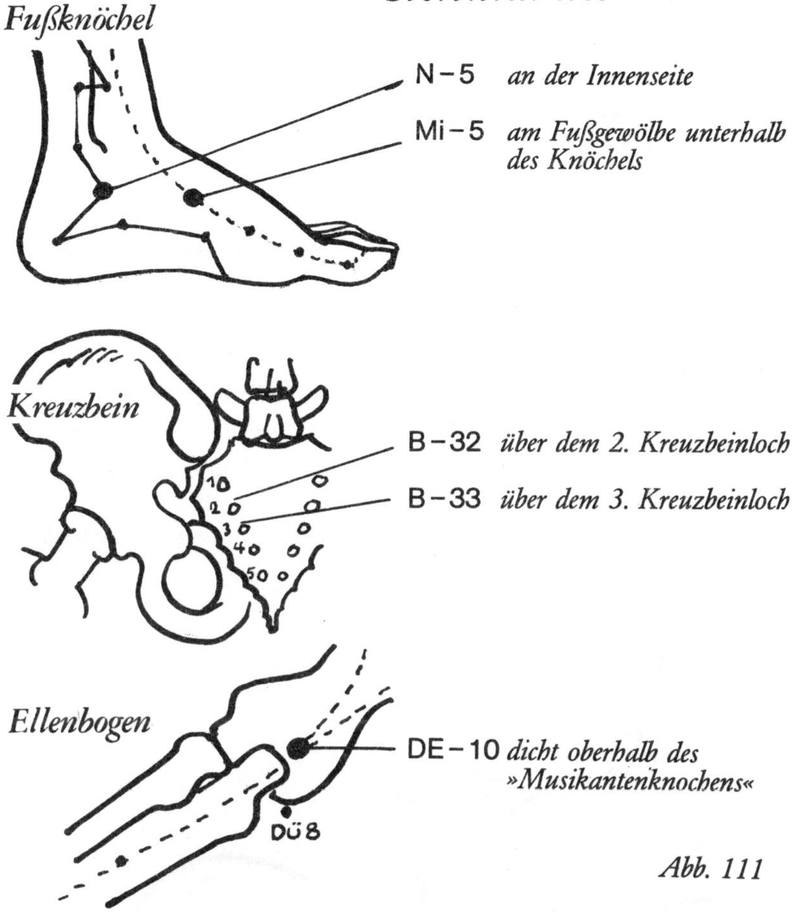

Abb. 111

8. Brustmassage. Mit den gewölbten Handflächen machen Sie kreisende Bewegungen von innen nach außen, wobei Sie leicht nach oben drücken. Zehnmal wiederholen.

Anmerkung: Die folgenden sechs Frauenleiden spielen manchmal eine unangenehme Rolle im Leben der Frau. Die östliche Behandlungsmethode unterscheidet sich von unserer westlichen Medizin. Aber ich habe beobachtet, daß sie in vielen Fällen erfolgreich war, wo die westliche Medizin versagte oder nur teilweise Erleichterung brachte. Akupunktur und Akupressur können Sie von einem Leiden befreien, das Sie seit langem quält.

Chinesische Akupressur-Punkte bei

Beschwerden am Penis

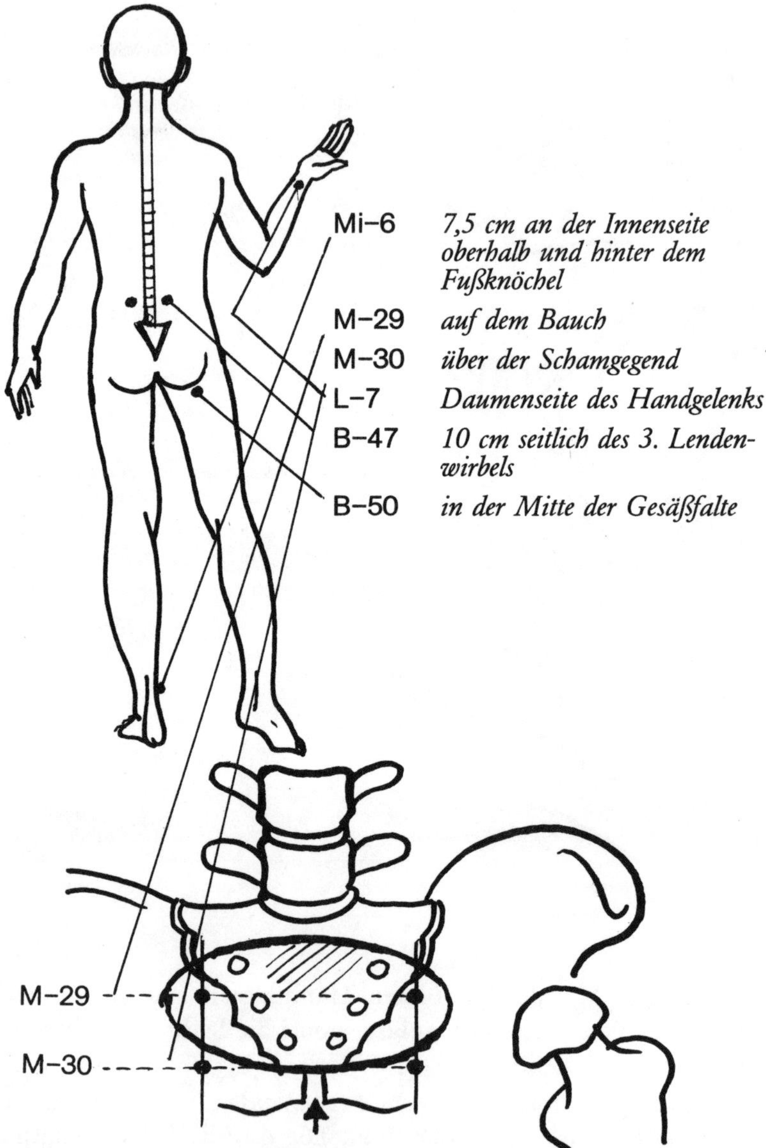

Abb. 112

Chinesische Akupressur-Punkte bei

vorzeitigem Samenerguß

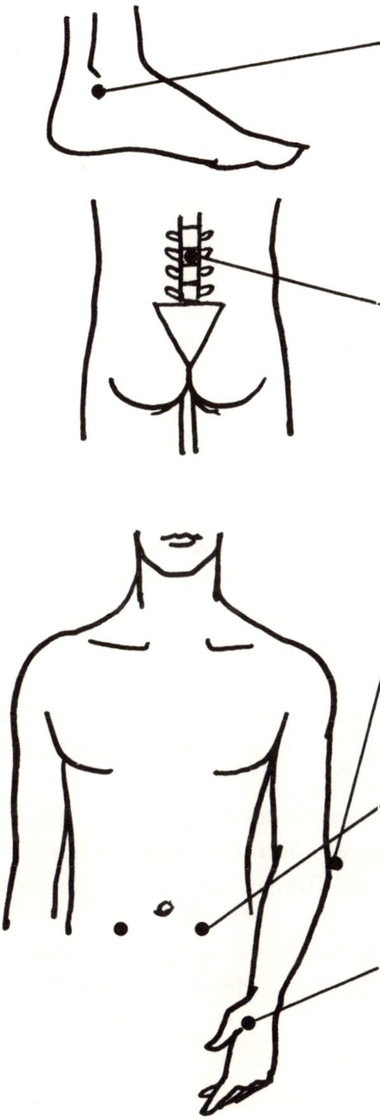

N-5 — *an der Innenseite unter dem Fußknöchel*

B-23 — *5 cm zu beiden Seiten des 3. Lendenwirbels*

DE-10 — *am »Musikantenknochen« (Ellenbogen)*

M-27 — *10 cm zu beiden Seiten der Körperlinie und 5 cm unter dem Nabel*

Di-4 — *Gewebe am Daumen*

Abb. 113

WECHSELJAHRE

Die Wechseljahre — Yin Lian, wie die Chinesen sie nennen — sind die Zeit im Leben einer Frau, in der ihre Empfängnisfähigkeit aufhört.

In der Zeit der „Pille“ wird diese Definition allerdings fragwürdig, und welche Rolle die Wechseljahre in Zukunft spielen werden, läßt sich nicht absehen.

Obwohl die Wechseljahre eine normale Folge des Älterwerdens sind, äußern sie sich nicht bei allen Frauen gleich. Manche Frauen merken gar nicht, daß sie nicht mehr empfängnisfähig sind, so unmerklich geht es vonstatten. Andere machen dabei die Hölle durch und lassen auch ihre nähere Umgebung darunter leiden. In den meisten Fällen ist das Problem selbstverschuldet! Dann gibt es andere, die bis in ihre älteren Jahre geschlechtlich aktiv bleiben und zum Erstaunen aller Leute immer noch Kinder bekommen.

Unter normalen Umständen hören irgendwann zwischen dem 45. und 50. Lebensjahr die Eierstöcke auf, befruchtete Eier abzugeben. Die Menstruation wird unregelmäßig. Es treten allerlei Beschwerden auf. Sie sind alle auf das hormonelle Ungleichgewicht zurückzuführen, das durch eine Instabilität des autonomen Nervensystems verursacht wird — jenes System, das sich durch Akupunktur und Akupressur so gut beeinflussen läßt.

Wenn der Funktionsverlust der Eierstöcke langsam vonstatten geht, kann es sein, daß eine Frau keinerlei Wechseljahrs-Symptome bemerkt. Wenn diese Funktion aber plötzlich aufhört, dann sind die Symptome des Klimakteriums stark und lästig — Hitzewellen, Frösteln, Erregbarkeit, grundloser Zorn, Weinkrämpfe, Depressionen, Vergeßlichkeit, Müdigkeit, Benommenheit, Kopfschmerzen, Kribbeln in den Gliedern, Gelenkschmerzen, Rückenschmerzen, Schwitzen, Herzklopfen, Harnunregelmäßigkeiten, Bauchbeschwerden — eine Vielzahl von Beschwerden, die Sie quälen, weil die ganglosen Drüsen (Schilddrüsen, Nebennieren, Hypophyse und Eierstöcke) unzulänglich arbeiten.

Da die Akupressur das autonome Nervensystem beeinflußt, das diese wichtigen Drüsen steuert, ist sie die geeignete Methode, um mit diesen Beschwerden fertig zu werden, die so vielen Frauen so viele unangenehme Momente in ihrem Leben bescheren.

Wenn Sie solch ein Problem haben, wenden Sie Akupressur an! Benützen Sie die Akupunkturpunkte, in denen das Geheimnis der chinesischen Weisheit verschlossen liegt.

Eine ledige Frau wird mit den Beschwerden der Wechseljahre fertig

Laura J. war eine nette kleine Frau. Sie war ledig geblieben und hatte sich ihrer Mutter und ihrer behinderten Schwester gewidmet.

Chinesische Akupressur-Punkte bei

Beschwerden in den Wechseljahren

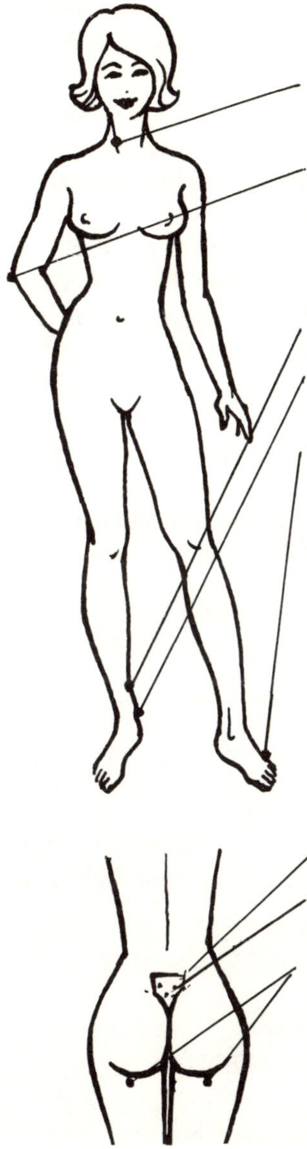

M–10 *am Halsansatz (auf den Muskeln)*

DE–10 *an der Rückseite des Ellenbogens dicht hinter dem »Musikantenknochen«*

Mi–6 *dicht über N–7*

N–7 *oberhalb und hinter dem inneren Knöchel*

B–65 *an der Außenseite des 5. Mittelfußgelenkköpfchens*

B–31 *über den 1. Kreuzbeinlöchern*

B–32 *über den 2. Kreuzbeinlöchern*

B–50 *genau in der Mitte der Gesäßfalten*

(Beachten Sie auch die »Z«-Zonen für die Geschlechtsdrüsen an den Füßen)

Abb. 114

Immer wieder litt sie an Menstruations-Unregelmäßigkeiten, Hitzewellen und Kältegefühlen, Depressionen, Rückenschmerzen, Weinanfällen, Kopfschmerzen, Benommenheit, Kribbeln, Herzklopfen und häufigem Harndrang. Es war alles da — ein Rattenschwanz von Beschwerden durch das Älterwerden, lauter Anzeichen und Symptome, denen ein Arzt auf den Grund gehen muß, weil allzu oft die gleichen Beschwerden sowohl von organischen als auch psychischen Ursachen herrühren können.

Nach einer gründlichen Untersuchung sagte ich ihr, ich sei der Diagnose nicht ganz sicher, aber da sie bereits eine massive Behandlung mit Östrogen durchgemacht hatte, was ihr nur vorübergehend Erleichterung brachte, hielt ich es für richtig, es mit Akupressur zu versuchen.

Wir wandten Akupressur an und behandelten auch die Reflexzonen an den Füßen. Eine Woche später kam sie wieder zu mir. Ich war erstaunt. Die gebeugte, kleine Frau, die ich eine Woche vorher kennengelernt hatte, war völlig verwandelt. Sie stand aufrecht, ihre Schultern waren gerade, und sie reckte stolz die Brust. Sie strahlte. Ich traute meinen Augen nicht, aber sie war es tatsächlich und berichtete, daß sie nun jede Nacht schlief, was seit Monaten nicht mehr der Fall gewesen war, und daß sie keine Hitzewellen und Kältegefühle mehr kannte.

„Es kommt mir vor, als hätte ich wieder zu leben begonnen“, sagte sie. Offensichtlich hatte Akupressur den Verlauf ihres Lebens geändert, denn im nächsten Monat heiratete sie.

Behandlungsanleitung für die Wechseljahre

A	B	C	D	E	F
Mi-6	B-31 32 50 65	M-10	N-7	DE-10	„Z“-Zonen (für Eierstöcke, Hypophyse und Schilddrüse) am Fuß (Siehe Abbildung 23)

MENSTRUATIONS-UNREGELMÄSSIGKEITEN

An unregelmäßiger Menstruation — von den Chinesen „Yue Fing By Tiao“ genannt — leiden viele Frauen, die in anderer Hinsicht völlig gesund sind und sich trotzdem große Sorgen machen, wenn ihre Periode nicht rechtzeitig eintritt. Eine solche junge Dame war Janet D. Sie war verheiratet, achtundzwanzig Jahre alt und wollte keine Kinder mehr bekommen, da sie

Chinesische Akupressur-Punkte bei

Menstruationsstörungen

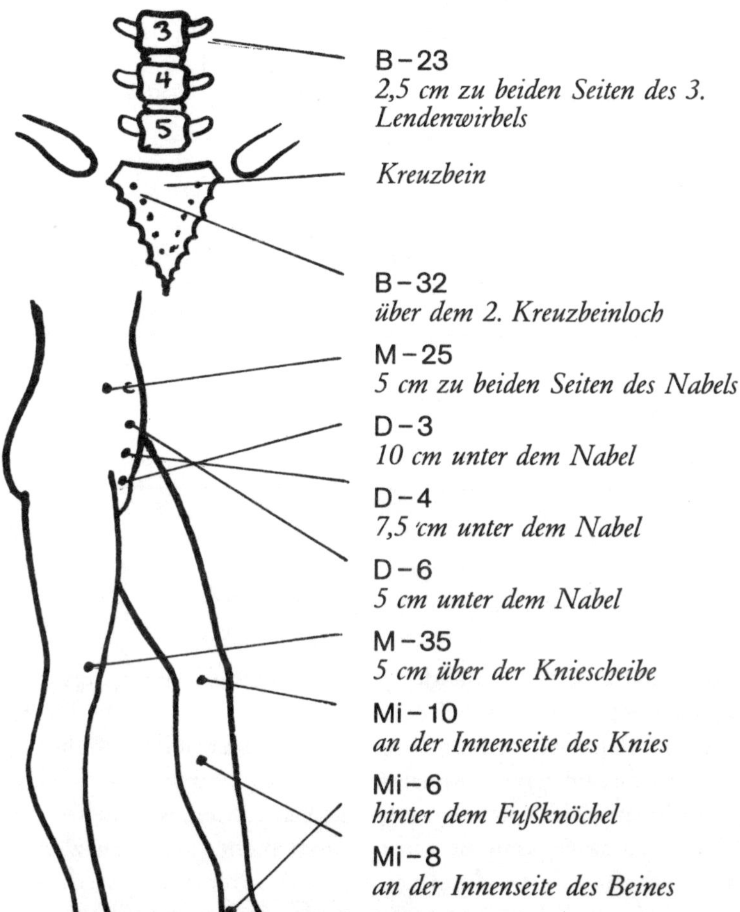

Abb.115

bereits drei hatte. Als ihre Menstruations-Unregelmäßigkeiten begannen, glaubte sie natürlich, sie sei schwanger, und dies löste zu Hause Unruhe aus.

Sie ging mit ihrem Problem zu einem benachbarten Arzt, der sagte, es liege eine Drüsenstörung vor und man müsse ihre Schilddrüse behandeln. Ihr Grundumsatz war jedoch normal. Als die Schilddrüsentabletten nichts nützten, empfahl der Arzt eine Kur mit männlichen Hormonen. Danach bekam sie Östrogenspritzen (weibliches Hormon), darauf eine Kombination von Östrogen und Progesteron. Aber das Leiden hielt an.

Da inzwischen ein Familienproblem daraus geworden war, fragte mich Janet eines Tages um Rat. Wir sprachen darüber, daß sie offensichtlich kerngesund war, im Gegensatz zu manchen anderen Frauen, die infolge von versteckten Infektionen, Drüsenstörungen oder organischen Leiden und so weiter an Menstruationsstörungen leiden. Ich schlug ihr die folgende Behandlung vor, und innerhalb von drei Monaten war ihr 28-Tage-Zyklus wieder intakt (Siehe Abbildung 115).

Behandlungsanleitung für unregelmäßige Menstruation

A	B	C	D
Mi-4	D-3	M-25	B-23
6	4	33	32
8	6		
10			

PRURITUS VULVAE

Pruritus vulvae ist ein quälendes Jucken des Scheideneingangs.

Dieses lästige Leiden hieß bei den Chinesen Yin Yang. Die Ursache und die notwendige Behandlung ist oft nur schwer festzustellen. Melanie M. litt monatelang an diesem hartnäckigen Jucken, und es wurde so schlimm, daß sie es fast nicht aushalten konnte. Als sie mich anrief, weinte sie. Sie sagte, das Jucken sei so stark, daß sie nicht einmal mehr den Urin zurückhalten könne und ein halbes dutzendmal am Tag die Unterwäsche wechseln müsse. Nachdem sie bei sämtlichen Ärzten der Stadt gewesen war, kam sie zu mir. Ich sagte: „Da Sie nun schon alles andere ausprobiert haben, können wir es mit Akupressur versuchen.“ Das taten wir, und es wirkte! Hier ist die Behandlung, die wir anwandten. Siehe Abbildung 116.

Behandlungsanleitung für Pruritus vulvae

A	B	C	D	E	F	G
Mi-6	Le-2	B-54	D-1	M-30	G-1	H-8
10	11	60	3			

Chinesische Akupressur-Punkte bei

Jucken der äußeren Schamteile

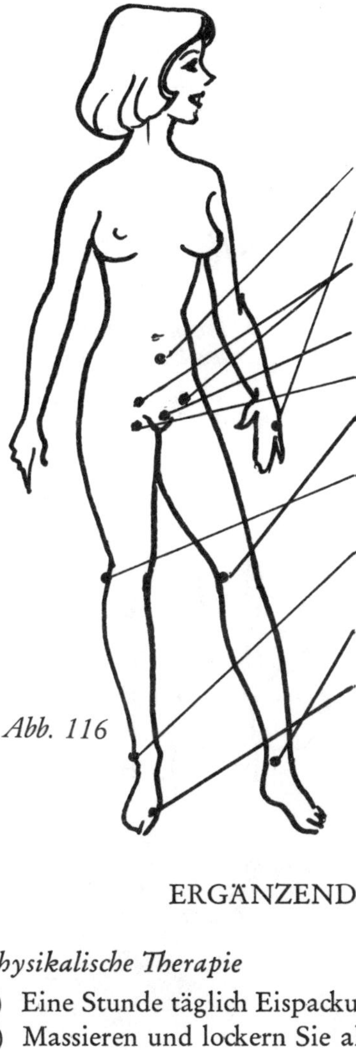

D-3	*10 cm unter dem Nabel*
H-8	*am Gewebe zwischen dem 4. + 5. Finger*
M-30	*7,5 cm zu beiden Seiten der Schamfuge*
D-1	*auf der Schamfuge*
Le-11	*am Oberschenkelansatz*
Mi-10	*an der Innenseite des Kniegelenks*
B-54	*unterhalb der Kniekehle*
G-1	*am Steißbein*
B-60	*an der Außenseite hinter dem Fußknöchel*
Mi-6	*an der Innenseite hinter dem Fußknöchel*
Le-2	*am Gewebe zwischen dem 1. + 2. Zehen*

Abb. 116

ERGÄNZENDE MASSNAHMEN

1. *Physikalische Therapie*
   a) Eine Stunde täglich Eispackung über dem Kreuzbein.
   b) Massieren und lockern Sie alle Muskeln am unteren Rücken dreimal in der Woche.
2. *Achten Sie auf Hygiene.*

LEUKORRHOE

Leukorrhoe — chinesisch Dai Xai — wird auch weißer Fluß genannt und ist ein nichtblutiger Ausfluß aus der Vagina, der die Frau quält und stört. Normalerweise handelt es sich um eine Infektion in der Scheide oder am

Gebärmutterhals, die den Ausfluß verursacht. Viele Faktoren können die Widerstandskraft dieses Organs herabsetzen, so daß Pilze, Bakterien oder Protozoen eindringen können. Eine Patientin, die wir Mabel M. nennen wollen, sagte, sie leide seit ihrer Kindheit am Ausfluß, ihre Unterwäsche sei beschmutzt, so weit sie sich zurückerinnern könne, und ihre Scheide sei rot, geschwollen und schmierig. Als sie heiratete, steckte sich ihr Mann an. Deshalb kam sie zu mir. Nachdem alle Labortests und Untersuchungen negativ verlaufen waren, setzte die chinesische Therapie ein. Hier sind die Akupunkturpunkte, die das Leiden behoben haben.

Chinesische Akupressur-Punkte bei **Ausfluß**

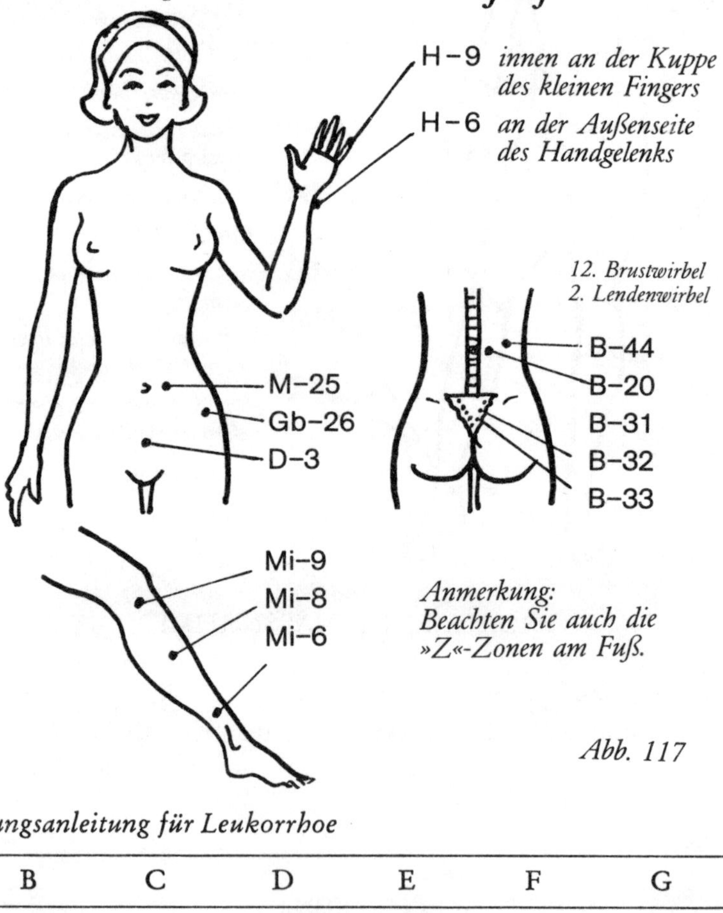

Abb. 117

Behandlungsanleitung für Leukorrhoe

A	B	C	D	E	F	G
B-20	G-26	M-25	D-3	Mi-6	H-6	Alle
23, 27				8	9	„Z"-Zonen
31, 32				9		am Fuß
33, 44						(Abb. 23)

ERGÄNZENDE MASSNAHMEN

1. *Physikalische Therapie*
   a) Dreißig Minuten täglich kalte Packungen von der Mitte des Rückens bis zum Ende des Rückgrats.
   b) Massage zur Lockerung aller Rückenmuskeln.
   c) Viel ruhen.
   d) Duschen Sie nur zur Reinigung.

2. *Kontraindikationen*
   a) Überanstrengen Sie sich nicht.
   b) Regen Sie sich nicht über jede Kleinigkeit auf.

AMENORRHOE

Amenorrhoe ist das völlige Ausbleiben der Regelblutung. In den meisten Fällen ist dabei der Blasen-Meridian geschädigt. In der westlichen Medizin schreibt man das Ausbleiben der Periode vor den Wechseljahren einem Hormonmangel zu. Eine unterentwickelte Gebärmutter, Versagen der Eierstöcke und Schilddrüsenstörungen gelten als auslösende Faktoren. Die Hypophyse und die Nebennieren können dabei eine Rolle spielen, auch Unterernährung, organische Krankheiten, Fettleibigkeit und Diabetes gelten als Ursache. Die westliche Medizin wendet gewöhnlich eine Schrotkugeltherapie an. Man gibt verschiedene Hormone, in der Hoffnung, daß eines davon seine Wirkung tut. Der chinesische Akupunkturist kennt einen spezielleren Weg.

Behandlungsanleitung für Amenorrhoe

A	B	C	D
B-20	D-3	Mi-6	M-29
21, 23	4		30
37, 38			36

ERGÄNZENDE MASSNAHMEN

1. *Physikalische Therapie*
   a) Massage am unteren Rücken, um alle Muskeln zu lockern. Sie sollen völlig entspannt sein. Dadurch werden auch alle chinesischen Meridiane beeinflußt, die das Beckengebiet betreffen.

Chinesische Akupressur-Punkte bei

Ausbleiben der Menstruation

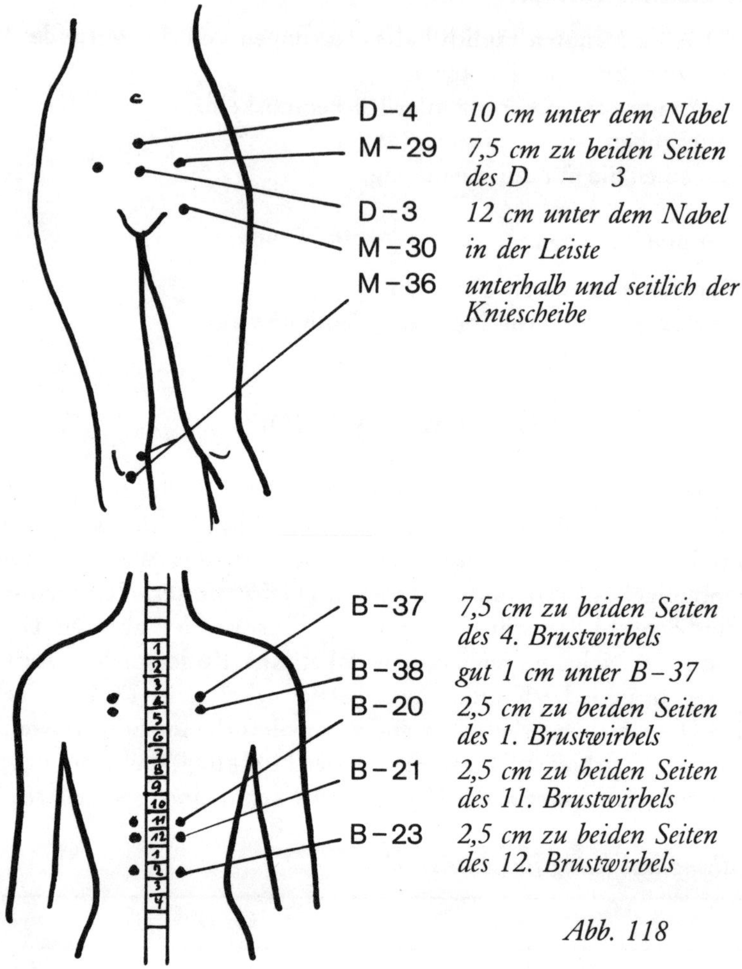

Abb. 118

b) Täglich warme Packungen am unteren Rücken-, Lenden- und Kreuzbeingebiet.
c) Warme Vagina-Spülungen. Temperatur 32 Grad, fünf Minuten.

2. *Kontraindikationen*

a) Überarbeiten Sie sich nicht.
b) Meiden Sie Kälte und Nässe.
c) Lassen Sie sich von Ihrem Zustand nicht niederdrücken. Essen Sie ordentlich. Schlafen Sie ausreichend, machen Sie Spaziergänge.

DYSMENORRHOE

Dysmenorrhoe ist eine schmerzhafte Monatsblutung, die viele Ursachen haben kann. Bei dem Teenager Marjory H. begannen die Schmerzen mit Krämpfen im Unterbauch. Kurz vor der Periode strahlte der Schmerz bis in den Rücken und in die Oberschenkel aus. Daran litt sie seit dem Einsetzen der Menstruation im Alter von 14 Jahren. Eine ärztliche Untersuchung ergab außer der Tatsache, daß sie keine Jungfrau mehr war, keinerlei Anzeichen für organische Störungen. Ich sagte ihren Eltern, daß das Problem normalerweise verschwand, wenn die jungen Mädchen heirateten und ihr erstes Kind bekamen. In der Zwischenzeit machte ich Vorschläge für die Behandlung dieses schmerzhaften Menstruationsproblems, das die Chinesen Tong Fing nennen. Nach der Behandlung kehrten die Schmerzen nicht wieder.

Behandlungsanleitung für Dysmenorrhoe

A	B	C	D	E	F	G	H
H-5	M-24	Le-8	D-4	B-23	Mi-9	Cx-6	G-12
	25	13	6	31	10		
	44	14		17	12		
				62			

ERGÄNZENDE MASSNAHMEN

1. *Physikalische Therapie*
   a) Massage aller Muskeln am unteren Rücken.
   b) Eispackungen über dem Lenden- und Kreuzbeingebiet, heiße Bettflasche auf dem Unterbauch.
   c) Heißes Fußbad.

2. *Kost*
   Kräftige Ernährung mit Vitamin-E-Gaben.

3. *Übungen*
   a) Zwischen den Perioden täglich Spaziergänge.
   b) Während der Periode Bettruhe.

4. *Was zu vermeiden ist*
   a) Unterkühlung (Füße und Beine warm halten),
   b) sexuelle Exzesse,
   c) zu enge Gürtel,
   d) Abgespanntheit und nervöse Anspannung.

Chinesische Akupressur-Punkte bei

Menstruationsschmerzen

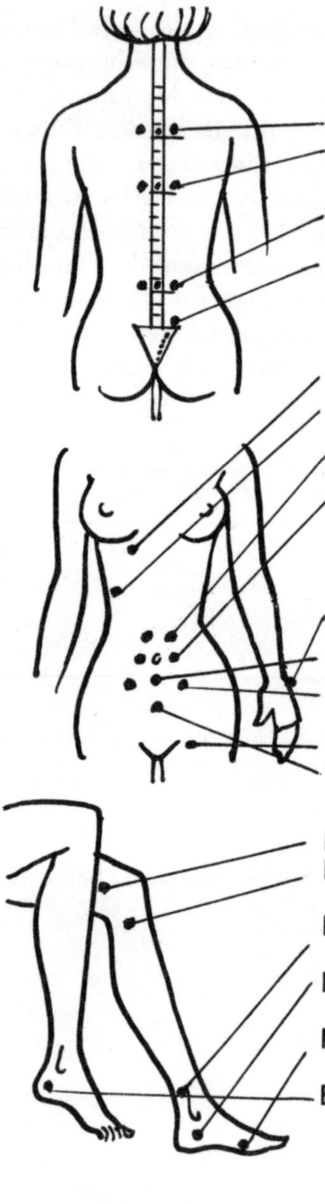

G-12	*oberhalb des 4. Brustwirbels*
B-17	*2,5 cm zu beiden Seiten des 8. Brustwirbels*
B-23	*2,5 cm zu beiden Seiten des 3. Lendenwirbels*
B-31	*über dem 1. Kreuzbeinloch*
Le-14	*am Ende der 8. Rippe*
Le-13	*seitlich am Leib*
M-24	*gut 1 cm über und 2,5 cm zu beiden Seiten des Nabels*
M-25	*2,5 cm zu beiden Seiten des Nabels*
H-5	*über dem Handgelenk (an der Außenseite)*
D-6	*5 cm unter dem Nabel*
N-13	*zu beiden Seiten der Körpermitte; 7,5 cm unter dem Nabel*
Mi-12	*in der Leiste*
D-4	*7,5 cm unter dem Nabel*
Mi-10	*an der Innenseite über dem Knie*
Mi-9	*an der Innenseite 2,5 cm unter der Kniescheibe*
N-6	*an der Innenseite hinter dem Fußknöchel*
N-3	*an der Ferse unten an der Innenseite des Fußknöchels*
N-2	*in der Mitte am seitlichen Fußgewölbe*
B-62	*an der Ferse unterhalb der Außenseite des Fußknöchels*

Abb. 119

5. *Wichtige Punkte*

Wenn Akupressur keine Erleichterung bringt, behandeln Sie entweder die falschen Akupunkturpunkte, oder

a) falls der Schmerz schon vor der Periode auftritt, sind die Eierstöcke betroffen,
b) falls der Schmerz mit der Periode beginnt, deutet das auf eine Erkrankung der Gebärmutter hin.

HARN- UND GESCHLECHTSSYSTEM
ZYSTITIS (Blasenkatarrh)

Zystitis ist eine Entzündung der Harnblase, verursacht durch Bakterien oder ihre giftigen Stoffwechselprodukte, durch Medikamente, die Nahrung oder eine direkte Verletzung.

Zystitis kann akut oder chronisch auftreten. Bei der akuten Form kann das Wasserlassen schmerzhaft sein. Es kann dauernder Harndrang auftreten mit ständigem, unwillkürlichem Harnaustritt. Bei der chronischen Form ist das Wasserlassen ebenfalls oft von Brennen und Schmerzen begleitet. Im Urin läßt sich häufig Eiter nachweisen. Eine Polizistin mit diesem Leiden kam zu mir. Sie war eine Frau, die viele Fragen stellte, aber den Antworten nicht zuhörte. Ich erklärte ihr, wie Infektionen auf dem Weg über die Harnröhre in die Blase gelangen und wie sie von den Nieren oder von nahegelegenen Organen aus über die Harnleiter in die Blase hinabsteigen können, daß viele verschiedene Ursachen in Frage kommen können, von denen keine sehr einfach ist, und daß bei der Zystitis der Schmerz dem Wasserlassen vorangehen, dieses begleiten oder ihm nachfolgen kann. Miß Johannsen erklärte, daß bei ihr das Wasserlassen mit einer Folge von schmerzhaften Krämpfen endete, daß sie manchmal tief im Becken einen ständigen Schmerz spüre, der teilweise nach oben in den Bauch und teilweise nach unten in die Oberschenkel ausstrahlte. Außer Eiter fand ich Blut in ihrem Urin. Sie sagte, daß die Blutungen am Ende des Wasserlassens auftraten. Eine Untersuchung und weitere Tests ergaben nichts. Als ich sie nach ihren Lebensgewohnheiten fragte, stellte sich heraus, daß sie Karate lernte. Sie erinnerte sich, daß sie einmal einen Schlag „tief in den Magen“ erhalten hatte. Hier ist das Akupressurprogramm, das ich ihr gab.

Behandlungsanleitung für Zystitis

A	B	C	D	E
D-2	B-32	G-1	N-8	M-30
3	54			
	65			

Chinesische Akupressur-Punkte bei Blasenkatarrh

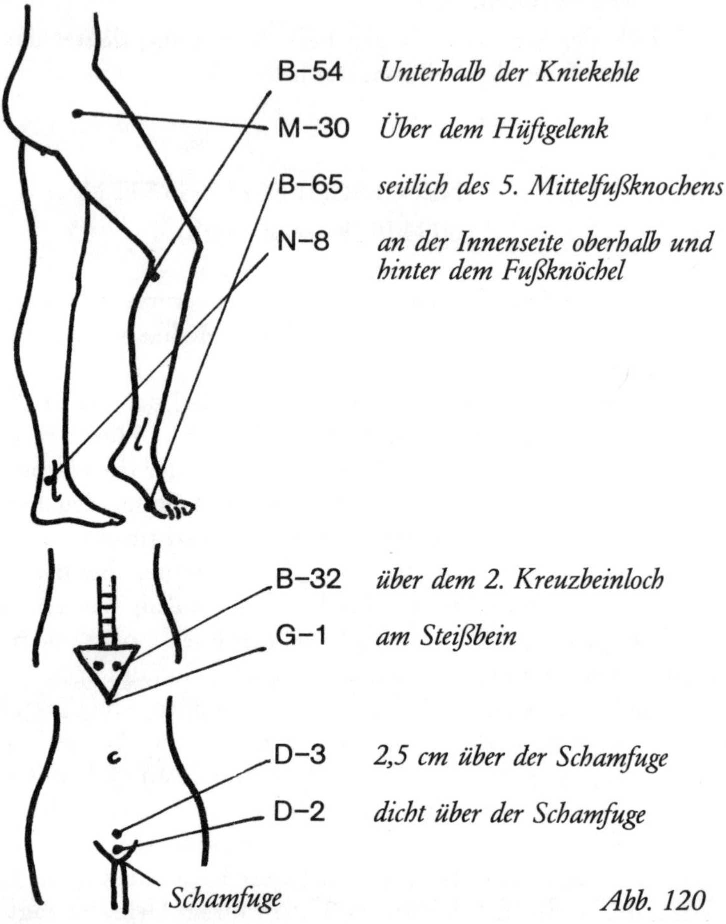

Abb. 120

ERGÄNZENDE MASSNAHMEN

1. *Physikalische Therapie*
   a) Bettruhe mit höher gelegten Hüften.
   b) Kalte Packungen über dem Lenden- und Kreuzbeingebiet. Wenn dies in Verbindung mit Akupressur keine Erleichterung bringt, machen Sie ein Eiswasserklistier und dann heiße Packungen über der Blase.
   c) Massieren Sie den Bauch tief aber sanft.
2. *Kost*
   a) Nur leichte Speisen (Suppen).
   b) Trinken Sie viel Wasser. Auch Pfefferminztee ist ausgezeichnet.

c) Sorgen Sie für gute Verdauung, indem Sie schwere stärke- und proteinhaltige Speisen meiden.

ENURESIS (Bettnässen)

Beim Erwachsenen darf man Enuresis nicht mit Harnfluß verwechseln, der später erklärt wird. Ein Mensch kann mit einem schwachen Schließmuskel geboren werden. Er kann das Leiden aber auch erwerben. Gewöhnlich beginnt es im Alter von fünf oder sechs Jahren. Bettnässen kann viele Ursachen haben. Sie reichen von einer unzulänglichen Erziehung bis zu Schilddrüsen-Überfunktion, geistigen Defekten und organischen Leiden. Eine örtliche Reizung, die den Harndrang auslöst, kann von Fissuren und Polypen im Rektum, bei der Frau von Scheidenentzündung, von zu saurem oder zu konzentriertem Harn oder einer zu reichlichen Flüssigkeitsaufnahme herrühren. Fadenwürmer können eine Ursache sein. Bei Kindern kann das Bettnässen eine Folge von Unterernährung, Anämie oder Blasentuberkulose sein, es kann durch Vererbung oder sogar durch Unsicherheit auftreten. In allen Fällen ist Übung notwendig, und die Akupressurbehandlung muß die Ursache ausschalten und die Reizung vermindern, die das Leiden auslöst.

Behandlungsanleitung für Bettnässen

A	B	C	D	E	F
D-1	Le-4	N-5 10	Gb-33	B-34 51, 65	Dü-8

Siehe Abbildung 121

ERGÄNZENDE MASSNAHMEN

1. *Physikalische Therapie*

   a) Zweimal wöchentlich kalte Packungen über den unteren Brust- und Lendenwirbeln, dreißig Minuten vor dem Schlafengehen.
   b) Heben Sie das Fußende des Bettes an.
   c) Kalte Fußbäder vor dem Schlafengehen. Mit einem rauhen Handtuch abreiben.

Chinesische Akupressur-Punkte bei **Bettnässen**

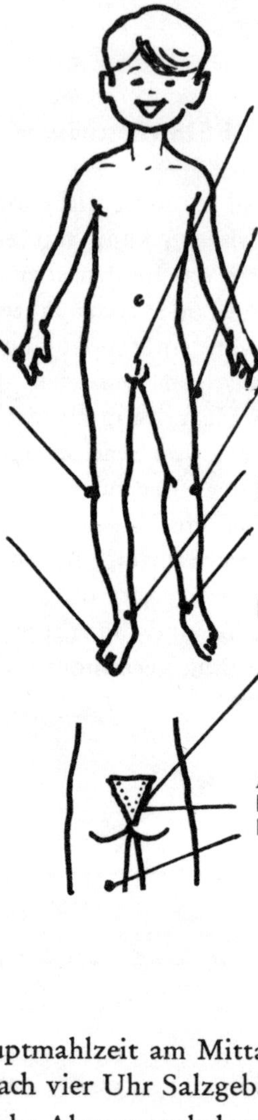

Abb. 121

2. *Kost*

Nehmen Sie die Hauptmahlzeit am Mittag ein. Essen Sie nur leicht zu Abend, meiden Sie nach vier Uhr Salzgebäck und Süßigkeiten.

Die folgende zusätzliche Akupressurbehandlung hat sich bei einem Elektriker als wertvoll erwiesen, der unter Bettnässen litt, nachdem er bei der Arbeit einen starken elektrischen Schlag erhalten hatte.

Dies ist die *Anleitung*, an die er sich hielt:

a) Daumendruck in der Lendengegend. Mit dem Daumen drücken Sie das Gebiet zu beiden Seiten der Lendenwirbel.
b) Drücken Sie auf die Akupressurpunkte am Kreuzbein.
c) Behandeln Sie die Reflexzonen.

d) Druck auf den Bauch. Drücken Sie im Liegen mit den Handflächen auf den Bauch. Dann üben Sie genau in der Mitte über der Blase ebenfalls Druck aus.

e) Druck auf das Sonnengeflecht. Legen Sie alle Fingerspitzen auf dieses Gebiet und drücken Sie. Auf drei zählen. Loslassen. Fünfmal wiederholen.

f) Druck auf die Medulla oblongata. Legen Sie die Mittelfinger beider Hände in die Vertiefung an der Schädelbasis. Wenden Sie kreisenden Druck an, bis die Empfindlichkeit verschwunden ist.

g) Kalte Packungen auf den Bauch. Schlafen Sie ein!

h) Bei Kindern sollten Lob und Belohnung an die Stelle von Drohungen, Schlägen und Rügen treten. Erlauben Sie nervösen Kindern nicht, vor dem Schlafengehen zu toben. Erziehen Sie sie dazu, daß sie vor dem Schlafengehen die Blase entleeren. Belohnen Sie die Kinder für ihre Erfolge. Züchtigen Sie niemals!

HARNFLUSS

Mit Harnfluß bezeichnet man den unkontrollierten Abgang von Urin, der nichts mit Bettnässen zu tun hat. Normalerweise ist dies ein gynäkologisches Problem. Es kann sich um ein leichtes Träufeln oder auch um einen unkontrollierten Harnabgang handeln. Die Ursache liegt irgendwo in der Blase oder der Harnröhre. Schwangerschaft, Geschlechtsverkehr, Verletzungen durch Reiten oder Fahrradfahren über einen langen Zeitraum können das Leiden auslösen.

Mrs. Rena J., Hausfrau und Mutter von fünf Kindern, bekam Harnfluß, als sie dies am wenigsten gebrauchen konnte. Eine Tochter heiratete gerade, eine beendete die High School, und die dritte lag im Wochenbett. Mrs. J. lief von einer zur anderen und konnte dabei den Harn nicht zurückhalten. Das Leiden hatte begonnen, nachdem sie die Wohnzimmermöbel verstellt hatte. Von da an trat es immer dann auf, wenn sie schwere Lasten trug, ihre Enkel auf den Arm nahm, Treppen stieg und sogar wenn sie sich über etwas aufregte. Bei jeder Gefühlserregung, bei jedem Ärger und jeder Enttäuschung nahm sofort der Druck im Bauch zu.

Der Druck im Innenbauch beeinflußte die Harnblase, und dies führte zum Harnfluß. Mrs J.'s Kinder bemerkten es sofort. Sie beschwerten sich über den Geruch, der ihr anhaftete, und es war für alle Beteiligten peinlich. Sie ging nicht mehr einkaufen, sie wollte nicht mehr an den gesellschaftlichen Verpflichtungen ihres Gatten teilnehmen, und nun waren alle ihre Töchter in kritischen Lebenslagen, in denen sie ihre Mutter brauchten.

Mrs. J. klagte auch über ein merkwürdiges Gefühl in der unteren Scheidengegend. Sie meinte, daß dort etwas „zog“ oder „lose“ war.

Bei der Untersuchung war kein organisches Leiden festzustellen, und ich gab ihr folgende Behandlungsanleitung (siehe auch Abbildung 122). Seit damals wird Mrs. J. von ihrer Familie nicht mehr geneckt, daß sie einen Nachttopf mit sich herumtragen müsse. Das Leiden hat aufgehört, und Mrs. J. kommt wieder mit Menschen zusammen.

Behandlungsanleitung für Harnfluß

A	B	C	D	E	F	G
Mi-11	H-5 7 8	B-21 30	D-3 4	M-36	N-14	Beachten Sie auch die „Z“-Zonen am Fuß (Abb. 23)

NEPHRITIS

Mit Nephritis bezeichnet man eine Entzündung der Nieren durch Bakterien, ihre Stoffwechselgifte oder andere giftige Abfälle.

Nephritis tritt in zwei Arten auf: Sie kann akut und chronisch sein. Die akute Form ergreift zunächst kleine Filtergefäße in den Nieren, die Glomeruli, und schließlich das ganze Organ. Verschiedene Teile der Nieren können gleichzeitig betroffen sein. Giftstoffe wie Alkohol, Arsenik, Quecksilber und so weiter können das Leiden verursachen. Auch Diphtherie, Blutvergiftung, Scharlach können es auslösen, Kälte und Nässe und sogar Unterernährung sind andere mögliche Ursachen.

Wie Winnie W. die Nephritis überwandt

Winnie W. kam in meine Praxis und klagte über Kopfschmerzen, Schwäche, Verdauungsstörungen, trockene Haut und Sehstörungen. Sie klagte, daß ihre Finger weiß waren und kribbelten, daß ihr schwindelig war, daß sie an Übelkeit litt und ständig müde war. Manchmal war sie sogar benommen. Ihr Zustand wurde so schlimm, daß sie ihre Stellung aufgeben mußte.

Mrs. W. hatte einen sehr hohen Blutdruck. Sie weinte, weil sie ständig Wasser lassen mußte. Das spezifische Gewicht der Urinprobe war gering, außerdem enthielt der Urin Albumin und Zellen. Blutproben zeigten Harnstoff, Harnsäure und Kreatinin. Mrs. W. war deutlich anämisch. Ihre Augenlider waren fast zugeschwollen. Sie war außerordentlich niedergeschlagen. Wir machten uns an die Arbeit. Hygienische und diätetische Maßnahmen

Chinesische Akupressur-Punkte bei

unfreiwilligem Abgang von Harn und Stuhl

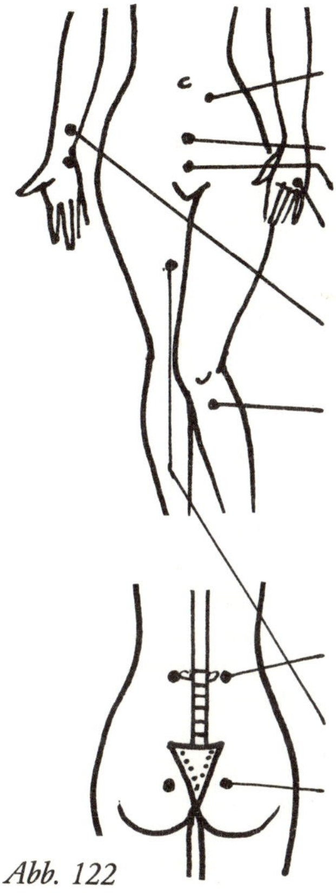

N-14 *2,5 cm seitlich und 5 cm unter dem Nabel*

D-4 *5 cm über der Schamfuge*

D-3 *2,5 cm über der Schamfuge*

H-8 *am Gewebe zwischen dem 4.+5. Finger*

H-5 *über dem Handgelenk, seitlich Handflächenseite der Handwurzel*

M-36 *Sechs Fingerbreit unter der Kniescheibe*

B-21 *2,5 cm seitlicj des 12. Brustwirbels*

Mi-11 *An der Innenseite in der Mitte des Oberschenkels*

B-30 *5 cm seitlich des 4. Kreuzbeinwirbels*

Abb. 122

wurden für sie angeordnet, und mit der folgenden Behandlungsanleitung genas sie innerhalb weniger Wochen. Als ich sie das letzte Mal auf der Straße traf, sagte sie: „Alles ist in Ordnung.“ (Siehe Abbildung 123).

Behandlungsanleitung für Nephritis

A	B	C	D	E
Gb-25	B-22	M-18	Mi-13	N-1
	23, 24	36		5, 7
	25, 54			10
	62			

Chinesische Akupressur-Punkte bei Nierenentzündung

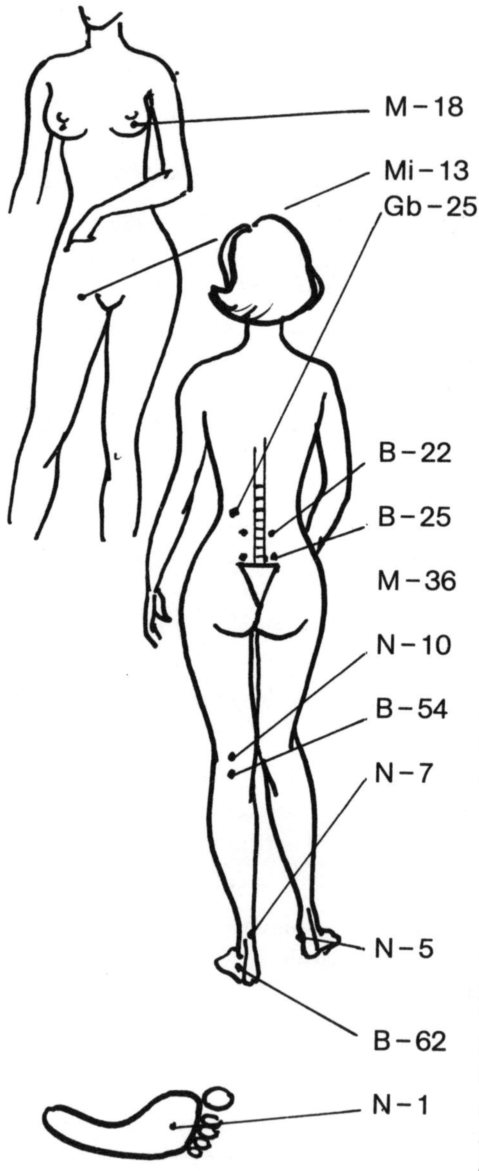

M–18	*dicht unter den Brustwarzen*
Mi–13	*in der Mitte der Leiste*
Gb–25	*am Rücken, an dem äußersten Ende der 12. Rippe*
B–22	*zu beiden Seiten des 2. Lendenwirbels*
B–25	*dicht über dem Kreuzbein-Darmbeingelenk*
M–36	*5 cm unter der Kniescheibe (seitlich)*
N–10	*in der Mitte der Kniekehle*
B–54	*dicht unter der Mitte der Kniekehle*
N–7	*5 cm über N–5*
N–5	*hinten und unten an der Innenseite des Fußknöchels*
B–62	*seitlich der Ferse unter dem Fußknöchel*
N–1	*an der Fußsohle, hinter dem 4. Mittelfußgelenkköpfchens*

Abb. 123

ERGÄNZENDE MASSNAHMEN

1. *Physikalische Therapie*
   a) Zweimal täglich eine halbe Stunde warme Packungen an den unteren Brust- und oberen Lendenwirbeln. Wenn die Besserung einsetzt, machen Sie die Packungen dreimal wöchentlich, aber nun jedesmal eine Stunde lang.
   b) Nehmen Sie zweimal wöchentlich ein heißes Bad. Bleiben Sie nur so lange in der Wanne, bis Ihnen auf der Stirn der Schweiß ausbricht.
   c) Massieren Sie alle Muskeln am Rücken und über dem Kreuzbein. Massieren Sie den Bauch tief aber sanft.
2. *Machen Sie regelmäßig Spaziergänge.*
3. *Ein trockenes, warmes Klima ist das beste.*
4. *Tragen Sie warme Kleidung.*
5. *Kost*
   a) Essen Sie leichte Kost (Suppen), und nehmen Sie viel Flüssigkeit zu sich. Kein Fleisch! Essen Sie außerdem gekochte Backpflaumen, gebratene Äpfel, Orangensaft, Reispudding. Trinken Sie viel Milch, wenn Sie es vertragen.
   b) Vermeiden Sie alle scharf gewürzten Speisen, weißes Gebäck, Alkohol, Tee, Kaffee, Gewürze, Drogen.
   c) Essen Sie Maisbrot, Tapioka, Reis, Makkaroni, frisches Gemüse, Butter, Schinken, Kartoffeln, Olivenöl, das weiße Fleisch von Hühnern, frischen Fisch, Meeresmuscheln, frisches Rindfleisch, junges Hammelfleisch, Buttermilch, Ginger Ale, Limonaden, Orangen, Äpfel.

Wichtig: Wenn die Nieren unzureichend arbeiten, läßt der Geschlechtstrieb nach. Der Patient wird müde und verzagt. Der Nacken wird steif. Der Patient leidet an Sehstörungen und Ohrenschmerzen. Vor allem hat er keinen Antrieb. N-10 und die anderen Akupunkturpunkte werden Ihnen helfen, diese Beschwerden zu überwinden. N-1, 5 und 7 werden Ihnen wieder neuen Schwung geben.

HARNVERHALTUNG

Harnverhaltung ist das Versagen oder die Unfähigkeit, Urin aus der Blase auszuscheiden, und dies führt zu Beschwerden, die das Harn- und Geschlechtssystem betreffen.

Mrs. Preston war nicht mehr die Jüngste. Sie war aber auch noch nicht alt. Aber etwas, das ihr Leben erschwerte, war die Tatsache, daß sie nicht

Chinesische Akupressur-Punkte bei Harnverhaltung

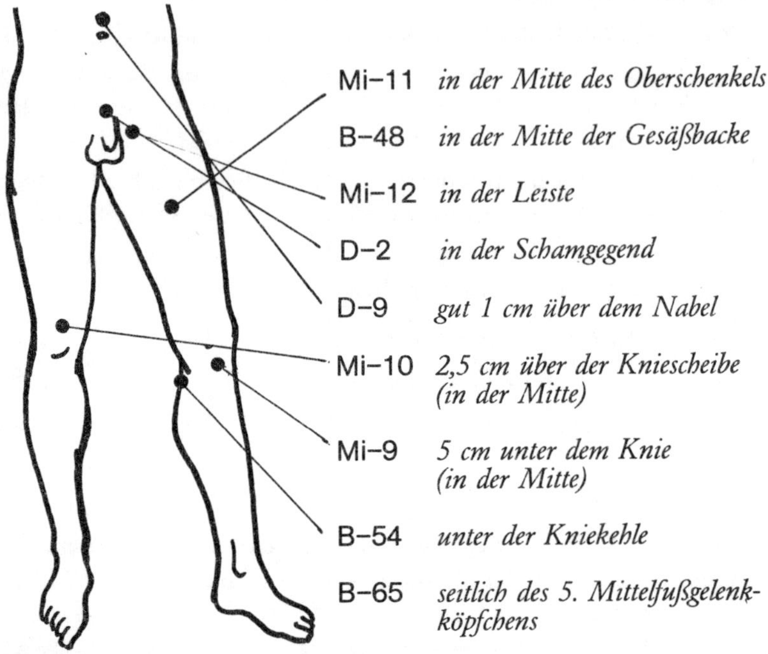

Abb. 124

Wasser lassen konnte. Ihre Blase hatte an Kraft verloren, seit sie an Anämie litt, und dazu hatte sie noch eine Vielzahl anderer Beschwerden. Dazu gehörte, daß sie nicht Wasser lassen konnte, wenn sich gleichzeitig mit ihr noch jemand in der Toilette aufhielt. Wenn sie sich über etwas aufregte, war es noch schlimmer. Kaltes Wetter verstärkte das Leiden. Es hatte nach einer Operation wegen einer verlagerten Gebärmutter begonnen. Mrs. Preston bekam danach regelmäßig einen Katheter eingeführt. Dadurch waren die Muskelbündel an der Blasenwand gelähmt worden. Es sah so aus, als wäre eine weitere Operation notwendig, bis ihre Verwandten Akupunktur und Akupressur vorschlugen. Hier sind die Knöpfe, die Sie drücken müssen (Siehe Abbildung 124).

Behandlungsanleitung für Harnverhaltung

A	B	C
Mi-9, 10 11, 12	B-48 54, 65	D-2, 9 10

IX.

MAGEN-, DARM- UND BAUCHBESCHWERDEN

Was Ihnen Leibschmerzen sagen können

Schmerzen im Bauch sind oft irreführend, deshalb müssen wir hier etwas weiter ausholen, um zu erklären, warum Arzneien und Operationen oft nicht die richtige Lösung sind.

Leibschmerzen können die Folge einer örtlichen Fehlfunktion oder einer örtlichen Erkrankung sein. Sie können von den Eingeweiden ausgehen und in alle Richtungen ausstrahlen. Die Ursache kann in einem Muskel oder Knochen liegen, dann sind die Schmerzen auf ein bestimmtes Gebiet beschränkt. Ein wichtiger Punkt, den sogar Ärzte manchmal außer acht lassen, ist jedoch folgender: Leibschmerzen können von einem ganz anderen Körperteil ausgehen! Abbildung 125 gibt einen Überblick über diesen Zusammenhang.

DIE AKUPRESSURBEHANDLUNG VON LEIBSCHMERZEN

Schmerzen im Bauch können von Erkrankungen des Magen-Darm-Traktes wie zum Beispiel von Appendizitis, Bruch, Darmgeschwüren oder Divertikulitis herrühren. Auch Hunger, Unmäßigkeit im Essen und ein Dutzend lokale organische Krankheiten können Leibschmerzen auslösen, etwa Leiden des Harn- und Geschlechtssystems, der Bauchspeicheldrüse, der Leber oder der Gallenblase, des Bauchfells. Aber viel häufiger gehen solche Schmerzen von einem ganz anderen Körperteil aus, zum Beispiel vom Herzen.

Der Schmerz kann von den Rückennerven, den Lungen, der Wirbelsäule in den Leib ausstrahlen. Auch bei Anämie, Syphilis und sogar bei Arzneimittelentzug treten Leibschmerzen auf. Alle diese Faktoren haben nichts mit den Organen des Magen-Darm-Traktes selbst zu tun! Auch einen Arzt kann das oft in die Irre führen, und er muß gründliche Untersuchungen anstellen und Tests durchführen, um die Ursache festzustellen. Aber eine der erstaunlichsten Tatsachen bei der Akupunktur und der Akupressur ist die, daß es

Mögliche Ursachen von Bauchschmerzen

ausstrahlende und örtliche Schmerzen

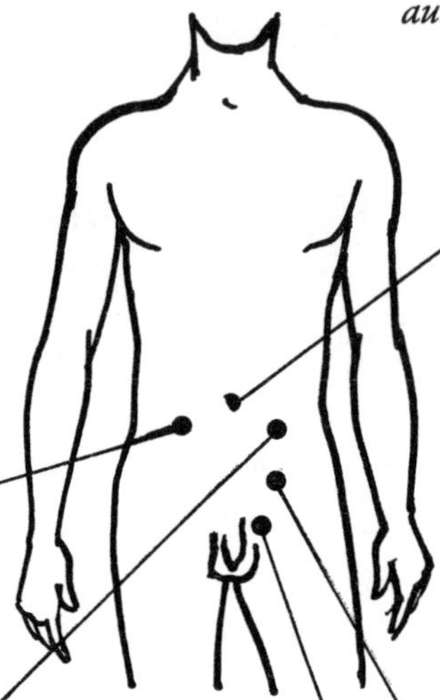

1 *Bauchschmerzen*
Ursachen:

Bruch
Magenkrampf
Aneurysma
Divertikulitis
Darmentzündung
Arzneimittelvergiftung
Kotstillstand
Darmdurchbruch
Wurmfortsatzentzündung
Bauchfellentzündung
Menstruationsschmerzen
Embolie
Entzündung der Bauchspeicheldrüse
Pottsches Übel
Raynaud'sche Krankheit

2 *Ursachen von:*
Schmerzen am Zwerchfell und der oberen Bauchgegend

Rippenfellentzündung
starker Husten
heftiges Erbrechen
Arzneimittelsucht
Lungenentzündung bei Kindern
Entzündung der Bauchspeicheldrüse
Magenkrampf
Magengeschwür
Zwölffingerdarmgeschwür

3 *Ursachen von:*
Schmerzen in der oberen rechten Bauchseite

Leberbeschwerden
Umbiegung des Dickdarms nach rechts
Abdomen-Aneurisma
Gallensteine
Nierenabszess
Eiteransammlung

4 *Ursachen von:*
Schmerzen in der linken Bauchseite

Nierenbeschwerden
Milzbeschwerden
Magenbeschwerden
Darmbeschwerden
Abdomen-Aortitis

5 *Ursachen von:*
Schmerzen in der Leistengegend

Krampfadern
Nierenkolik
Dickdarmentzündung

Abb. 125

nicht immer darauf ankommt, wo die Ursache liegt! Wenn Sie den richtigen Akupunkturpunkt gefunden und behandelt haben, wird das Organ oder der Körperteil, mit dem er in Verbindung steht, genesen, und der Schmerz verschwindet von selbst. Wenn man die richtigen Meridiane behandelt, tut die Natur alles übrige. Durch die Anregung oder auch Beruhigung des autonomen Nervensystems werden diese Organe oder Körperteile der Heilung zugeführt.

Chinesische Akupressur-Punkte bei

Blinddarmentzündung

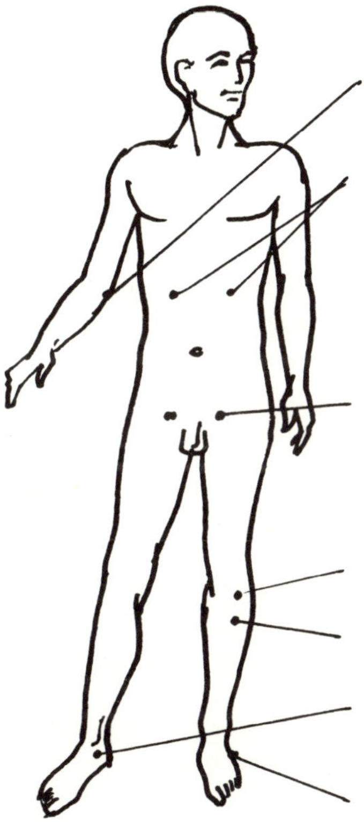

Dü–8 *dicht unter dem »Musikantenknochen«*

M–31 *7,5 cm über dem Nabel und 5 cm zu beiden Seiten der Körpermitte*

B–22 *3,5 cm zu beiden Seiten des 1.+2. Lendenwirbelgelenks am Rücken*

N–11 *über dem Schambein (Leiste)*

(Siehe auch die entsprechenden »Z«-Zonen am Fuß, Abb. 23)

M–36 *5 cm unter der Kniescheibe (seitlich)*

L–3 *3,5 cm unter M–36*

N–3 *an der Ferse unterhalb der Innenseite des Fußknöchels*

B–63 *am Ende des 5. Mittelfußknochens*

Abb. 126

APPENDIZITIS

Behandlungsanleitung (Abbildung 126)

(nur bei leichten Blinddarmbeschwerden)

Wichtig: Nehmen Sie Appendizitis nicht auf die leichte Schulter. Das Leben ist zu wertvoll. Es ist noch wichtiger als Ihre Überzeugungen. Legen Sie daher das Problem in die Hände Ihres Arztes. Er wird besser damit fertig als Sie.

A	B	C	D	E	F
M-21 36	Dü-8	B-22 63 nur rechte Seite der Wirbelsäule	N-3 11	L-3	Die „Z"-Zonen am Fuß (Abb. 23)

ERGÄNZENDE MASSNAHMEN

1. *Physikalische Therapie*

   a) Kalte Packungen auf der Lendengegend, wenn dort Schmerz auftritt, ebenso über den unteren Brustwirbeln. Läßt der Schmerz nach, warme Packungen auf den Bauch (sowohl auf dem Sonnengeflecht, als auch auf der Blinddarmgegend). Täglich wiederholen, bis Besserung eintritt.

   b) Warme Seifenwasserklistiere, um den unteren Darm von Fremdstoffen zu reinigen. Nehmen Sie keine Abführmittel!

   c) Massieren Sie die Muskeln am unteren und oberen Rücken sowie am Hals. Massieren Sie nicht den Bauch.

2. *Suchen Sie im Zweifelsfall sofort Ihren Arzt auf!*

KOLITIS

(Entzündung des Dickdarms)

Kolitis ist eine Funktionsstörung des Darms, wobei im allgemeinen Durchfall mit Verstopfung abwechselt.

Obwohl spezifische Ursachen der Kolitis unbekannt sind, schreibt die westliche Medizin diese Krankheit Bakterien, Allergien und Emotionen zu. Kolitis mit Geschwürbildung kann in jedem Alter auftreten, kommt jedoch gewöhnlich im zweiten, dritten und vierten Lebensjahrzehnt vor. Die Erkrankung verläuft manchmal milde und ohne Spuren zu hinterlassen, sie kann aber auch akut auftreten mit Durchfall oder wäßrigem Stuhl, Appetit-

Chinesische Akupressur-Punkte bei

Dickdarmentzündung

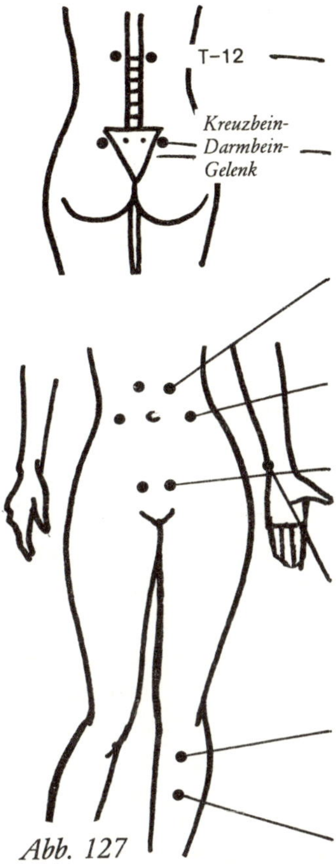

B-20	*2,5 cm zu beiden Seiten des Brustwirbels*
B-27	*über dem Darmbeinkreuzbeingelenk am 1. Kreuzbeinhöcker*
M-21	*5 cm zu beiden Seiten der Körpermitte, 10 cm oberhalb des Nabels*
Mi-15	*7,5 cm zu beiden Seiten des Nabels*
N-13	*2,5 cm zu beiden Seiten der Körpermitte und 3,5 cm über der Schamfuge*
L-7	*am Arm an der Seite des kleinen Fingers dicht oberhalb des Handgelenks*
M-37	*10 cm unterhalb der Kniescheibe an der Seite des Beines*
M-39	*5 cm unter M-37*

Abb. 127

verlust, leichtem Temperaturanstieg (besonders in der Nacht), zuweilen begleitet von Übelsein und Erbrechen. Am Bauch tritt manchmal eine gewisse Hautempfindlichkeit auf, aber im allgemeinen zeigen sich keine äußerlichen körperlichen Anzeichen außer Hämorrhoiden und Jucken des Darmausgangs (Siehe auch Abbildung 127).

Behandlungsanleitung für Kolitis

A	B	C	D	E
M-21	Mi-15	B-20	N-13	L-7
37		27		
39		65		

ERGÄNZENDE MASSNAHMEN

1. Physikalische Therapie

Allabendlich vor dem Einschlafen kalte Packungen auf dem Bauch, jeweils eine Stunde.

2. Kost

a) Viel trinken.
b) Leichte Kost (Suppen), lieber öfter leicht, als einmal schwer essen.
c) Kontra-Indikationen:
   1. Alle Fertiggerichte mit Milchpulver, Hefepulver und Proteinen.
d) Vitamin-B-Komplex und Eisen.

VERSTOPFUNG

Verstopfung rührt von einer Funktionsstörung des Dickdarms her, die zu einer erschwerten Darmentleerung und zur Ansammlung giftiger Abfallstoffe im Körper führt.

Manche Menschen gehen zwei oder dreimal täglich zur Toilette je nach der Menge der aufgenommenen Nahrung. Bei anderen dauert es zwei oder drei Tage, bevor sie auf die Toilette gehen können. Darmträgheit ist oft eine Folge des übermäßigen Gebrauchs von Abführmitteln oder sogar von Klistieren. Recht oft kann sie von absichtlicher Stuhlverhaltung herrühren, von Mangel an Körperbewegung, unzureichender Flüssigkeitsaufnahme oder Ernährungsfehlern. Es kommen noch viele andere Ursachen in Frage. Abgespanntheit, Arzneimittelunverträglichkeit, Unterernährung und psychische Störungen sind nur einige davon.

Wie Carl die Verstopfung beseitigte

Carl war ein Patient von mir. Er war beruflich so angespannt, daß er keine Zeit hatte, „dem Ruf der Natur“ zu folgen. Infolgedessen staute sich der Kot, und er mußte sich manchmal erbrechen. Zeitweise hatte er schwere Bauchschmerzen, manchmal war sein Stuhl sogar blutig. Er war appetitlos, hatte eine belegte Zunge, litt an Blähungen und sein Leib war so aufgebläht, daß er den Reißverschluß seiner Hose nicht mehr schließen konnte. Er litt an Schwindelgefühl und Kopfschmerzen und hatte nachts leichtes Fieber. Sein Beruf und diese Beschwerden belasteten ihn so sehr, daß er schließlich ein nervöses Wrack war. Ich wandte Akupressur bei ihm an und zeigte ihm, wie er sich künftig selbst behandeln konnte. Außerdem riet ich ihm, eine neue Stellung zu suchen. Das tat er. Jetzt hat er keine Verstopfung mehr! So einfach war das. Hier sind die wichtigen Akupunkturpunkte, die wir behandelten (Siehe Abbildung 128).

Chinesische Akupressur-Punkte bei **Verstopfung**

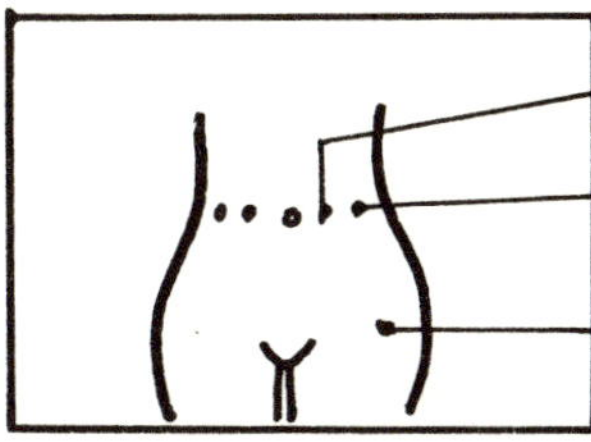

N-16	*2,5 cm zu beiden Seiten des Nabels*
Mi-15	*7,5 cm zu beiden Seiten des Nabels*
Gb-27	*vorderer, oberer Darmbeinstachel*

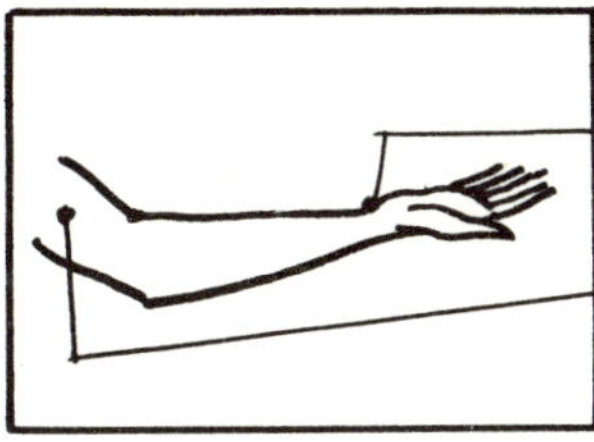

H-5	*über dem Handgelenk (Seite des kleinen Fingers)*
L-3	*in der Mitte des Oberarms*

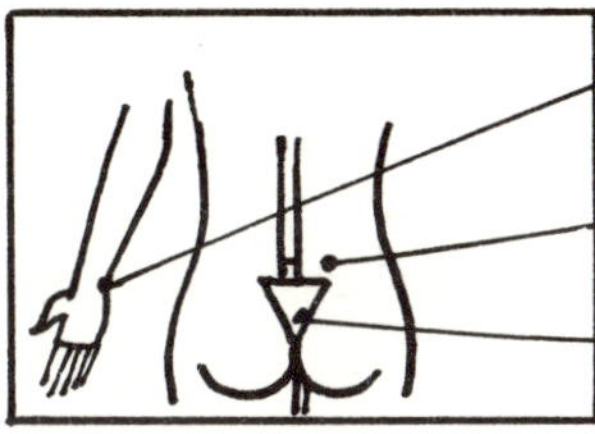

Di-6	*am Unterarm seitlich über dem Handgelenk*
B-25	*3,5 cm zu beiden Seiten des 5. Lendenwirbels*
B-33	*über dem 3. Kreuzbeinwirbel*

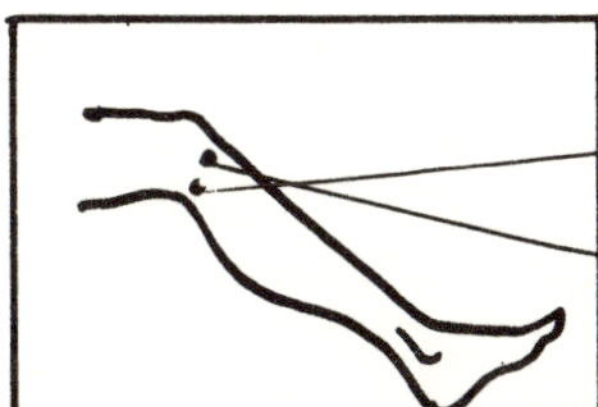

Gb-34	*seitlich vom Knie über dem Wadenbeinköpfchen*
M-36	*seitlich 3,5 cm unter der Kniescheibe*

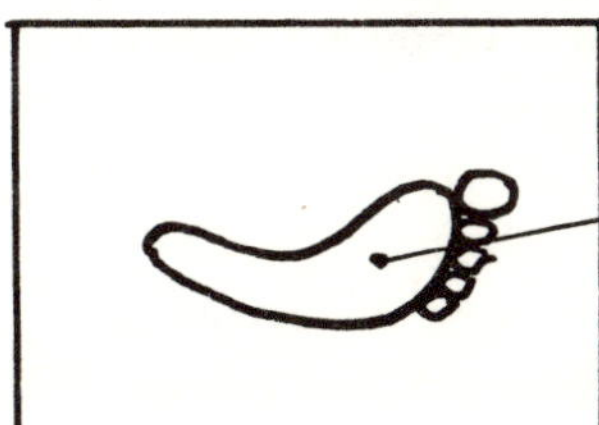

N-1	*an der Fußsohle hinter dem 4. Mittelfußgelenkköpfchens*

Abb. 128

Behandlungsanleitung für Verstopfung

A	B	C	D	E	F	G	H
Di-6	M-27	Mi-15	B-25	N-1	H-5	Gb-27	L-3
	36		33	3		34	
	40		34	16			
			46	17			
			52				
			56				

ERGÄNZENDE MASSNAHMEN

1. *Physikalische Therapie*
   a) Warme Packungen auf den Rücken vom siebten Brustwirbel bis zum Steißbein, eine Stunde täglich. Zweimal täglich eine Woche lang, sofern Sie Zeit dazu haben.
   b) Massieren Sie den Bauch tief aber sanft. Behandeln Sie vor allem auch das Sonnengeflecht. Lockern Sie auch alle Rückenmuskeln.
   c) Salzwasserklistiere mit der Klistierspritze, falls der Darm auf die obige Behandlung nicht reagiert. (Es ist mehr als wahrscheinlich, daß der Korken gelöst werden muß.) Einen Eßlöffel Salz auf einen Liter Wasser.
2. *Kost*
   a) Um die peristaltische Bewegung in der Darmwand zu gewährleisten, sollten Sie Speisen mit vielen Ballaststoffen zu sich nehmen (zum Beispiel Mais, Kraut, Kürbis, Blumenkohl, Kartoffeln und so weiter).
   b) Nehmen Sie keine Abführmittel. Sie tragen zur Darmträgheit bei und führen zu weiteren Krämpfen.
   c) Vitamin-B-Komplex und Thiamin-Gaben.
3. *Gehen Sie sofort auf die Toilette, wenn Sie das Verlangen haben.*

DURCHFALL

Durchfall ist eine abnormal häufige Entleerung von flüssigem Kot, die manchmal kein Ende nehmen will. Er kann bei fieberhaften Erkrankungen auftreten, bei akutem Darmkatarrh, bei Kolitis, Urämie, Nieren-, Herz- und Leberleiden. Lebensmittelvergiftung, psychische Störungen und Darmparasiten können Durchfall auslösen. Selbst eine Auslandsreise kann dazu führen.

Durchfall tritt meist im Sommer auf und besonders häufig während Urlaubsreisen wegen der ungewohnten Kost, durch unreines Wasser oder unsaubere Milch. Von den vielen Methoden, mit denen man gegen den Durchfall angeht, fand ich die Akupressur die wirksamste.

Als wir einmal vom Urlaub aus Acapulco zurückflogen, standen fast alle Passagiere an Bord vor der Toilettentür Schlange. Auch meine Familie litt an den gleichen Symptomen, und ich behandelte die Akupunkturpunkte, um unsere Därme zu besänftigen. So bekam ich die Unannehmlichkeiten, die in den Hotels mit üppigen Mahlzeiten und einer ungewohnten Lebensweise begonnen hatten, leicht unter Kontrolle. Diejenigen, die Arzneimittel einnahmen, liefen weiterhin zur Toilette. Manche mußten sogar das Krankenhaus aufsuchen. Meine Familie dagegen war beinahe beschwerdefrei. Die Akupunkturpunkte, die behandelt werden müssen, finden Sie auf der nächsten Behandlungsanleitung.

Durchfall kann jedoch noch andere Gründe haben, und manche davon darf man nicht auf die leichte Schulter nehmen. Wenn das Leiden zum ersten Mal auftritt, sollten Sie die möglichen Ursachen ergründen. Vielleicht haben Sie unverdauliche, unreife oder auch überreife Früchte gegessen. Lebensmittelvergiftung kann eine Ursache sein, sogar plötzlicher Wetterwechsel kann Durchfall auslösen, Angst und andere Gefühlserregungen können eine Rolle spielen. Behandeln Sie sich mit Akupressur. Bei leichten Fällen kommt es nicht auf die Ursache, sondern auf das Ergebnis an (s. Abb. 129).

Behandlungsanleitung für Durchfall

A	B	C	D	E	F	G
M-21	Di-2	XM-2	Mi-3	H-6	B-21	N-2
25	3	(nur	6		25	16
37		rechts)	14		33	
39					45	
44					65	

ERGÄNZENDE MASSNAHMEN

1. Physikalische Therapie

a) Kalte Packungen unmittelbar auf die unteren Brust- und die oberen Lendenwirbel.

b) Massieren Sie alle Hals- und Rückenmuskeln gründlich, um sie zu lockern. Massieren Sie den Bauch tief aber sanft, und zum Schluß besonders das Sonnengeflecht.

Chinesische Akupressur-Punkte bei **Durchfall**

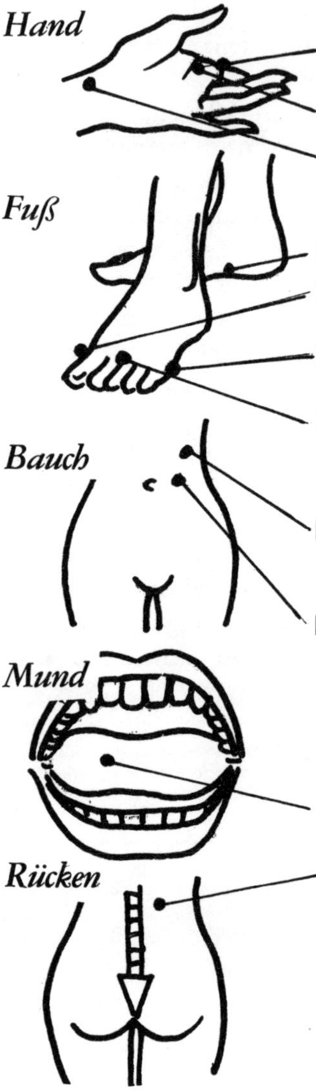

Di–2 *am 3. Gelenk des Zeigefingers (Daumenseite)*
Di–3 *gut 1 cm über Di–2*
H–6 *über dem Handgelenk an der Innenseite*
N–2 *in der Mitte des Fußgewölbes*
Mi–3 *an der Innenseite des 1. Mittelfußgelenkköpfchens*
B–65 *seitlich vom 5. Mittelfußgelenkköpfchen*
M–44 *Gewebe zwischen dem 2.+3. Zehen*
M–21 *5 cm zu beiden Seiten der Körpermitte und 10 cm oberhalb des Nabels*
N–16 *2,5 cm seitlich des Nabels*
XM–2 *auf der Zunge, nur an der rechten Seite*
B–21 *2,5 cm seitlich des 12. Brustwirbels*

Abb. 129

2. *Kost*
   a) Leichte, milde Speisen.
   b) Vitamin-B-Komplex und Eisen.

3. *Besondere Akupunkturpunkte, die wie folgt behandelt werden*
   a) Druck auf die Medulla-oblongata-Gegend. Legen Sie die Mittelfinger beider Hände in die Vertiefung an der Schädelbasis. Drücken. Loslassen. Mit kreisenden Bewegungen wiederholen, bis die Empfindlichkeit nachläßt.

b) Druck auf den Nabel. Pressen Sie alle Finger beider Hände auf dieses Gebiet. Auf fünf zählen. Loslassen. Tief atmen. Zehnmal oder öfter wiederholen.

c) Drücken Sie mit der Handfläche auf den Bauch. Folgen Sie vorsichtig dem Verlauf des Dickdarms mit gleichmäßigen Druckbewegungen. Beginnen Sie an der rechten Bauchseite unten, bewegen Sie die Hand dann nach oben zu den Rippen, sodann zum linken Rippenbogen und an der linken Bauchseite hinunter am absteigenden Grimmdarm entlang und von da zur Körpermitte.

d) Hüfte. Prüfen Sie Ihre Hüften. Suchen Sie schmerzhafte Stellen am Hüftknochen, wo der Oberschenkel einen rechten Winkel zum Gelenk bildet. Drücken Sie, bis die Empfindlichkeit verschwindet.

e) Unterer Rücken und Kreuzbein. In sitzender Stellung legen Sie einfach die Fäuste auf den Rücken. Lehnen Sie sich zurück, so daß die Knöchel in die Vertiefung zu beiden Seiten der Wirbelsäule drücken. Bleiben Sie fünf Minuten in dieser Position. Dann bringen Sie die Fäuste weiter nach unten zum Kreuzbein und wiederholen hier das gleiche.

f) Achselhöhle, Arme und Schulterblatt. Suchen Sie Knötchen in der Achselhöhle. Wenn keine vorhanden sind, suchen Sie empfindliche Stellen in den Muskeln, die vom Hals zur Schulter führen. Wenden Sie hier Akupressur an. Drücken Sie zu beiden Seiten der oberen Brustwirbel, denn die hier liegenden wichtigen Nerven beeinflussen viele Vorgänge im Bauch.

g) Zwischen dem ersten und zweiten Zehen. Der Akupunkturpunkt 3 des Leber-Meridians liegt im Gewebe zwischen dem großen Zehen und seinem Nachbarn. Legen Sie eine Fingerspitze darauf. Suchen Sie empfindliche Stellen. Tasten Sie tief, und Sie werden eine schmerzhafte Stelle finden. Behandeln Sie diesen besonders empfindlichen Punkt. In dem Augenblick, in dem der Schmerz nachläßt, können Sie sicher sein, daß auch die Bauchorgane genesen, mit denen dieser Punkt in Verbindung steht. In derselben Weise werden alle Bauchorgane beruhigt oder gestärkt. Es liegt nur an Ihnen.

4. *Vermeiden Sie alles, was zu Durchfall führen könnte.*

GALLENBLASENBESCHWERDEN

Wichtig: Gallenblasenbeschwerden eignen sich normalerweise nicht für die Selbstbehandlung. Aber da die Akupunktur ohne Nadeln sich mit der Schmerzlinderung befaßt, können Sie in Notfällen folgende Methoden anwenden.

GALLENBLASENENTZÜNDUNG

Unmittelbar rechts vom Sonnengeflecht unter dem Brustkorb entsteht ein schmerzempfindliches Gebiet, wenn sich die Galle übermäßig füllt und die verdickte Gallenflüssigkeit Schmerz auslöst. Wenn eine Stauung eintritt, gelangt Gallenflüssigkeit ins Blut, und die Haut färbt sich gelb. Man spricht dann von Gelbsucht. Leber und Gallenblase stehen direkt miteinander in Verbindung, und wenn ihre normale Funktion beeinträchtigt ist, treten bestimmte Reaktionen auf. Diese Reaktionen sind nicht lokal begrenzt.

Wenn zum Beispiel der Gallenblasen-Meridian gestört ist, wird der Patient bemerken, daß er einen bitteren Geschmack im Mund hat. Er wird häufig seufzen. Seine Rippen und sein Brustkorb schmerzen. Auch in den Schläfen tritt Schmerz auf, ebenso in den äußeren Augenwinkeln und unter den Kiefern. An der Vorderseite des Halses entsteht eine Schwellung, desgleichen in der Vertiefung am Schlüsselbein und in den Achselhöhlen. Die Haut wird ohne ersichtlichen Grund schwitzen.

Chinesische Akupressur-Punkte bei
Gallenblasenbeschwerden

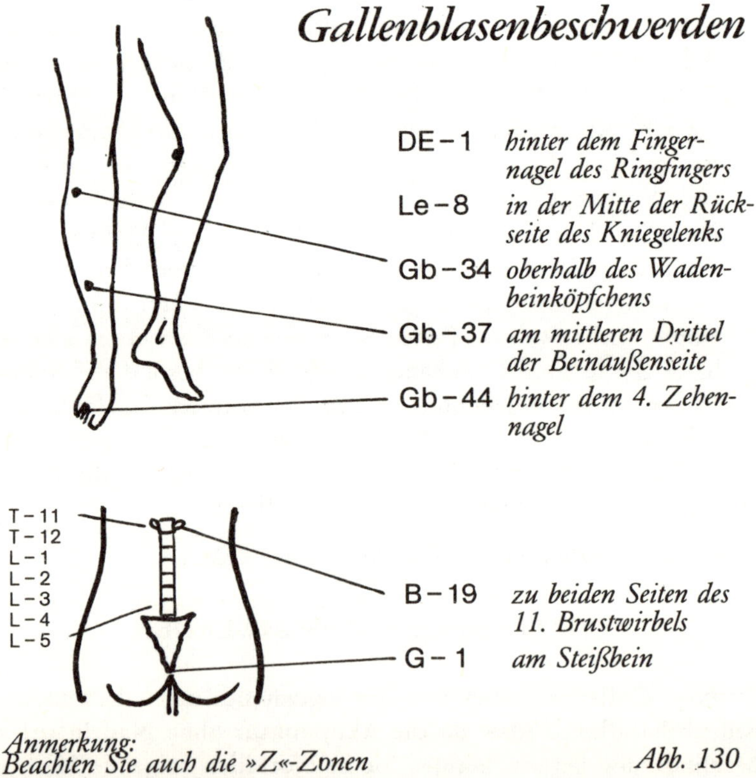

Anmerkung:
Beachten Sie auch die »Z«-Zonen des Fußes auf Abb. 23.

Abb. 130

Nach der traditionellen chinesischen Lehre reinigt die Gallenblase das Yang. Wenn die Gallenblase aus irgend einem Grund verstopft ist, wird das Yang eingeschlossen. Es kann nicht mehr im Körper zirkulieren. Die Folge sind Symptome wie Schlaflosigkeit, Schwindelgefühl, Erbrechen, belegte Zunge, Niedergeschlagenheit und Melancholie. Wenn dagegen zu viel Yang vorhanden ist, treten andere Symptome auf. Selbst die Persönlichkeit verändert sich. Das Sehvermögen leidet, man hört nicht mehr so gut. Der Rükken schmerzt, der Puls ist rasch, und ein bitterer Geschmack steigt aus dem Magen in den Mund auf. Der Patient hat Kopfschmerzen und ist nervös. Er kann nicht mehr ruhig sitzen oder sich hinlegen. Seine Beine werden schwach, er hat ein beengtes Gefühl in der Brust; die Haut wird fahl.

Patienten mit einer überaktiven Gallenblase haben oft Bauchkrämpfe, wobei der Schmerz nach oben zwischen die Schulterblätter in den rechten Arm ausstrahlt. Der Schmerz kann auch den Rücken hinab und bis in den rechten Oberschenkel ausstrahlen. Halten Sie sich an die folgende Behandlungsanleitung, und die Natur wird alles übrige tun (siehe Abbildung 130).

Behandlungsanleitung für Gallenblasenbeschwerden

A	B	C	D	E	F	G
Gb-34 37 40 43 44	Le-8	DE-1	B-19	G-1	Cx-1	Prüfen Sie die „Z"-Zonen am Fuß (Abb. 23)

ERGÄNZENDE MASSNAHMEN

1. *Physikalische Therapie*

a) Eispackungen auf dem Rückgrat zwischen dem sechsten und zwölften Brustwirbel.

b) Warme Packungen über Leber und Gallenblase, eine Woche lang täglich. Danach eine Woche lang abwechselnd warme und kalte Packungen. Dann eine Stunde lang je fünfzehn Minuten lang warme und kalte Packungen. Anschließend den Rücken massieren.

c) Massieren Sie den Rücken in der Rücken- und Lendengegend. Massieren Sie nach den ersten drei Tagen vorsichtig den Bauch. Achten Sie besonders auf die Lebergegend. Sie muß angeregt werden!

d) Kaltwasser-Klistiere, wenn die Beschwerden anhalten. Trinken Sie auch viel Wasser.

2. *Kost*

   a) *Verbote:* Meiden Sie Stärke, Fette und Zucker. Meiden Sie Erbsen, Karotten, süße Gemüse und süße Früchte. Kein Eigelb.

   b) *Gebote:* Essen Sie frisches grünes Gemüse. Essen Sie zweimal täglich frisches Fleisch. Essen Sie gut gekochten Haferflockenbrei und andere Getreidespeisen.

GASTRITIS

Gastritis ist eine Entzündung der Magenwand, besonders der Magenschleimhaut.

Jock D. besuchte gern Pferderennen. Er schloß bei jeder Gelegenheit Wetten ab. Er wettete sogar, daß er immer gesund bleiben würde. Aber diese Wette verlor er. Deshalb lernte ich ihn kennen.

Jock ist ein älterer Mann, der unaufhörlich Kaffee und Alkohol trinkt. Er raucht während des Essens und im Bett. Er ißt viel Kuchen und Fleisch, und weil er schlechte Zähne hat, schluckt er alles ungekaut hinunter. Als er zu mir kam, klagte er über „Sodbrennen". Er erklärte, sein Appetit sei gut, aber er leide abwechselnd an Verstopfung und Durchfall. In letzter Zeit habe er außerdem Kopfschmerzen und sei benommen.

Aber erst als er sich schon nach ein paar Glas Alkohol erbrechen mußte, gab ihm dies den Rest! Jetzt suchte er endlich Hilfe! Er berichtete, daß er abgenommen habe und nach dem Essen ein seltsames Völlegefühl empfinde. Er sagte, er habe ein Verlangen nach stark gewürzten und sauren Speisen. Ich nahm alle notwendigen Untersuchungen vor und die Diagnose war eindeutig.

Gastritis! Ich sagte ihm, was dagegen zu tun sei, aber das gefiel ihm nicht. Er wollte sich kein Gebiß anschaffen, das ihm ein besseres Kauen erlaubte. Er wollte seine Kost nicht ändern und weder auf Kaffee und Alkohol noch auf die scharf gewürzten Speisen und den Kuchen verzichten.

„Was verlangen Sie eigentlich von mir?" grollte er. „Soll ich aufhören zu leben?" Ich zuckte die Achseln und sagte, es läge bei ihm. Ich gab ihm eine Behandlungsanleitung. Schließlich versprach er, diese zu befolgen. Heute ist Jock wieder auf dem Damm. Sein Lieblingsplatz ist bei den Wettbüros, und er gibt einem fortwährend heiße Tips. Der letzte heiße Tip, den er mir gab, betraf einen Außenseiter, der am Starttor tot umfiel. Das Alter und die Arterienverkalkung hatten schließlich ihren Tribut gefordert — bei dem Pferd.

Chinesische Akupressur-Punkte bei **Gastritis**

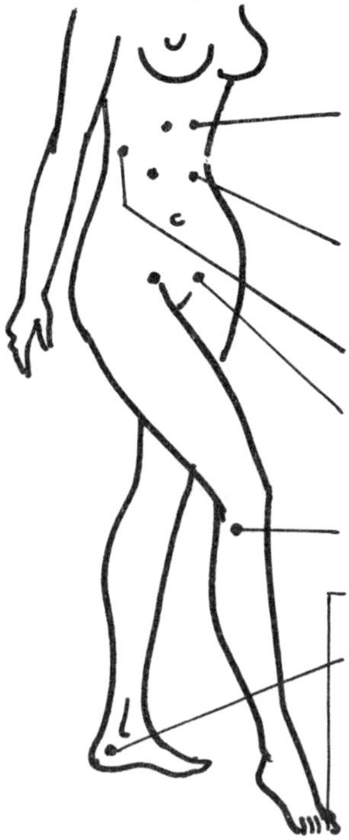

N-20 *2,5 cm zu beiden Seiten der Körpermitte und 3,5 cm unter der äußersten Spitze des Brustbeins*

M-21 *5 cm zu beiden Seiten der Körpermitte und 10 cm oberhalb des Nabels*

Mi-16 *am äußersten Ende der 10. Rippe*

N-12 *2,5 cm zu beiden Seiten der Körpermitte und 2,5 cm über der Schamfuge*

M-36 *3,5 cm unter der Kniescheibe (leicht seitlich)*

Mi-1 *hinter dem Fußnagel des großen Zehens*

B-61 *seitlich des Fersenbeins (hintere Hälfte)*

Beachten Sie auch die »Z«-Zonen am Fuß

Abb. 131

Behandlungsanleitung bei Gastritis

A	B	C	D	E
M-21	B-13	N-12	Mi-1	Siehe „Z"-Zonen
36	17	19	16	am Fuß
37	20	20		(Abb. 23)
38	21			
	61			

ERGÄNZENDE MASSNAHMEN

1. *Physikalische Therapie*

   a) Eispackungen auf dem Bauch. Zeit: Eine Stunde.

   b) Zusätzliche Akupressurmethoden:

   A. Druck auf die mittleren Brustwirbel. Hierfür gibt es zwei Methoden.

Entweder Sie haben jemanden, der die Daumen auf Ihren Rücken zu beiden Seiten der Brustwirbel legt. Oben beginnen und nach unten fortfahren. Sie selbst liegen dabei am besten auf dem Bauch. Ihr Helfer beugt sich nach vorn über Sie und legt sein volles Gewicht auf die Daumen. Er muß bei jeder Stelle auf fünf zählen und dann loslassen. Wenn ein Punkt besonders schmerzhaft ist, müssen Sie es ihm sagen. An dieser Stelle muß er mindestens fünfmal drücken oder so lange, bis der Schmerz vergangen ist. Wenn der Schmerz anhält, deutet es darauf hin, daß das Leiden chronisch ist.

Die zweite Methode ist die mit dem Golfball. Legen Sie ihn auf den harten Fußboden und sich selbst mit dem Rücken darauf. Drücken. Loslassen! Weiter unten wiederholen, bis alle Brustwirbelnerven behandelt sind.

B. Druck mit den Fingerspitzen auf das Sonnengeflecht. Legen Sie sich auf den Rücken. Drücken Sie die Fingerspitzen beider Hände auf das Sonnengeflecht. Auf fünf zählen. Tief atmen. Loslassen. Fünf Minuten lang wiederholen. Dann legen Sie sich einen Eisbeutel auf den Bauch und schlafen ein.

HÄMORRHOIDEN UND ANDERE REKTALBESCHWERDEN

Hämorrhoiden sind krampfartig angeschwollene oder erweiterte Blutgefäße am oder um den Darmausgang. Früher oder später leiden wir alle an irgendwelchen Beschwerden in der Rektalgegend. Es können Risse auftreten, eine Zyste oder ein Abszeß, eine Fistel oder Juckreiz, Hämorrhoiden oder Mastdarmentzündung und so weiter, lauter Leiden, die nicht nur lästig, sondern sehr schmerzhaft sind. Akupressur ist hier eine gute Hilfe. Prüfen Sie das Reflexgebiet unmittelbar hinter und über dem inneren Fußknöchel. Die empfindliche Stelle zwischen dem Schienbein und der Achillessehne kann so klein wie ein Stecknadelkopf oder auch 2,5 cm breit und 7,5 cm lang sein. Die Größe und Empfindlichkeit entspricht genau der Dauer und der Schwere des Leidens.

Reflexpunkte bei Hämorrhoiden sind zu beiden Seiten der Achillessehne zu finden. Ein anderer Punkt liegt unmittelbar an der Spitze des Steißbeins. Man muß lediglich diese Akupunkturpunkte behandeln.

Ein Showgirl zeigt sein Hinterteil

Sue Ann war ein gutaussehendes Showgirl. Trotz ihrer schönen Figur litt sie jedoch an Pruritus ani.

Was ist Pruritus ani? Juckreiz am After! Bei Wärme oder Feuchtigkeit oder bei Hämorrhoiden wird dieses Jucken fast unerträglich. Nachts verschlimmert es sich. Besonders lästig ist es, wenn man schwitzt. Ich hatte bei

Ann zuerst Verdacht auf Hämorrhoiden, aber dies war nicht der Fall. Nachdem alle denkbaren Ursachen ausgeschaltet waren, wurde mir klar, daß es sich hier um eine ungewöhnlich gesunde, junge Frau handelte.

Aber woher kam das quälende Jucken, das sie fast zum Wahnsinn trieb? Sie hatte in verschiedenen Städten Kliniken aufgesucht, ohne Linderung zu erlangen. Der Teufelskreis des Juckens und Kratzens machte sie nach ihrem eigenen Geständnis verrückt. Als ich schließlich die Ursache fand und die richtigen Akupunkturpunkte drückte, hörte das Jucken auf.

Woher war es gekommen? Monila! Monila ist ein Pilz, der in der Scheide auftritt. Nach dem Wasserlassen wischte sie diesen nach hinten zum Darmausgang zu. Hier fand der Pilz einen Nährboden.

Ich zeigte ihr die folgende Akupressurmethode und wies sie auf einige hygienische Regeln hin. Außerdem sollte sie eine an Ballaststoffen arme Kost einnehmen, um eine leichte Verdauung zu gewährleisten, und den Darmausgang mit feuchter Watte reinigen.

Behandlungsanleitung für die meisten Rektalbeschwerden

A	B	C	D	E	F	G*	H
L-7	Mi-1	Dü-3	B-18	Gb-39	N-8	Hb-4	G-1
	5	5	25			8	
	8		65				
	20						

* Siehe auch die „Z“-Zonen am Fuß bei Hämorrhoiden (Abb. 23).

Einige Wochen später erhielt ich von Sue Ann einen Brief. Sie trat jetzt in einer Broadway-Show auf und redete mich nach Marine-Art an:

> Lieber Admiral,
>
> ich finde gar nicht die Worte, um Ihnen zu sagen, wie dankbar ich Ihnen dafür bin, daß Sie mich von meinen Beschwerden befreit haben. Ich behandle jetzt täglich die chinesischen Druckpunkte nach Ihrer Anleitung und befolge die Regeln einer gesunden Hygiene. Seit ich das letzte Mal bei Ihnen war, ist das Leiden nicht wieder aufgetreten. Ich dachte schon, meine Karriere sei zu Ende, aber jetzt geht es mir besser als je zuvor.
>
> Sue Ann

Chinesische Akupressur-Punkte bei Hämorrhoiden

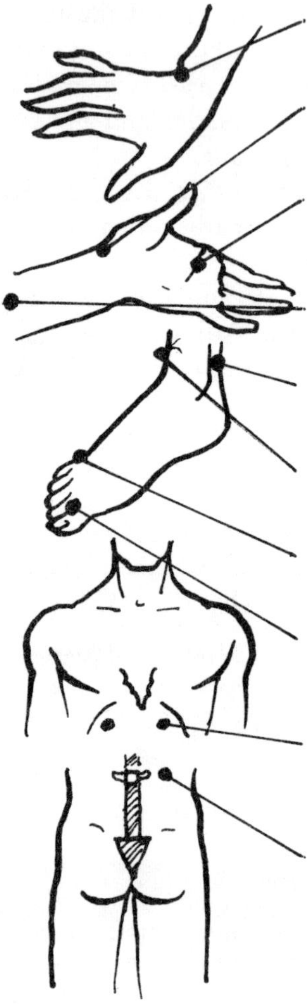

Dü-5	*an der Seite des Handgelenks bei der Handwurzel*
L-7	*über dem Handgelenk an der Daumenseite*
Hb-8	*zwischen dem 2. u. 3. Mittelhandknochen hinter dem Mittelhandgelenkköpfchen*
Hb-4	*in der Mitte des Armes, an der Innenseite*
N-8	*5 cm oberhalb und hinter dem Fußknöchel an der Innenseite*
Gb-39	*5 cm über dem Fußknöchel an der Außenseite*
B-65	*an der Außenseite des 5. Mittelfußgelenkköpfchens*
Mi-1	*hinter dem Fußnagel des großen Zehens*
Mi-20	*5 cm von der Körpermitte und 3,5 cm unter der Höhe des Brustbeins*
B-18	*2,5 cm zu beiden Seiten des 10. Brustwirbels*

Abb. 132

ERGÄNZENDE MASSNAHMEN

1. *Physikalische Therapie*
   a) Massieren Sie alle Gewebe am Kreuzbein und den Lendenwirbeln tief.
   b) Vermeiden Sie übermäßige körperliche Anstrengungen wie schweres Heben, lange Spaziergänge und Reiten.
   c) Kalte Packungen auf dem Kreuzbein und dem Rektalgebiet.
2. *Kost*
   a) Essen Sie keine scharf gewürzten Speisen.

b) Trinken Sie keinen Alkohol, keinen Kaffee oder Cola-Getränke.
c) Essen Sie leicht verdauliche Speisen. Trinken Sie viel Wasser.

3. Hygiene

a) Reinigen Sie den Darmausgang nach jedem Stuhlgang mit Wasser. Benützen Sie kein gefärbtes Toilettenpapier (der Farbstoff wirkt entzündungsfördernd).
b) Sorgen Sie für täglichen Stuhlgang.

BRUCH

Ein Bruch ist das Vortreten eines Eingeweides aus der Bauchhöhle in eine Ausstülpung des Bauchfells.

Zugegebenermaßen ist Akupunktur von geringerem Wert, wenn die Muskulatur gerissen ist und die Gedärme austreten. Zur Schmerzlinderung und bei leichteren Fällen kann Akupunktur jedoch wertvoll sein, und zu diesem Zweck empfehlen die Chinesen die folgende Behandlung:

Chinesische Akupressur-Punkte bei **Bruch**

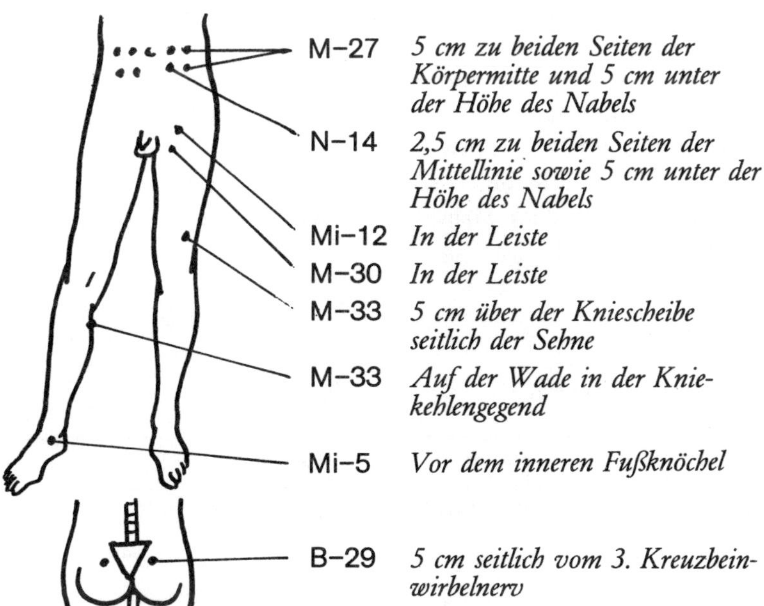

Abb. 133

Behandlungsanleitung für Bruch

A	B	C	D
M-27 30, 33	Mi-5 12	B-29 30, 55	N-14

VERDAUUNGSSCHWÄCHE

Verdauungsschwäche, auch Dyspepsie genannt, ist ein Symptom unzureichender Verdauung aus mehr als einem Grund.

Patienten sind schon an akuter Verdauungsschwäche gestorben, obwohl die Akupunktur sie hätte am Leben erhalten können. Wer daran leidet, wird Sodbrennen haben, an Übelkeit leiden, Schmerzen im Oberbauch empfinden, der Bauch wird aufgebläht sein. Alle diese Symptome treten unmittelbar beim oder nach dem Essen auf.

Eine Programmiererin überwindet Verdauungsschwäche

Frances J. ist Computer-Spezialistin. Vor zehn Jahren begann ihr Leiden mit Schwächegefühl, Schwindel und gelegentlichen Kopfschmerzen. Dann stellten sich Erbrechen und Sodbrennen ein. Überschüssige Magensäure stieg in der Kehle auf. Angesammeltes Gas entwich auf beiden Seiten. Die Akupunktur erwies sich als hochwirksam. Die Akupunktur-Punkte über ihrer linken Brust waren alle außerordentlich empfindlich. In dem Augenblick, in dem sie mit kreisendem Druck behandelt wurden, hörte auch die Verdauungsschwäche auf!

Behandlungsanleitung für Verdauungsschwäche

A	B	C	D	E	F
M-16 21 23	Di-8 10	Mi-2 5 7 13 20	B-66	N-14 24	„Z“- Zonen am Fuß (Abb.23)

Chinesische Akupressur-Punkte bei Verdauungsschwäche

In der Mitte des Schultergelenks	Mi-20
Zwischen der 3.+4. Rippe 10 cm zu beiden Seiten der Körpermitte	M-16
Auf der Höhe von M-16 5 cm zu beiden Seiten der Körpermitte	N-24
5 cm zu beiden Seiten der Körpermitte und 5 cm oberhalb der Höhe des Nabels	M-23
2,5 cm zu beiden Seiten der Körpermitte und 5 cm unterhalb des Nabels	N-14
5 cm über Di-8	Di-10
12 cm unterhalb des Ellenbogens, Daumenseite	Di-8
Am mittleren Drittel der Wade auf der Seite des großen Zehens	Mi-7
Seitlich des 5. Zehens	B-66
In der Mitte des großen Zehens	Mi-2

Anmerkung:
Beachten Sie auch die »Z«-Zonen in Abb. 23

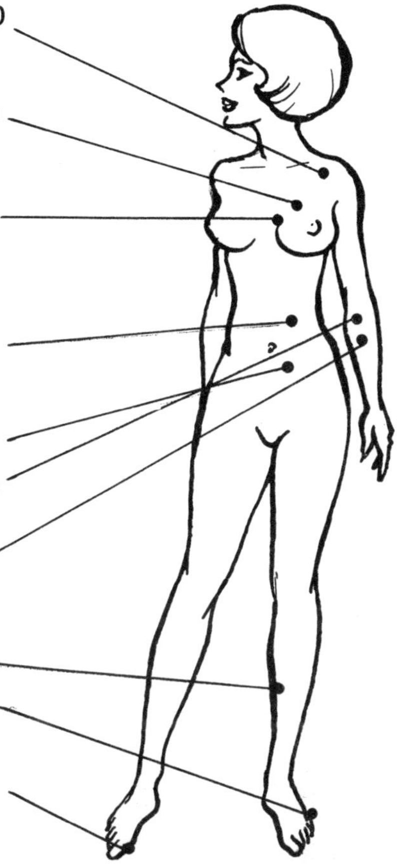

Abb. 134

ERGÄNZENDE MASSNAHMEN

1. *Physikalische Therapie*
   a) Warme Packungen über dem Vagus-Nerv zu beiden Seiten des Halses und über dem Sonnengeflecht.
   b) Gleichzeitig kalte Packungen über den Brustwirbeln, einmal täglich mindestens 30 Minuten.
   c) Massieren Sie alle Bauch- und Rückenmuskeln sanft aber tief, bis sie sich lockern.
   d) Täglich eine kalte Waschung, danach mit einem rauhen Handtuch abreiben.

2. *Kost*

a) Sorgen Sie stets für eine ausgeglichene Kost. Essen Sie langsam. Verbringen Sie mindestens eine Dreiviertelstunde mit der Mahlzeit. Kauen Sie gründlich und ohne Eile.
b) Gehen Sie allen Unannehmlichkeiten in Ihrer Umgebung aus dem Weg.
c) Kontraindikationen:
   A. Klatsch, Zorn, Sarkasmus und alles andere, was Sie gefühlsmäßig erregt. Vermeiden Sie Konflikte, gehen Sie einfach weg.
   B. Ruhen Sie täglich vor und nach jeder Mahlzeit. Ihre wichtigste Aufgabe ist es, Ihre persönliche Gesundheit aufrechtzuerhalten. Tun Sie dies bewußt. Die Behandlung der Akupunkturpunkte hilft Ihnen dabei.

ÜBELKEIT

Übelkeit, die zuweilen mit Erbrechen einhergeht, kann die verschiedensten Ursachen haben. Wenn Übelkeit nach einem Kopfschmerz auftritt, kann dies auf ein Augenleiden oder Migräne zurückzuführen sein. Übelkeit am Morgen kann von Gastritis, Nierenbeschwerden oder von Schwangerschaft herrühren. Selbst die Gelbsucht, bei der Leber und Gallenblase geschädigt sind, läßt Übelkeit entstehen, ebenso Herzkrankheiten. Beim Autofahren, Fliegen oder bei Schiffsreisen kann Übelkeit auftreten. Nervosität, Hysterie oder der Anblick oder der Geruch von etwas Ekelerregendem sind weitere mögliche Ursachen. Übelkeit kann ohne Erbrechen auftreten, aber in jedem Fall können Sie die folgende Behandlung anwenden (siehe Abb. 135).

Behandlungsanleitung für Übelkeit

A	B	C	D	E	F	G
L-3, 9	H-1, 4	B-41	M-21	Hb-4	Gb-14	G-16

ERGÄNZENDE MASSNAHMEN

Physikalische Therapie

a) Eispackungen an der Schädelbasis und auf dem Sonnengeflecht. Dauer: 30 Minuten.
b) Massage der Rückenmuskeln, wobei besonders auf die empfindlichen Stellen zu beiden Seiten des Rückgrats zu achten ist.

Chinesische Akupressur-Punkte bei ***Übelkeit***

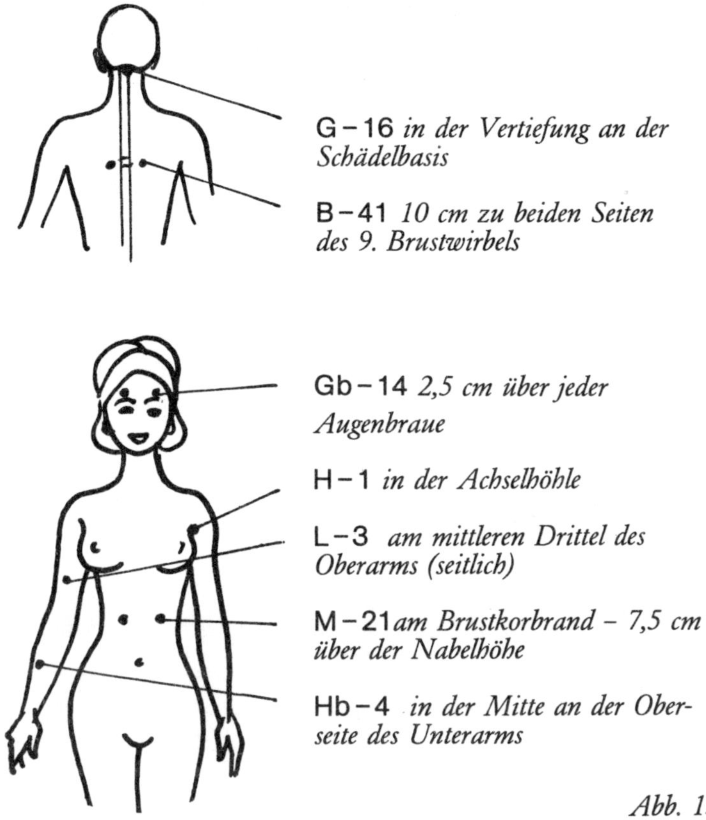

Abb. 135

ZUSÄTZLICHE THERAPIEN FÜR ERKRANKUNGEN DES MAGEN-DARM-TRAKTES UND DER BAUCHORGANE

Die Selbstbehandlung der Akupunkturpunkte und die Behandlungsanleitungen werden Ihnen zu einem neuen Leben verhelfen.

Siehe Abbildungen 136—140:

a) Magen-Darm-Trakt allgemein
b) Gelbsucht
c) Dickdarm
d) Leberstörung
e) Dünndarm

Chinesische Akupressur-Punkte für den

Magen-Darm-Trakt

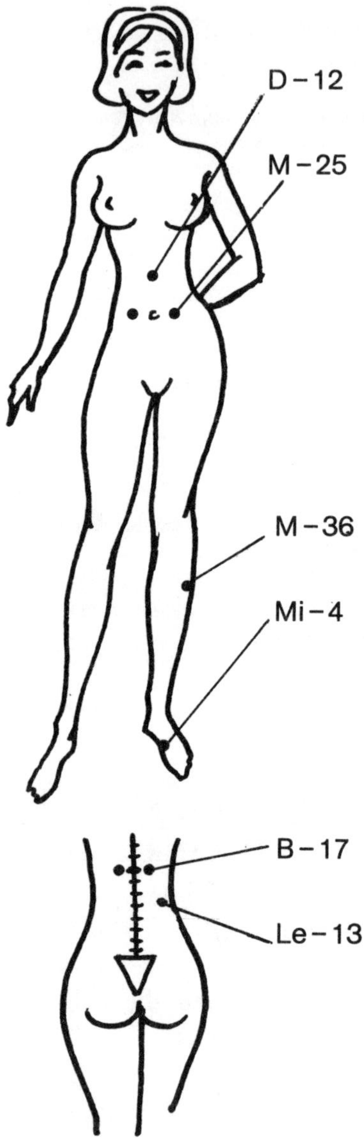

D-12 *in der Körpermitte halbwegs zwischen Brustbein und Nabel*

M-25 *5 cm zu beiden Seiten des Nabels*

M-36 *am mittleren Drittel des Beines seitlich vom Wadenbeinköpfchen*

Mi-4 *an der inneren Fußseite bei der Basis des 1. Mittelfußknochens*

B-17 *2,5 cm zu beiden Seiten des 8. Brustwirbels*

Le-13 *auf der Seite, dicht unter dem Brustkorb*

Abb. 136

Chinesische Akupressur-Punkte bei **Gelbsucht**

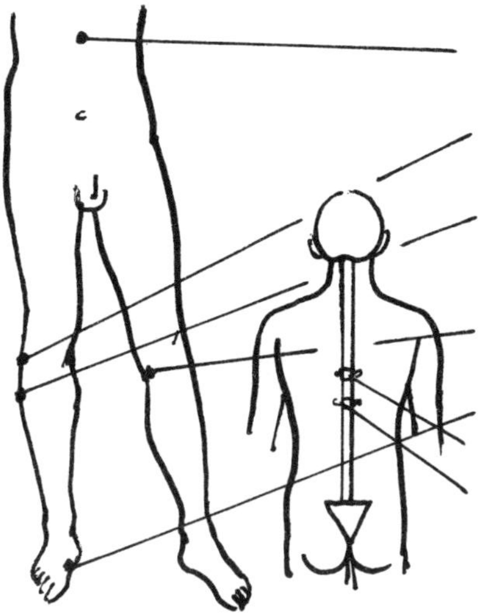

D-12	*5 cm unter dem Ende des Brustbeins*
Gb-34	*dicht unter dem Wadenbeinköpfchen*
M-36	*3,5 cm unterhalb und seitlich der Kniescheibe (beim Erwachsenen)*
Le-8	*in der Mitte der Kniekehle*
Mi-4	*am Mittelfuß*
G-9	*Über dem 8. Brustwirbel*
B-19	*2,5 cm zu beiden Seiten des 11. Brustwirbels*

Abb. 137

Chinesische Akupressur-Punkte für den **Dickdarm**

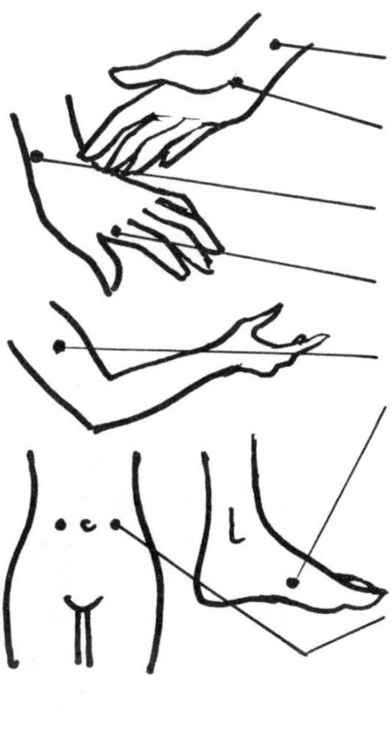

Hb-6	*5 cm über dem Handgelenk (Innenseite)*
Hb-7	*in der Mitte der Handwurzel (Handgelenk)*
Di-6	*5 cm über dem Handgelenk an der Daumenseite*
Di-3	*An der Wurzel des Zeigefingers (Daumenseite)*
L-3	*In der Mitte des Oberarms*
Mi-4	*am Fußgewölbe ungefähr an der Basis des 1. Mittelfußknochens* *Anmerkung:* *Beachten Sie die »Z«-Zonen (Abb. 23)*
Mi-15	*7,5 cm zu beiden Seiten des Nabels*

Abb. 138

Chinesische Akupressurpunkte bei **Leberstörungen**

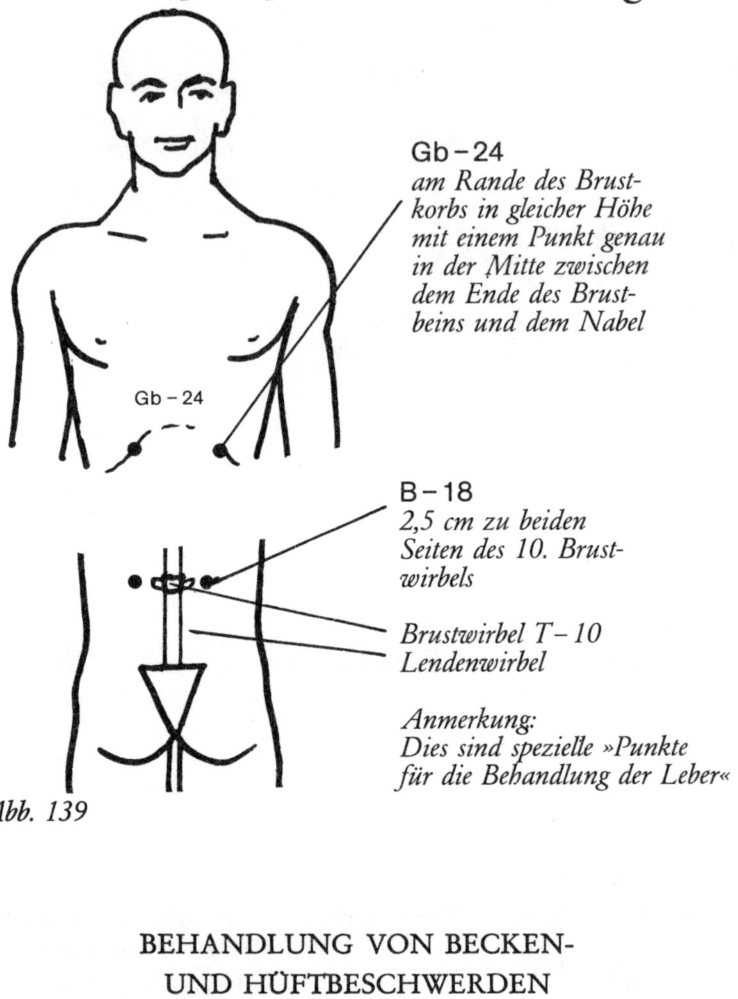

Abb. 139

BEHANDLUNG VON BECKEN- UND HÜFTBESCHWERDEN

Wie Schmerzen ausstrahlen können

Die Geschlechtsorgane im Becken können sich entzünden und manchmal sogar verlagern. Bei einer Schwangerschaft oder bei schmerzhafter Menstruation (Dysmenorrhoe) können zum Beispiel Beschwerden in den verschiedensten Körperteilen auftreten. Schmerzen, die von einer Beckenverletzung herrühren, strahlen manchmal bis zu den Brustdrüsen, zum Hinterkopf, zur Vorderseite der Oberschenkel und zur Seite und Rückseite der Hüften aus. Wenn die Eierstöcke erkrankt sind, kann das Handgelenk und sogar die Ferse schmerzen, bei Schädigungen der Gebärmutter tritt der Reflexschmerz manchmal in den Händen auf.

Chinesische Akupressur-Punkte für den **Dünndarm**

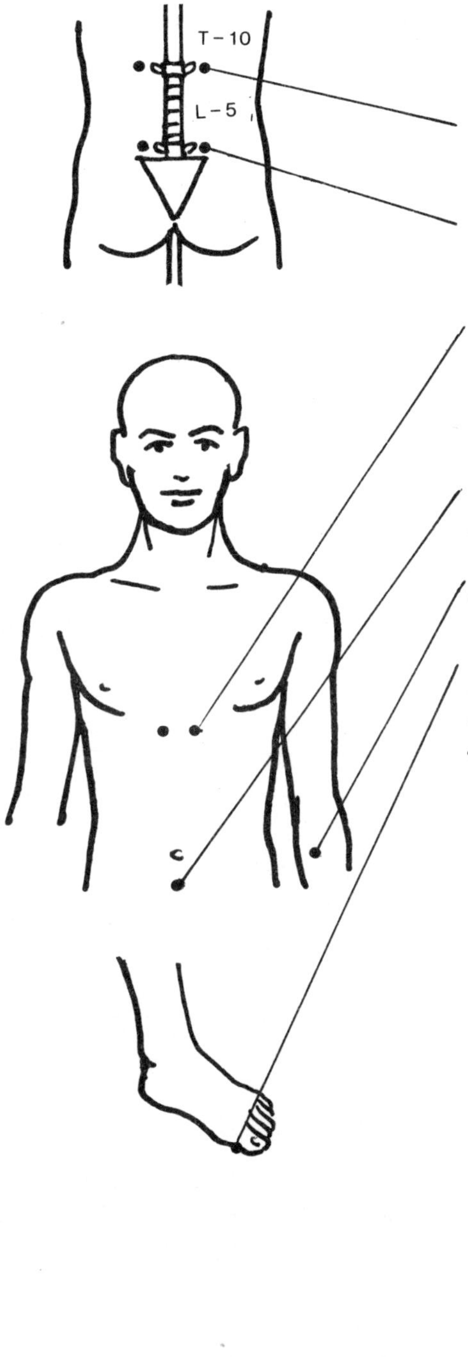

B-18
2,5 cm zu beiden Seiten des 10. Brustwirbels

B-25
2,5 cm zu beiden Seiten des 5. Lendenwirbels

N-21
2,5 cm zu beiden Seiten der Körpermitte und 2,5 cm unter dem Brustbein

D-5
5 cm unter dem Nabel auf der Körpermitte

Di-8
Am oberen Drittel des Unterarms (Außenseite)

Mi-2
An der Innenseite des zweiten Gelenks des großen Zehens

Abb. 140

Wenn beim Mann die Prostata erkrankt ist, kann er an den Knöcheln oder an den Fußsohlen Schmerzen empfinden. Eine Schädigung der Hoden kann Schmerzen am Kreuzbein und Steißbein auslösen. Eine Krampfader an den Hoden kann Schmerzen in der Lende bewirken, Bruchschmerzen können bis zu den Knien ausstrahlen, ebenso ein Hüftleiden. Bei Hämorrhoiden werden manchmal Kreuzbein und Steißbein schmerzen.

An den oben angeführten Beispielen erkennen Sie, wie Schmerzen von einem Punkt zum anderen übertragen werden, und gerade darauf beruht die Akupunktur.

Alle diese Schmerzempfindungen folgen den Nervenbahnen und Meridianen. Auf den nächsten Abbildungen sehen Sie, wie sich Entzündungen und Krankheiten eines Körperteils anderswo auswirken. Überall da, wo Schmerzstellen auftreten, befindet sich ein Auslösepunkt. Der Akupressurpunkt kann auch ganz in der Nähe der Schmerzursache liegen. So liegt zum Beispiel derjenige für Hämorrhoiden dicht unter dem Steißbein. Die Akupressurpunkte warten auf Ihre Fingerspitzen! Mit ihrer Hilfe erlangen Sie den Frieden des Körpers und des Geistes.

Behandlungsanleitung für Becken- und Hüftbeschwerden

Prüfen Sie die Symptome. Suchen Sie die Akupunkturpunkte. Wenden Sie Akupressur an!

Behandlungsanleitung

Symptome	Akupunkturpunkte				
	A	B	C	D	E
Arthritische Schmerzen in den Hüften	Di-18	B-27, 28 60, 63	Gb-26 29, 30	M-31	M-40 41
Schmerzen in den Hüften	Di-18				
Kreuzbein-Darmbein-Schmerzen	B-28	B-29	B-60		
Ischias	B-26 28	B-48, 49	B-50 60	G-2	G-3
Steifheit und Schmerzen	Gb-30	Gb-34			

Ursachen von ausstrahlenden Schmerzen im

Becken und den unteren Gliedmaßen

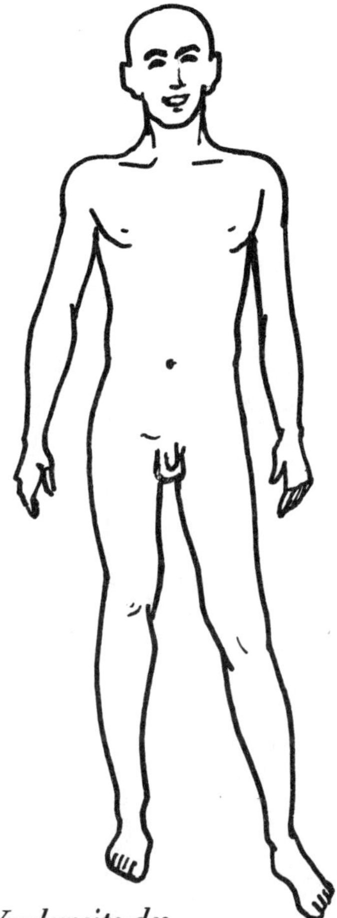

Undeutliche Schmerzen in Oberschenkeln und Beinen

Vitamin-C-Mangel
Krampfadern
Neuritis
Ischias
Arzneimittelvergiftung
Rückgratbeschwerden

Gesäßgegend

Nierenbeckenentzündung
Blasenentzündung
Gebärmutterbeschwerden
Eierstockbeschwerden

Knie

Ausgehend von der Hüfte
Ausgehend vom Obturator foramen
Ischias
Schleimbeutelentzündung
Fußbeschwerden
Verletzung

Anmerkung:
Gehirnblutung kann Schmerzen in einem Bein verursachen (unter dem Knie).

Vorderseite des Oberschenkels

Schmerzhafte Periode
Uterus und Ovarienbeschwerden
Neuralgie
Abdomen-Aneurysma
Psoas-Abszess
Wurmfortsatzentzündung
Nierenbeschwerden
Tumore

Gelenke

Hysterie
Gicht
Arthritis
Gelenkentzündung
Fieberhafte Beschwerden
Infektionen
Wundfieber

Abb. 141

Übersicht über die Akupressur-Behandlung

von
Arthritis
Hüftleiden
Ischias
Steifheit des
Kreuzbein-Darmbeins

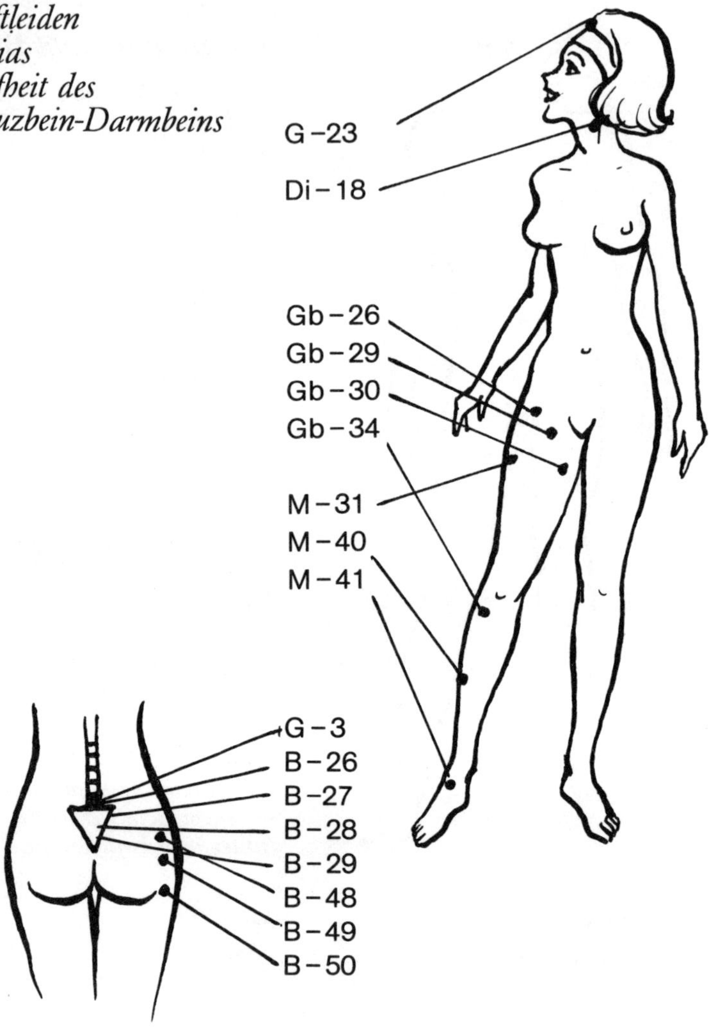

Abb. 142

X.

DIE BEHANDLUNG VON BEIN- UND FUSSBESCHWERDEN

Dieses Kapitel unterscheidet sich insofern von den anderen, als es Illustrationen und Behandlungsanleitungen in abgekürzter Form bringt. Die unteren Extremitäten sind aufgegliedert in ihre einzelnen Abschnitte (Gesäß, Oberschenkel, Knie, Unterschenkel, Knöchel und Fuß), damit Sie deutlich erkennen, wo die Behandlung einsetzen muß.

So sehen Sie die Selbsthilfemethoden für jeden Beinabschnitt auf einen Blick. Suchen Sie einfach die betreffenden Akupunkturpunkte in den Abbildungen. Suchen Sie selbst. Stellen Sie die empfindlichen Stellen fest. Kreuzen Sie sie an. Jede wird sich durch einen punktförmigen Schmerz zu erkennen geben. Manchmal kann eine Hautstelle auch schmerzhaft angeschwollen sein. Drücken Sie einfach die magischen Knöpfe, wie früher beschrieben, und die Natur wird alles übrige tun.

DREI METHODEN ZUR SCHMERZBEKÄMPFUNG UND HEILUNG

METHODE 1

Ergänzende physikalische Therapie

Um die Wirkung der Akupunktur- und Akupressurbehandlung an den Gliedmaßen zu beschleunigen, kann man die Nervenenden an der Wirbelsäule mit Hilfe von warmen oder kalten Packungen beruhigen oder anregen. Bei Bein- und Fußbeschwerden machen Sie warme Packungen an den unteren Brust- und Lendenwirbeln. Dauer: Fünfzehn Minuten. Danach dreißig Minuten lang eine Eispackung. Machen Sie dies zweimal täglich. Darauf folgt eine gründliche Massage der Muskeln am Gesäß und am unteren Rücken. Gehen Sie mit der physikalischen Therapie noch einen Schritt weiter. Behandeln Sie die Akupunkturpunkte mit einem Eiswürfel. Gehen Sie dabei gewissenhaft ans Werk.

Akupunkturpunkte

Die folgende Abbildung (Abbildung 143) zeigt genau, wie die einzelnen Beinabschnitte durch Akupressur behandelt werden können. Jeder Akupressurpunkt beeinflußt einen bestimmten Teil des Körpers. Mit Hilfe dieser Punkte beeinflussen Sie nicht nur das autonome Nervensystem, sondern auch die wichtigsten Nervenbahnen. Studieren Sie die Abbildungen. Wenn Sie an einer bestimmten Stelle Schmerzen haben, suchen Sie diese zunächst auf der Abbildung, dann an Ihrem Körper. Suchen Sie den Auslösepunkt, drücken Sie darauf!

Chinesische Akupressur-Punkte bei

Schmerzen der unteren Gliedmaßen

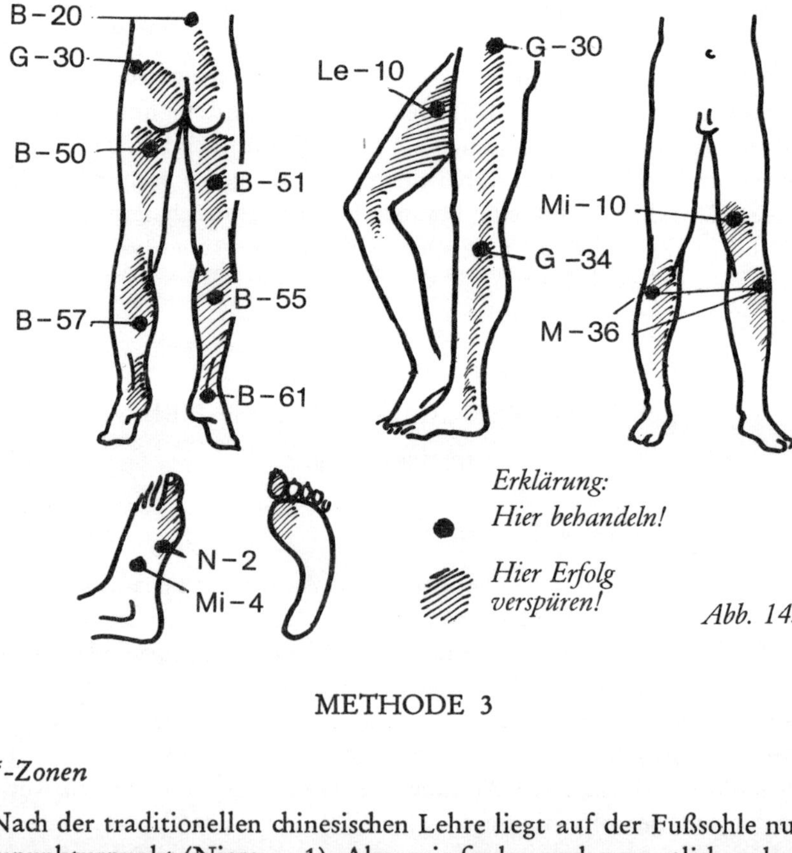

Abb. 143

METHODE 3

„Z"-Zonen

Nach der traditionellen chinesischen Lehre liegt auf der Fußsohle nur ein Akupunkturpunkt (Niere — 1). Aber wir finden noch wesentlich mehr, und jeder einzelne ist ein Auslösepunkt für Reflexe. Deshalb benützen wir bei der Behandlung der unteren Extremitäten die dynamische Kraft der „Z"-Zonen, die auf der Fußsohle zu finden sind (siehe Abb. 23).

Auch diese Zonen stehen mit dem autonomen Nervensystem in Verbindung, ebenso wie die chinesischen Meridiane, die am Fußrücken beginnen. Sie sind eng mit dem Nervensystem verbunden.

Wenden Sie diese drei Methoden gleichzeitig an, und Sie werden rascher genesen. Erwarten Sie keine phantastischen Ergebnisse, rechnen Sie nicht damit, daß sofort Wunder eintreten. Aber wenn dies geschieht, seien Sie glücklich. Bis dahin arbeiten Sie auf das Wunder hin, indem Sie Ihre Fingerspitzen benützen, denn in Ihren Fingerspitzen liegt tatsächlich die Gesundheit. Es liegt nur an Ihnen, diese Methoden wirksam anzuwenden, wenn Sie den Verlauf Ihres Lebens ändern wollen.

Die Akupressur ist eine Verbindung von Methoden, die hinter dem Bambusvorhang seit mindestens 50 Jahrhunderten angewandt werden. Der Druck auf die Akupressurpunkte, Nerven und Meridiane wirkt wie der Druck auf einen elektrischen Lichtschalter. Betätigen Sie den richtigen Knopf, und Sie werden die gewünschten Resultate erzielen.

GESÄSS

Ein Bauer wird von schmerzhafter Unfallfolge befreit

Das Gesäß, bestehend aus starken Muskeln, ist Verletzungen und Schmerzen der verschiedensten Art ausgesetzt. Häufig handelt es sich dabei um Schmerzen, die von anderen Körperteilen ausstrahlen. Die folgenden Illustrationen zeigen die allgemeine Behandlung des Gesäßes und der Lende.

Cory F. ist Bauer. Beim Pflügen im Frühjahr stieß sein Traktor an einen versteckten Stein. Cory F. wurde vom Sitz geschleudert und landete auf dem Gesäß. Als dies geschah, dachte er nicht weiter darüber nach. Dann bekam er Schmerzen im unteren Rücken und im Gesäß. Nach einiger Zeit strahlte der Schmerz bis zum Knie aus, und da kam Cory zu mir. Sein Gesäß war so empfindlich, daß er nicht mehr sitzen konnte. Wie diese Beschwerden beseitigt wurden, zeigt Abbildung 144. Wenden Sie die drei oben beschriebenen Methoden an und behandeln Sie die Akupunkturpunkte! Sie sind nicht umsonst da!

Eine Stenotypistin kehrt nach langer Abwesenheit an ihren Arbeitsplatz zurück

Judy H. ist Stenotypistin. Sie sitzt den ganzen Tag und tippt auf der Schreibmaschine. Sie schlingt die Unterschenkel um die Stuhlbeine und rutscht von einer Gesäßbacke auf die andere. Nach fünfzehn Jahren bekam sie

Chinesische Akupressur-Punkte bei

Schmerzen im Gesäß

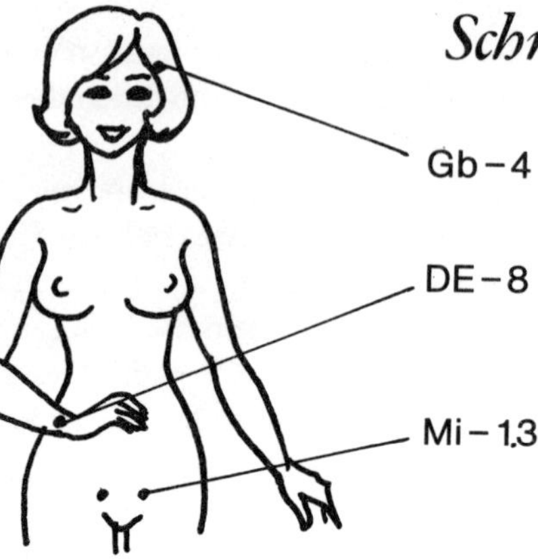

Gb-4 *an den Schläfen 3,5 cm über dem Ohr*

DE-8 *auf der unteren Seite des Unterarms dicht über dem Handgelenk*

Mi-1.3 *2,5 cm zu beiden Seiten der Körpermitte am Bauch – 3,5 cm über der Schamgegend*

Abb. 144

immer stärkere Schmerzen. Sie suchte vergeblich ein Krankenhaus auf. Sie litt an Hämorrhoiden, weißem Ausfluß, schmerzhafter Menstruation und „schwachen Nieren“. Sie war immer müde und abgespannt. Als ihr Blasen-Meridian behandelt wurde, änderte sich dies alles. Sie sagte: „Es ist wie ein Wunder! Alle meine Schmerzen sind weg. Jetzt habe ich wieder Freude an der Arbeit.“ Und es war auch für mich eine Freude, denn ihr hoher Blutdruck ging wieder herunter. Die behandelten Akupunkturpunkte sind in Abbildung 144 angegeben.

OBERSCHENKEL

Ein Kind wird von Schmerzen befreit

Eine kleine Dame, die wir Lorna nennen wollen, litt an Schmerzen in den Oberschenkeln, und zwar hauptsächlich an der Innenseite. Es hatte zuerst in der Schamgegend begonnen und war immer schlimmer geworden, bis dieses siebenjährige Mädchen Tag und Nacht weinte. Arzneien waren wirkungslos. Dabei trat keine Rötung und keine Schwellung auf. Die Mutter berichtete, daß Lorna oft schreiend erwachte. Wenn sie dann endlich einschlief, träumte sie von Geistern. Dann bekam Lorna Fußkrämpfe. Sie litt an Kopfschmerzen, und ihr Gesicht war geschwollen. Das Kind war in einem Zustand ständiger Erregung, bis die Behandlung mit Akupressur begann, wobei wir uns auf den Milz-Meridian konzentrierten. Akupunkturpunkt 5 bewirkte ein kleines Wunder. Lornas Schmerzen hörten auf! Sie ging wieder zur Schule. Die wichtigsten Akupunkturpunkte, die das Problem lösten, sind in den Abbildungen 145 und 146 angegeben.

Chinesische Akupressur-Punkte bei

Oberschenkelbeschwerden

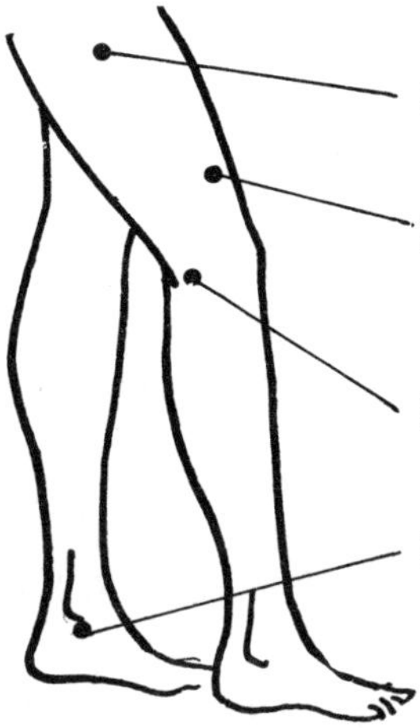

Gb-20	*An der Hüfte, dicht unter dem Hüftgelenk*
M-32	*vorn am Oberschenkel (mittleres Drittel)*
B-52	*an der Seite hinter dem Knie*
Mi-5	*an der Innenseite unterhalb des Knöchels*

Abb. 145

Chinesische Akupressur-Punkte bei

Kältegefühl, Ischias und Schmerzen in den Oberschenkeln

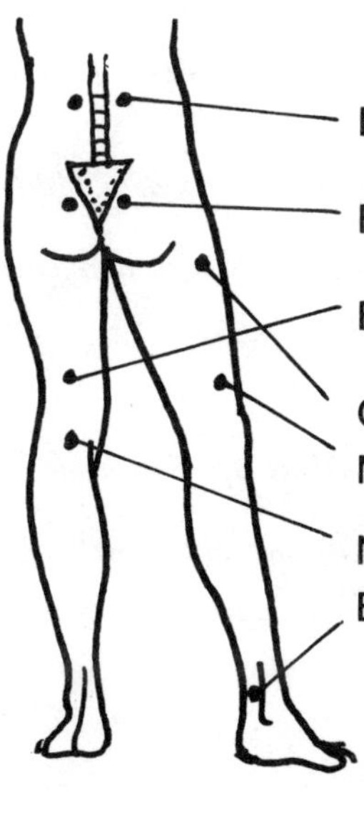

B-26	*2,5 cm zu beiden Seiten des 5. Lendenwirbels*
B-34	*über dem 4. Kreuzbeinwirbel (zu beiden Seiten)*
B-51	*eine handbreit über der Kniekehle*
Gb-30	*hinten, dicht unter dem Hüftgelenk*
M-32	*vorn am unteren Drittel des Oberschenkels*
N-10	*in der Mitte der Kniekehle*
B-60	*hinten an der Außenseite des Fußknöchels*

Abb. 146

Die „Arthritis" einer Hausfrau wird kuriert

Sarah C. klagte über Rötung, Schwellung und Schmerzen in den Knien. Zunächst schien es sich um Arthritis zu handeln, so lautete wenigstens ihre Selbstdiagnose. Sie berichtete, daß sich die Schmerzen am Schienbein entlang zogen, und daß der Unterschenkel geschwollen sei. Sie sagte, sie habe manchmal Krämpfe in den Bauchmuskeln und zuweilen auch in den Kiefermuskeln. Als sie erklärte, daß auch ihr zweiter und dritter Zehen sich manchmal verkrampften, wußte ich, daß der Magen-Meridian und die mit ihm verbundenen Muskeln betroffen waren. Die Chinesen kennen dieses Problem seit langem und benutzen die Akupunkturpunkte auf dem Magen- und Blasen-Meridian, um diese Beschwerden zu behandeln. In Sarah C.'s Fall erwies sich die Behandlung als äußerst erfolgreich. Es spielte hier keine Rolle, ob es sich tatsächlich um Arthritis handelte oder nicht — der Schmerz war der gleiche und daher auch die Behandlung. Hier sind die Akupunkturpunkte, die ich behandelte. Sie werden auch Ihnen helfen.

Chinesische Akupressur-Punkte bei
Arthritis in den Gliedmaßen

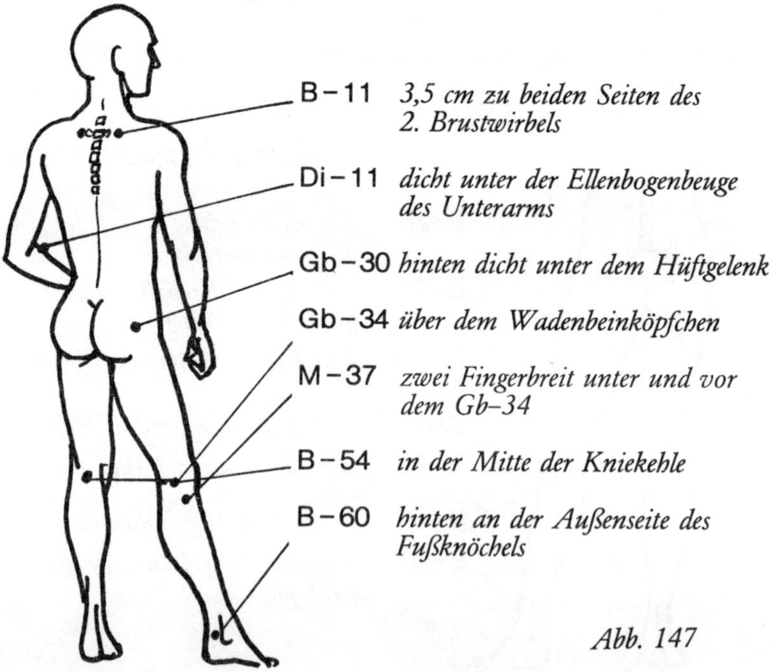

Abb. 147

Chinesische Akupressur-Punkte bei **steifen Knien**

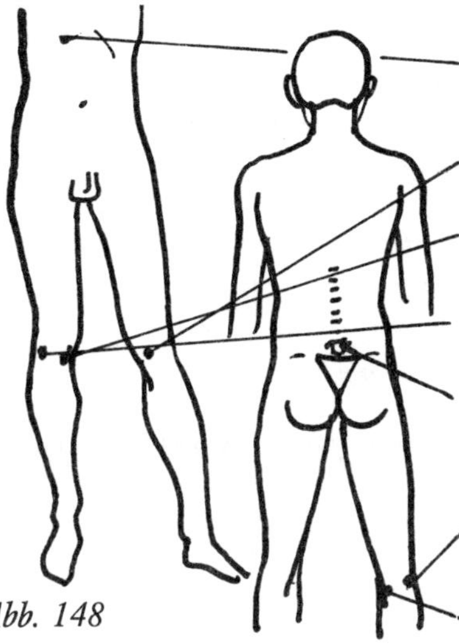

Abb. 148

SCHMERZEN BEIM BEUGEN DES KNIES (STEIFE KNIE)

Eine Sportlerin wird geheilt

An steifen Knien kann man in jedem Lebensalter leiden, obwohl dies häufiger bei älteren Menschen der Fall ist, wenn Veränderungen im Gelenk stattfinden. Oft liegt die Ursache gar nicht im Kniegelenk selbst, sondern in dem dieses umgebenden Gewebe. Das sind die Muskeln, Bänder, Sehnen und so weiter, die die Arbeit dieses Kniegelenks ermöglichen. Als die Turnerin Kate J. am Barren den Halt verlor und sich das Bein verstauchte, reagierte ihr Knie rasch auf die Verletzung. Röntgenaufnahmen zeigten nichts. Als ich jedoch das Gewebe um das Kniegelenk abtastete, fand ich die Schmerzstelle sofort. Wir wandten sogleich Akupressur an. Sie genas rasch und konnte wieder turnen.

KNOCHENKRANKHEITEN DIE DAS KNIE SCHÄDIGEN

Fußballstar genest von Knochenkrankheit

Der Fußballspieler Jackie M. litt an der Osgood-Schlatter-Krankheit, die bei jungen Menschen auftritt. Dabei verändert sich der Schienbeinhöcker, an dem die Kniescheibe mit einem Band befestigt ist. Normalerweise wird dies durch einen Schlag verursacht. Die Symptome sind Schmerzen und Schwellungen. In Jackies Fall tat der Chirurg das seine und die Krankengymnastik das ihre. Ich tat das meine und war etwas verdrossen über die Wirkungslosigkeit meiner Bemühungen, bis wir die chinesischen Akupunkturpunkte behandelten. Der Schlüssel zu allen Knochenkrankheiten ist Punkt 11 auf dem Blasen-Meridian. Innerhalb eines Monats war der Knochen wieder in Ordnung. Die Empfindlichkeit war verschwunden, das Kniescheibenband war an der richtigen Stelle. Ich habe noch nie eine so rasche Heilung erlebt, obwohl ich mich seit fünfundzwanzig Jahren mit Sportverletzungen befasse.

Chinesische Akupressur-Punkte bei

Knochenkrankheiten

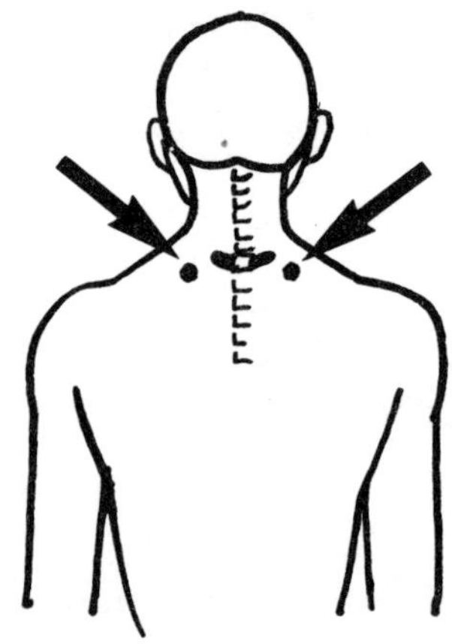

B-11
3,5 cm zu beiden Seiten des 2. Brustwirbels

Abb. 149

Kältegefühl in den Knien

Mrs. N. hatte eiskalte Knie, worüber andere Ärzte lachen mußten, die sie deshalb nicht mehr aufsuchte. Da sie es nicht mehr aushalten konnte, kam sie zu mir. Sie klagte außerdem über Sodbrennen, Erbrechen und Schluckauf. Sie sagte, sie könne das eiskalte Gefühl in den Knien nicht mehr ertragen. Da dies alles Symptome einer Schwäche des Magen-Meridians waren, behandelten wir die entsprechenden Akupunkturpunkte (siehe Abbildung 150), und sie genas rasch.

Taubheit in den Knien

Zur Behandlung von Taubheit in den Knien beachten Sie Abbildung 153.

Wenn Sie ein taubes Gefühl in den Knien haben und außerdem der zweite und dritte Zehen schmerzt, dann ist es möglich, daß der Magen-Meridian beeinträchtigt ist. Die Akupunkturpunkte, die es dann zu behandeln gilt, sind in Abbildung 151 angegeben.

Chinesische Akupressur-Punkte zur Behandlung von

kalten Knien

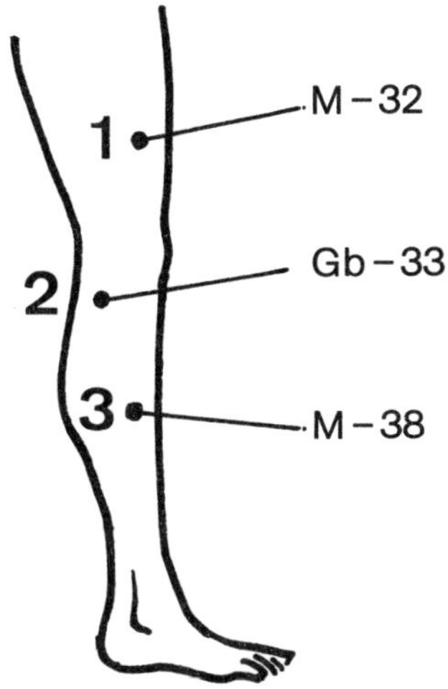

M-32 *vorderes, unteres Drittel des Oberschenkels annähernd 20 cm über der Kniescheibe*

Gb-33 *seitlich und unterhalb des Kniegelenks in der Vertiefung vor dem Wadenbeinköpfchen*

M-38 *vorn am mittleren Drittel des Unterschenkels, seitlich von der Schienbeinkante*

Abb 150

Chinesische Akupressur-Punkte bei

gefühllosen Knien

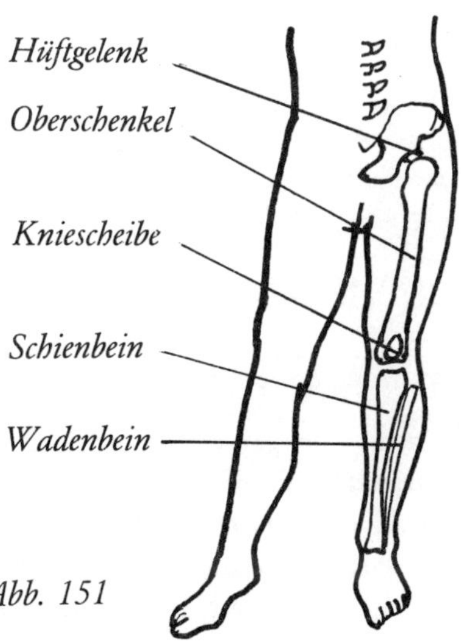

Abb. 151

M-31
am oberen Oberschenkel über der großen Rollhügel

L-2
in die Mitte zu, unter der Kniescheibe (in der Vertiefung)

Gb-33
seitlich vom Kniegelenk – direkt auf dem Gelenk

M-38
vorderes mittleres Drittel des Beines – seitlich der Schienbeinkante

Schmerzen in den Knien

Oft strahlen Schmerzen aus anderen Körperteilen in die Knie aus, denn diese sind hochempfindliche Gelenke. Die folgenden Akupressurpunkte (Abbildung 152) sind wichtig für die Linderung von Knieschmerzen, deren Ursprung in anderen Körperteilen liegt.

Außer organischen Leiden können auch die Umweltbedingungen beim Anschwellen der Extremitäten eine Rolle spielen. Bei älteren Menschen kann jeder Wetterwechsel eine Schwellung der Knie auslösen. Auch Kälte und Nässe wirken sich sofort aus. Um dem zu begegnen, behandeln Sie die in Abbildung 153 angegebenen Akupressurpunkte.

Chinesische Akupressur-Punkte bei

Schmerzen in den Knien

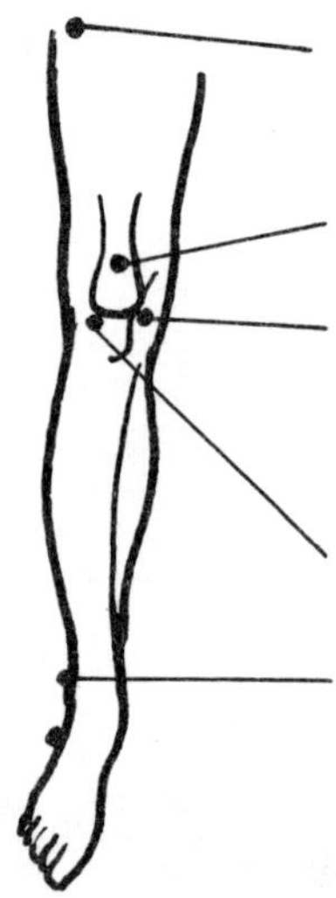

Gb-30 *an der Seite des Oberschenkels – über dem Hüftgelenk*

L-1 *an der Sehne über der Kniescheibe*

L-2 *in der Mitte unter der Kniescheibe*

N-10 *in der Mitte hinter dem Kniegelenk*

M-35 *seitlich unter der Kniescheibe*

B-60 *hinten an der Außenseite des Fußknöchels*

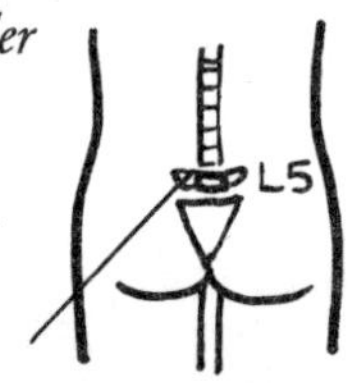

G-3 *über dem 5. Lendenwirbel*

B-62 *am Fersenknochen unter dem äußeren Knöchel*

Abb. 152

UNTERSCHENKEL

Wie Akupressur das Beingeschwür einer alten Dame heilte

Ich zeigte einer ängstlichen Patientin, die an einem schweren Beingeschwür litt, wie sie dieses mit Akupressur behandeln konnte. Nach nur zwei Monaten war das Geschwür geheilt. Sie hatte an dieser offenen, nässenden Wunde seit über dreißig Jahren gelitten! Große Kliniken hatten sie nicht heilen können, und doch schaffte es die Akupressur innerhalb von zwei Monaten! Wie dies geschah, zeigt Abbildung 154.

Chinesische Akupressur-Punkte bei

geschwollenen Knien

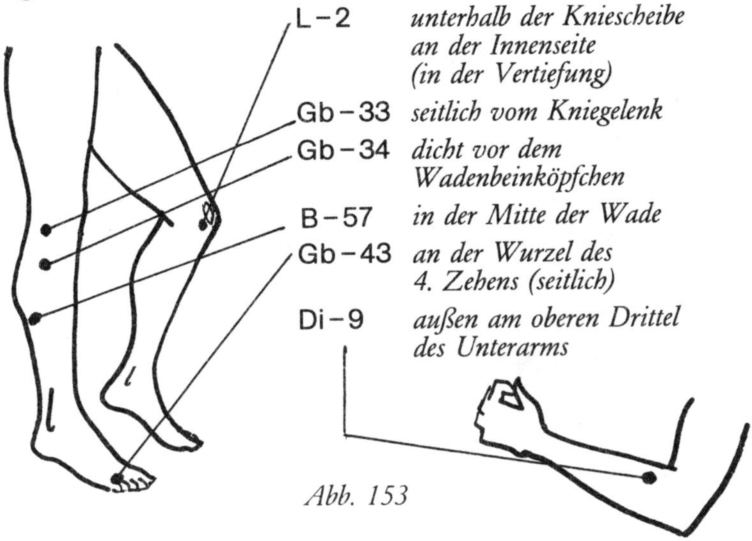

Abb. 153

Schnellbehandlung bei Beinbeschwerden

Stellen Sie die Symptome fest. Suchen Sie die Akupunkturpunkte und drücken Sie darauf! (Siehe Abbildung 154).

Behandlungsanleitung

Symptome	Akupunkturpunkte				
	A	B	C	D	E
Unfähigkeit das Bein zu heben	M-37	B-59			
Unfähigkeit lange zu stehen	N-11				
Kältegefühl	M-23	M-33	N-1	N-6	Mi-2
Kollaps	B-10				
Schweregefühl	B-21				

Fortsetzung S. 271

Chinesische Akupressur-Punkte bei **Beinbeschwerden**

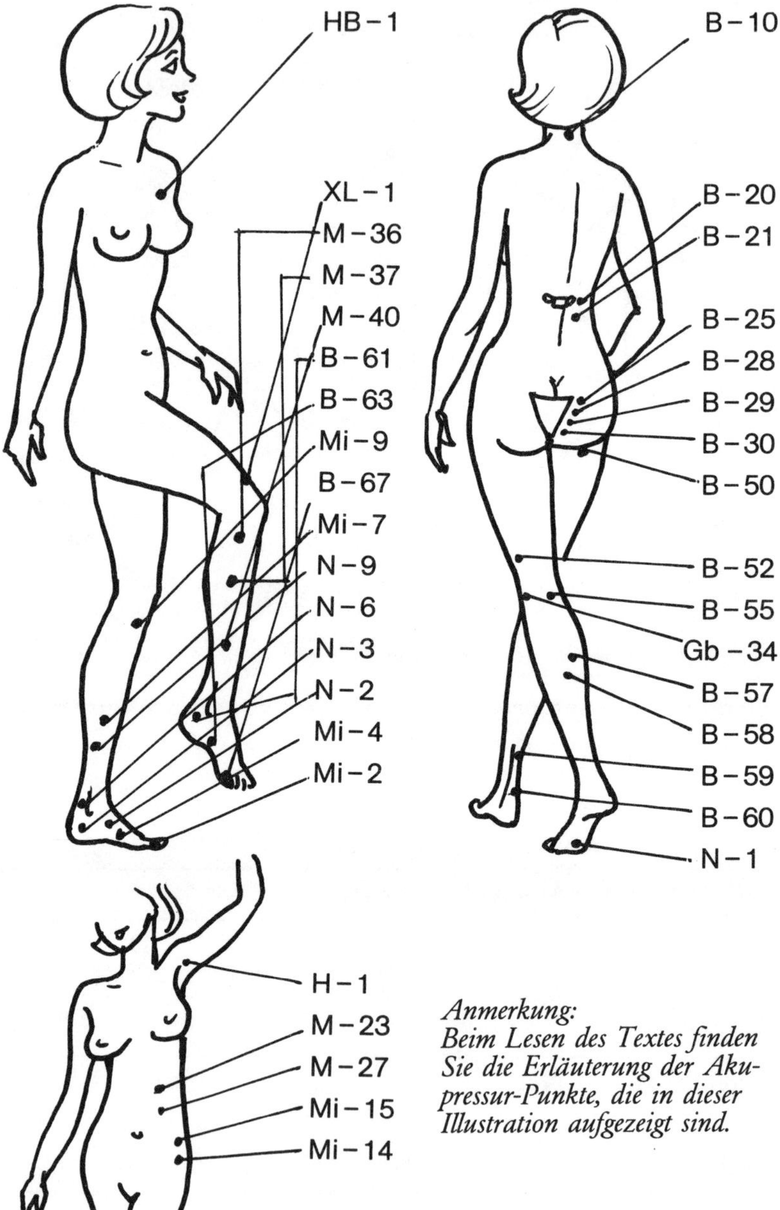

Anmerkung:
Beim Lesen des Textes finden Sie die Erläuterung der Akupressur-Punkte, die in dieser Illustration aufgezeigt sind.

Abb. 154

Gang wie ein alter Mann	B-67				
Muskelkrämpfe Innen- und Außenseite des Beines	B-28, 29 XL-4 XL-5	B-50, 52 Mi-9	B-53, 55	B-59, 61	N-9
Unfähigkeit zu gehen	Mi-7				
Schmerz	B-28	B-63	N-2		
Lähmung	M-31, 33	M-40	Mi-15	H-1	Hb-1
Lähmung aller vier Glieder	B-30				
Schwellung	M-32	M-37			
Geschwür	(siehe Abbildung 154)				
Krampfadern	M-12 32, 36	G-4 12, 14	G-21 34	N-5	B-55 57
Schwäche in den Beinen	XL-1	Mi-27, 36, 73	Mi-9 14	B-25 28, 29 58, 61	N-9
Ermüdung	N-3	G-34			

DER KNÖCHEL

Als ein ziemlich sicheres und festes Gelenk verursacht der Knöchel nur selten Beschwerden. Am häufigsten kommen Verstauchungen und Zerrungen vor. Wie diese behandelt werden können, wird hier erklärt. Wir wollen zuerst einen Augenblick bei Verstauchungen und Zerrungen verweilen.

Wie man Verstauchungen und Zerrungen mit Akupressur behandelt

Außer der Behandlung der Akupunkturpunkte, die auf Abbildung 155 angegeben sind, gibt es bestimmte ergänzende Methoden, welche die Heilung beschleunigen.

Die physikalische Therapie kann darin bestehen, daß man eine frische Verstauchung oder Zerrung mit der Handfläche zusammendrückt, ehe man mit der eigentlichen Behandlung beginnt. Dadurch werden Schwellungen zurückgedrängt, so daß Sie die schmerzhaften Stellen rasch auffinden. Drücken Sie auf jede Schmerzstelle, bis der örtliche Schmerz, der Muskelkrampf oder das Pochen der Arterien aufhört. Massieren Sie die Muskeln rund um die Verletzung, aber nicht unmittelbar darüber. Dadurch bleiben nicht nur die Muskeln und Sehnen geschmeidig, sondern es wird auch der Kreislauf angeregt, und Ansammlungen von Abfallstoffen, welche die Schwellung verursachen, werden beseitigt. Machen Sie sofort einen Eiswickel. Dauer: eine halbe Stunde. Tragen Sie einen Schnürschuh oder umwickeln Sie den Fuß mit Tuch oder Gaze, um das Gelenk in einer Bandage zu stützen.

Chinesische Akupressur-Punkte bei

Fußknöchelbeschwerden

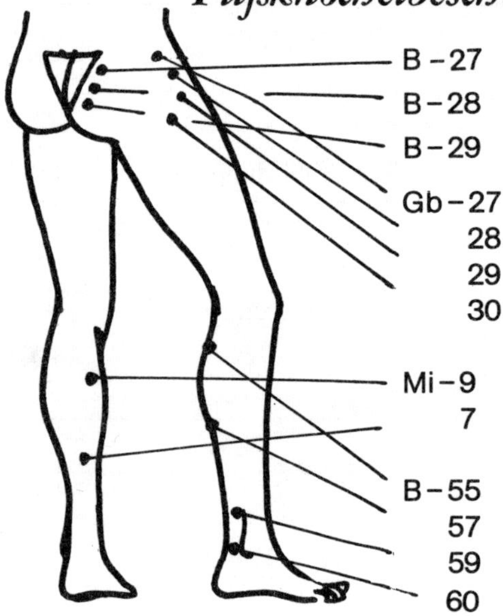

Abb. 155

Behandlungsmethoden für Knöchelbeschwerden

Stellen Sie die Symptome fest. Suchen Sie die Akupunkturpunkte. Drücken Sie!

Behandlungsanleitung

Symptome	Akupunkturpunkte		
	A	B	C
Schmerz	Mi-7	Gb-27	Gb-28
Rheumatismus	B-59		

Verstauchungen/ Verzerrungen	B-28, 29	B-55, 57 60	Gb-27 30
Schwellung	Mi-7		

(siehe Abbildung 155)

Zusammenfassung der wichtigsten Akupressur-Punkte bei
Fußbeschwerden

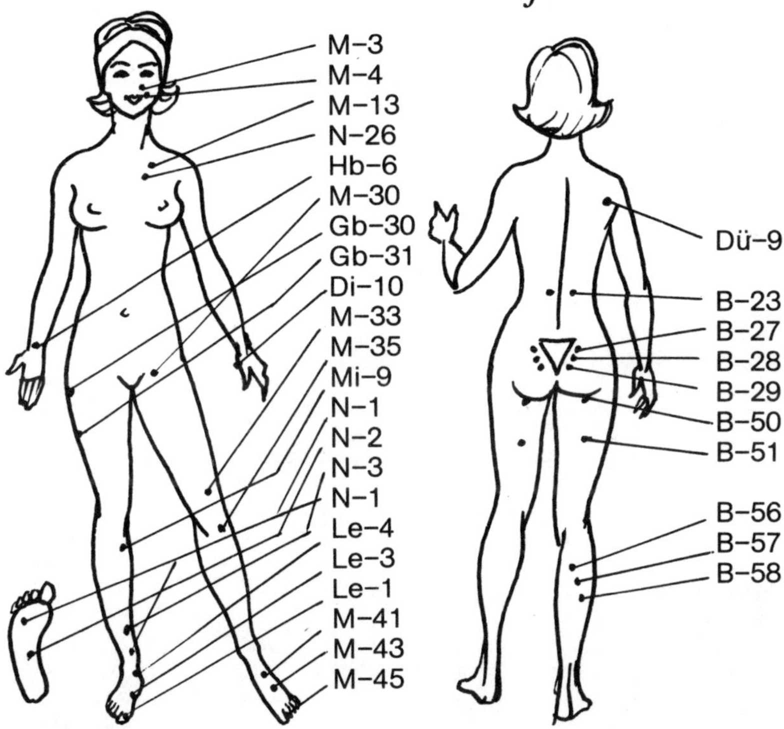

Anmerkung: *Lesen Sie den Text, der Ihnen die Akupressur-Punkte zu dieser Illustration erläutert.*

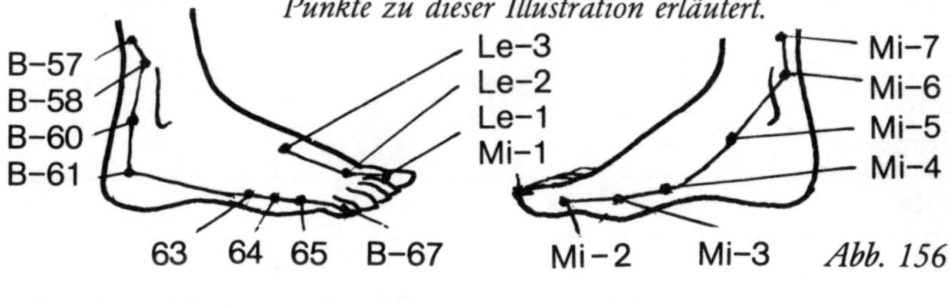

Abb. 156

DER FUSS

Die chinesische Medizin kennt Meridiane und Akupunkturpunkte an den Seiten und am Rücken des Fußes, aber nur einen Punkt an der Fußsohle. Trotzdem befinden sich gerade hier zahlreiche wertvolle Druckpunkte. Sie brauchen nur Ihre Fußsohle abzutasten, um sie zu finden.

Ich nenne sie „Z“-Zonen. Diese Punkte stehen direkt mit dem Nervensystem und den chinesischen Meridianen in Verbindung. Wenn im Körper irgendwelche Störungen auftreten, geben es diese Punkte zu erkennen. Die Behandlung der „Z“-Zonen ist ein wichtiger Teil der Akupressur. In konzentrierter Form nennt die folgende Aufstellung siebzehn verschiedene Beschwerden, die den Fuß betreffen, und zeigt, wie man ihnen begegnet (siehe auch Abbildung 156). Wenn Sie sich daran halten, werden Sie die erstaunliche Kraft der „Z“-Zonen erkennen (siehe Abbildung 23).

Behandlungsmethoden für Fußbeschwerden

Stellen Sie die Symptome fest. Suchen Sie die Akupunkturpunkte. Drücken Sie!

Behandlungsanleitung

Beschwerden	Akupunkturpunkte					
	A	B	C	D	E	F
Schmerzender Rist	B-56					
Unfähigkeit den Fuß zu heben	Dü-9					
Kalte Füße	Mi-1	Mi-3	Mi-6	N-7	N-26	
Kalte und nasse Füße	N-2					
Kalte und gelähmte Füße	Mi-1	Mi-6				
Schlechte Blutzirkulation	Di-10					
Krämpfe	M-30	M-33	Mi-5	B-23	B-28	B-29, 50
Gicht	Le-3	Le-4	Mi-5	M-43		
Schweregefühl	B-56					

Heiße Füße	N-1					
Fersenschmerz und Schwellung	N-5	N-6				
Allgemeiner Schmerz	B-62	N-2	N-9			
Lähmung	M-30	M-42	B-23	B-51 61	N-7	Mi-1, 6
Übermäßiges Schwitzen	M-13					
Rheumatismus	M-35	M-41	Hb-6	B-60		
Schwellung	M-3 4, 33 35	Mi-4 7, 9	N-2	B-27 54, 57 58	B-62	G-30 31
Zehen (allgemein)	N-1					
2. und 3. Zehe	M-45					
Große Zehe	Le-1	Mi-1				
4. Zehe	G-44					
5. Zehe	B-67					

DIE ERSTAUNLICHE KRAFT DER „Z"-ZONEN

Betrachten wir noch einmal diese Punkte an der Fußsohle, die — genau wie die chinesischen Akupunkturpunkte — empfindlich werden, wenn die Körperorgane und Körperteile, mit denen sie durch Nerven, Blut- und Lymphsysteme verbunden sind, nicht richtig funktionieren. Wir wollen sehen, wie Ihr Fuß als hervorragendes Diagnoseinstrument dient, das Ihnen ankündigt, wenn Leiden bevorstehen — eine andere Methode der Akupressur, die Ihnen zur Gesundheit verhilft. In welchem Zustand sind Ihre „Z"-Zonen heute? Haben Sie die Warnsignale beachtet, die Ihnen sagen, daß ein Leiden im Werden ist? Die gleichen Punkte dienen zusammen mit den traditionellen Akupunkturpunkten der sofortigen Selbsthilfe.

Sie glauben es nicht? Offen gesagt, anfangs glaubte ich auch nicht daran. In meinem Unwissen lachte ich sogar darüber. Dann erkannte ich, daß im menschlichen Fuß tatsächlich ein Warnsystem vorhanden ist. Ich erkannte, daß es mehr Reflexgebiete gibt, als die chinesischen Ärzte überliefert haben. Wenn Sie dies selbst prüfen wollen, ziehen Sie Schuhe und Strümpfe aus. Legen Sie ein Bein über das andere, tasten Sie nun mit dem Daumen über den Fuß. Machen Sie mit dem Daumen kleine, kreisende Bewegungen.

Finden Sie empfindliche Stellen? Wußten Sie vorher nicht einmal, daß diese vorhanden waren? Wenn Sie keine solchen Schmerzstellen finden, gibt es drei Möglichkeiten: 1. Sie tasten nicht tief genug; 2. Sie sind in einer bemerkenswert guten Verfassung; oder 3. Sie betrügen sich selbst.

Denken Sie daran, daß diese Reflexpunkte sehr klein sein können. Wenn Sie mehr Übung darin haben, diese Punkte aufzufinden, wird es Ihnen leichter fallen, Ihren Gesundheitszustand zu kontrollieren. Versuchen Sie es noch einmal. Wenn Sie wie der beleibte englische Schriftsteller Samuel Johnson Ihre Füße nicht erreichen können, dann lassen Sie es jemand anderen tun. Gehen Sie der Sache auf den Grund.

Beunruhigt es Sie, daß Sie nun von der Existenz dieser empfindlichen Stellen wissen? Dann ist es gut. Die Natur hat Ihnen eben was gesagt! Die Natur hat Sie davon in Kenntnis gesetzt, in welchem Zustand sich ein bestimmtes Organ oder ein Körperteil befindet. Dieses Warnsignal stellt noch keine Diagnose dar. Es sagt Ihnen nur, wo das Problem liegt. Wenn Sie die „Z"-Zonen an Ihrem linken Fuß prüfen, erkennen Sie die Verfassung der Organe oder Körperteile auf der linken Körperseite; wenn Sie sich dem rechten Fuß zuwenden, erkennen Sie den Zustand der rechten Körperseite. Durch das erstaunliche Netzwerk der Blutgefäße, der Nerven, des Lymphsystems und der chinesischen Meridiane sind alle Teile miteinander verbunden.

Sehen Sie sich noch einmal Abbildung 23 an und beachten Sie, wie klug die Natur jede „Z"-Zone angeordnet hat. Die „Z"-Zonen helfen Ihnen, sich gesund zu erhalten.

„Z"-ZONEN — DER WEG ZUR GESUNDHEIT

Die „Z"-Zonen reagieren nicht bei allen Patienten gleich stark. Manche Menschen empfinden wenig oder gar keinen Schmerz, wenn eine „Z"-Zone gedrückt wird. Andere springen auf. Und doch existieren die gleichen „Z"-Zonen bei jedem Menschen, und wenn Sie sich mit diesen Stellen befassen, können Sie nicht nur mögliche Gesundheitsstörungen feststellen, sondern auch beheben. Jede dieser Zonen ist nicht nur ein Warnsignal, sondern auch ein Behandlungszentrum. Wenn Sie die „Z"-Zonen behandeln, lindern Sie nicht nur den örtlichen Schmerz, sondern kräftigen auch das Organ oder den

Körperteil, der mit dem betreffenden Punkt in Verbindung steht. Sie steigern die Vitalität und sorgen dafür, daß die verschiedenen Körpersysteme besser funktionieren. Giftige Abfälle werden ausgeschieden, wenn diese Systeme genesen. Oft führt dies zunächst zu einer Verschlimmerung der Beschwerden. Während die Abfallstoffe ausgeschieden werden, fühlen Sie sich krank. Aber wenn Sie die richtigen Knöpfe gedrückt haben, wird die Natur Ihnen helfen, indem sie alles übrige tut. Behandeln Sie die „Z"-Zonen ebenso wie alle anderen Akupunkturpunkte, denn sie sind ein und dasselbe.

Eine Hausfrau wird nach jahrelangem Leiden schmerzfrei

Laura Jean war ihr ganzes Leben lang medizinisch belehrt worden. Ihr Vater war Arzt, ihre Mutter eine frühere Krankenschwester. Laura glaubte im Ernst, daß man Krankheiten nur mit Arzneien und Operationen heilen könne und daß alles andere Quacksalberei sei. Sie glaubte dies, bis man ihr einen halben Meter des Dickdarms entfernte, weil sie an Bauchschmerzen litt. Aber der Schmerz hielt an. Dann kam eine Nervenresektion oder Sympathektomie. Der Schmerz hielt immer noch an. Sie nahm unzählige Arzneien. Die Schmerzen vergingen nicht. Da wurde es ihrem Mann zuviel. Er war zornig darüber, daß man Laura all den Operationen unterzogen hatte, und nun wollte man ihr auch noch die Eierstöcke und die Gebärmutter entfernen. Er glaubte, daß man noch eine andere Methode versuchen müsse. Dies war die Akupunktur ohne Nadeln. Drei Wochen nach der ersten Behandlung schickte mir Laura eine Nachricht aus ihrem Ferienhotel in Miami Beach: „Zum ersten Mal seit all den Jahren bin ich ohne Schmerzen. Ich behandele Ihre „Z"-Zonen täglich. Dies sind keine gewöhnlichen Ferien. Ich fühle mich so wohl, als wären es die zweiten Flitterwochen!"

REGISTER

F

G

NATÜRLICHE HORMONE

Geheimnis jugendlicher Gesundheit

von Carlson Wade

Immer wieder ist von Erfolgen zu hören, wo Hormone natürlichen Ursprungs dazu beitragen, Menschen in allen Lebenslagen, jeglichen Alters und unter den verschiedensten Umständen zu einer neuen Jugendlichkeit zu verhelfen.

Dieses Buch zeigt Ihnen diese „geheimen Hormonernährungsmethoden". Sie waren vorher nur wenigen Menschen bekannt, die mit Hilfe natürlicher Hormone ein Gefühl „ewiger Jugend" genossen. Jetzt können auch Sie Ihrem Körper die verjüngenden Hormone zukommen lassen, die er vielleicht braucht, um Ihnen das Aussehen und das Gefühl einer gesunden Jugendlichkeit zu geben — in jedem Lebensalter!

Wenn Sie diese Methode befolgen, tragen Sie dazu bei, daß in Ihrem Körper das harmonische Zusammenspiel der Hormone eintritt, auf dem die jugendliche Gesundheit beruht.

Jedes Kapitel dieses Buches bietet Ihnen ein leicht zu befolgendes Programm und zeigt Krankheitsgeschichten von Menschen, die ihre Drüsen aufweckten und durch eine natürliche Hormonnahrung mit einer neuen Jugendlichkeit belohnt wurden. Jedes Kapitel ist eine echte Quelle dieses Wissens, um Ihnen zu helfen, die Jugendlichkeit zu erlangen, die Sie sich wünschen.

Alle in diesem Buch beschriebenen Heilmethoden sind vollkommen natürlich. Alle aufgeführten Zutaten sind ohne Rezept und für wenig Geld im nächsten Supermarkt, in Reformhäusern und Drogerien erhältlich.

Diese Methode ist überraschend leicht zu befolgen. Und in einem gesunden Hormonsystem liegt das Geheimnis, wie man jünger aussieht, sich jünger fühlt und sich einer dynamischen Gesundheit erfreut.

288 Seiten, Ganzleinen, DM 26.80

VERLAG HERMANN BAUER KG · 78 FREIBURG I. BR.